身体の
しくみとはたらき
楽しく学ぶ解剖生理

増田敦子
了德寺大学医学教育センター教授

はじめに

　学生からは「解剖生理学の勉強の仕方がわかりません」「効率よく覚える方法を教えてください」という声をよく耳にします。これらの声は、今までの勉強が丸暗記中心であり、解剖生理学の勉強では覚える量が半端なく多く覚えきれないので出てきたのでしょう。たしかに、解剖学と生理学では覚えなくてはならない知識がほんとうに山ほどあります。でも、果たして覚えることはそんなに多いでしょうか？

　高校で生物をやってきた学生からは「高校の復習になりました」「高校で勉強したことを思い出せて懐かしかった」という声も聞きます。高校の生物ではかなり難しいことをやっているようです。

　筆者は高校の生物で赤点をとったくらい大嫌いだったので覚えていませんが、参考書を見ると、国家試験では難問に分類される酸素解離曲線すらやっています。もちろん、高校で生物をとっていない学生もいます。でも、中学の理科2分野でも「生物のからだ」という内容でかなりのことを学習しています。

　たとえば、神経細胞は細胞体、樹状突起、軸索などからできている、と。さすがに「髄鞘」は「髄しょう」とひらがな表記になっています。血液の循環では心臓のつくりや血液循環の経路で大きな血管は大まかですが勉強しているのです。

　肺のつくりでは肺胞という小さな袋に網の目のように毛細血管が分布し、ここで心臓からきた血液との間で酸素と二酸化炭素のガス交換を行うことは中学理科でも勉強します。また、人体を含む生物は化学物質なので、化学の知識も必要になりますが、中学理科の1分野で化学反応や原子・分子、イオンについてある程度は学んでいます。ただ高校で生物や化学をやらないと3年間のブランクが解剖生理学を難しく感じさせるのでしょう。それに3年も経てば忘れてしまいます。高校で生物や化学をとってきた人より不利だと言う人もいるかもしれませんが、それは言い訳だと思います。自分の将来に必要ならば必死になって勉強してください。

　勉強していくとわからないことが出てきます。いちいち調べているとなかなか前に進みません。英文読解で、わからない単語をいちいち辞書で引かず、前後の意味のわかる単語から全体の意味をなんとなく把握するように、まずはひと通り軽く理解して、徐々に深く掘り下げていくのがよいと思います。もちろん、全部を覚えて理解することは大事ですが、範囲も広く全部覚えるのは不可能でしょう。

　教科書に書かれていることを理解するのは難しい。でも、ある現象を医学という視点からだけ見ても難しいだけのこともいくつかの異なる学問分野から眺める、つまり学際的な視点で見ると理解が深まることもあります。本書では、COLUMNやMEMOで雑学を交えて本文で書けなかったことを織り交ぜて書いてあります。本書を教科書の理解を深めるための「副読本」として活用し、おもしろく学んでほしいと思います。

2015年2月

著者　増田敦子

CONTENTS

第1章 生体としての人体 … 9

第1節 なぜ、解剖生理学を学ぶのだろう？ … 10

第2節 生きているということ … 11
1. エネルギーを生み出すには酸素が必要 … 11
2. エネルギーの源、ATPって何？ … 11
3. 生命現象の基本はヒトもアメーバも同じ … 13

第3節 人間の身体を構成する細胞 … 15
1. 細胞の中には何があるの？ … 15
2. 細胞にとっての国境；細胞膜 … 17
3. 細胞を介した物質の移動 … 18

第4節 身体の中の社会 … 21
1. 身体の中の海 … 21
2. 細胞が過ごしやすい環境とは？ … 24
3. 体内社会を支える物流システム … 26
4. 文化活動を可能にする肝臓のはたらき … 26
5. 身体の中の社会を理解しよう … 27

第2章 血液の流れから理解する … 29

第1節 24時間はたらく体内の物流システム … 30
1. 2種類の道路；動脈と静脈 … 32
2. 肺循環と体循環 … 33
3. 心臓の構造と大きさ … 34
4. 刺激伝導系 … 36
5. 心臓の筋電図；心電図 … 36
6. 心周期 … 38
7. 心臓から出る血液量の指標；心拍出量 … 40

⑧ 血液が移動する力；血圧 　41
　　⑨ 毛細血管での物質交換 　45
　　⑩ 生体を流れるもうひとつの川；リンパ管 　47

第2節 物流システムの主役「血液」を知る 　52
　　① 血液は生体内で唯一の流動性組織体 　52
　　② 血液の成分を知る 　52
　　③ 生体防御に必要な白血球 　54
　　④ 血液が固まるしくみ 　55
　　⑤ 酸素を運ぶ赤血球 　58
　　⑥ 血液細胞はどこでつくられるか 　59

第3章 食物の流れから理解する 　61

第1節 食べるということはどういうことか 　62
　　① 食物；生体のエネルギー源 　62
　　② 食物；身体をつくるもの 　63
　　③ それぞれの栄養素の特徴 　65

第2節 食物の旅 　74
　　① 口腔から食道 　75
　　② 胃 　79
　　③ 小腸 　81
　　④ 旅の終わり 　89

第3節 栄養素の代謝 　91
　　① 肝臓 　91
　　② 栄養素の代謝 　95
　　③ 大腸から肛門へ 　104

第4章 ガスの流れから理解する ... 107

第1節 呼吸のしくみ ... 108
- ① 呼吸運動のしくみ ... 109
- ② 肺から出入りする空気の量；肺気量 ... 110
- ③ 空気の通る道筋をたどる ... 112
- ④ 血液によるガス運搬 ... 116

第2節 呼吸の調節 ... 118
- ① 血液ガスの調節 ... 118
- ② 血液pHの調節 ... 119

第5章 体液の調節から理解する ... 121

第1節 血液を浄化する腎臓のはたらき ... 122
- ① 泌尿器系とは ... 122
- ② 泌尿器系の位置と構造 ... 123
- ③ ネフロンと尿の生成 ... 124
- ④ クリアランス（清掃値） ... 128

第6章 動作のしくみから理解する ... 131

第1節 動作を支える骨と筋肉 ... 132
- ① 効率よく食物をとるために発達した運動機能 ... 132
- ② 骨と筋肉で身体を動かす ... 132

第2節 情報を伝えるネットワーク・神経のはたらき ... 143
- ① 末梢神経から中枢神経、そして筋肉へ ... 143
- ② 末梢神経の構造 ... 144
- ③ 神経細胞の構造と情報が伝わるしくみ ... 145

第3節 感覚器から脳へ ……… 147
- ① 視覚のしくみ ……… 147
- ② 聴覚と平衡覚のしくみ ……… 149
- ③ 嗅覚のしくみ ……… 153
- ④ 味覚のしくみ ……… 155
- ⑤ 皮膚感覚のしくみ ……… 157

第4節 身体の司令塔・中枢神経のしくみ ……… 160
- ① 脳の構造とはたらき ……… 160
- ② 脊髄 ……… 166
- ③ 脳神経と脊髄神経 ……… 166
- ④ 体性神経と自律神経 ……… 167
- ⑤ 神経のルートマップ ……… 168

第7章 生体を維持する恒常性のはたらき ……… 173

第1節 2つの系統があるホメオスタシス ……… 174
- ① 即効性の神経と持続性のホルモン ……… 174
- ② 神経性の調節 ……… 175
- ③ ホルモンによる調節 ……… 178

第2節 何を調節するのか ……… 180
- ① 血圧の調整 ……… 180
- ② 血糖値の調整 ……… 183
- ③ 水素イオン (pH) の調整 ……… 185
- ④ 体温の調節 ……… 187

第8章 受精のしくみから理解する　193

第1節 連綿と続く生命の営み　194

第2節 男性生殖器の構造と射精のメカニズム　195
1. 男性外性器の構造　195
2. 射精のメカニズム　196
3. 精子の構造と精液の役割　197

第3節 女性生殖器と受精のメカニズム　198
1. 女性外性器の構造　198
2. 卵子はどこで生まれるのか　199
3. 精子と卵子が出会うまで　200
4. 受精のメカニズム　201
5. 受精卵から胎児へ　202
6. 胎児循環のしくみ　204
7. 性周期とホルモンのはたらき　205
8. 分娩から出産へ　207
9. 乳汁の分泌・射乳のしくみ　209

第9章 身体を守る免疫系のはたらき　211

第1節 免疫とは何か　212
1. もう1つのホメオスタシス　212
2. 「自己」と「非自己」を区別する　212
3. 自然免疫と獲得免疫　212

第2節 非特異的（先天的）防衛機構　215
1. 生体表面のバリア　215
2. 生体内の防衛機構　217

第3節 特異的防衛機構の細胞性免疫 ……… 220
- ① 2つの免疫に関与するリンパ球 ……… 220
- ② 抗体とは ……… 222
- ③ 細胞性免疫 ……… 226
- ④ 免疫反応の概要と流れ ……… 226

第4節 がん細胞と免疫 ……… 229
- ① 「自己」から「非自己」へ ……… 229
- ② NK細胞のはたらき ……… 229
- ③ さまざまな免疫療法 ……… 230

第5節 胎児と免疫 ……… 232
- ① 母親の免疫系は胎児を非自己と認識する ……… 232
- ② 母親（自己）と胎児（非自己）の接点である胎盤 ……… 232
- ③ 胎児から新生児にかけての免疫 ……… 233

第6節 免疫異常とは何か ……… 235
- ① アレルギー ……… 235
- ② 免疫不全 ……… 238
- ③ 自己免疫疾患 ……… 240

第7節 血液型と輸血 ……… 241
- ① 細胞は「自己」を主張する名札をつけている ……… 241
- ② 赤血球の抗原と血清の抗体 ……… 241
- ③ 輸血に必要な交差適合試験 ……… 242
- ④ Rh式血液型で起こる問題 ……… 243

第8節 医療関係者と獲得免疫 ……… 246
- ① 獲得免疫の種類 ……… 246
- ② 患者と医療関係者のためのワクチン ……… 247

さくいん ……… 251

第1章 生体としての人体

第1節　なぜ、解剖生理学を学ぶのだろう？

　家を建てるとき、まず基礎工事をします。家全体を支える基礎が整ったら、骨組みを組む「建前」を行い、「上棟式」をして工事の安全を祈願します。そして、「屋根工事」「外装工事」「設備工事」「内装工事」の作業を進め、安心して暮らせる家が完成すると「竣工」となります。

　医師や歯科医師、看護師、理学・作業療法士、柔道整復師などの医療従事者を目指している皆さんはそれぞれの家を建てるように、これから一生懸命に勉強し、国家試験に合格すると正式な資格を有する医療従事者となります。家の屋根や外装、設備、内装は皆さんが担当するいわゆる専門科目になりますが、家全体を支える基礎が重要なように基礎科目である解剖学と生理学も医療従事者として重要な科目になります。

　医療従事者の対象は人間であり、対象を理解しないで医療業務は行えません。多くの医療従事者は疾患や障害をもった人を対象にしているので、疾患や障害の理解は専門科目として学びます。しかし、機械の故障は正常な形とはたらきを知ったうえで修理するように、人体の正常の形とはたらきを理解することで疾患や障害の理解を深め、それぞれの業務を実践することができます。

　試合に出場しているスポーツ選手をテレビで観ると格好いいと思います。でも、試合に出るための基礎体力をつけるための地道なトレーニングを積んでいるのを皆さんは知っているでしょう。試合出場に耐えられる基礎体力をつけることが、皆さんにとっては解剖生理学を勉強することなのです。解剖生理学は高校で生物・化学を履修していない人は苦労するかもしれません。でもいいんです、高校で習っていなくても。大学・専門学校に入ってから新しい科目として奮起して勉強すればいいんです。それに基礎科目は専門科目に比べるとおもしろくありません。おもしろくないから、難しいから、面倒だから、と言ってそれをしないで、「高校で習っていない」と弱音の吐く人は医療従事者になる資格はありません。

　と、ここまでは建前です。本音を言うと、医療従事者になろうと決めて勉強を始めたばかりの人はまだ将来の自分に解剖生理学がなぜ必要なのか実感できないのはわかります。その勉強がつらいことにも同情します。でも、人間相手の仕事に就こうとしている自分自身も同じ人間です。だから、自分の身体に興味をもってください。精子と卵子が受精するのは奇跡です。受精卵から胎児として育ち、出産してこの世に生まれてくることも奇跡です。そして、今まで病気をしても回復し、こうして生きていることも奇跡です。今こうして生きている奇跡のしくみを勉強することはとても幸せなことなのです。それを勉強しないのはもったいないと思いませんか?!

MEMO

解剖学と生理学
人間を生物体として理解するために必要な知識として、解剖学(anatomy)と生理学(physiology)があります。解剖学は身体の形態と構造を明らかにする学問で、生理学は働きや機能を探求する学問です。看護ではこの両者を解剖生理学として一緒に学びます。

第2節 「生きている」ということ

1 エネルギーを生み出すには酸素が必要

私たちヒトは毎日、呼吸をして酸素を取り入れています。息ができないと苦しくなり、生命に危険を及ぶことは誰でも知っています。では、ヒトはなぜ呼吸をするのでしょう。

エネルギーの源ATP

生物はすべて、生きていくためにはエネルギーを必要とします。エネルギーをつくり出すためにヒトは、さまざま食物から必要な栄養素をとっています。しかし、この栄養素から生きていくのに必要な量のエネルギーを生み出す化学反応を起こすには、酸素が必要なのです。

酸素（O）と水素（H）が結合すると、水（H_2O）ができるのは皆さん知っていますね。実は、体内では毎日、これと全く同じ化学反応が繰り返されているのです。その化学反応を起こすために私たちは毎日、呼吸をして酸素を体内に取り入れているのです。

$$水の化学反応\quad 2H_2 + O_2 \rightarrow 2H_2O$$

上記の化学反応で生み出されるのは、水だけではありません。子どものころの理科の実験を思い出してください。試験管の中で水素と酸素を混ぜたら、ポンと小さな爆発が起きませんでしたか。この爆発を起こすエネルギーの源がATP（adenosine triphosphate）です。

2 エネルギーの源、ATPって何？

ATP（図1-1）は、アデノシン（adenosine）という物質にリン酸（triphosphate）が3つ（tri）ついた構造で、アデノシン三リン酸とよばれます。これは充電された電池のようなものをイメージしてください。私たちは日ごろ、加水分解によりこのATPのいちばん端にあるリン酸分子1つが結合から離れてADPになるときに生じるエネルギーを使って、体温を維持したり、運動したり活動したりしているのです。

さて、化学反応を起こすもう一方の物質、水素はどこからやってきたのでしょう。実はこの水素は私たちの日ごろの食事からとっているのです。

米やパンに含まれる糖質を例にあげましょう。糖質を分解していくとま

MEMO

数を表す接頭語

レールが1本のモノレールの「モノ」はギリシャ語で「1」を、2つの間で板ばさみになっている状態のジレンマの「ジ」は「2」を、3人組のトリオの「トリ」は「3」を、4つ足で波消しブロックのテトラポッドの「テトラ」は「4」を、五角形のペンタゴンの「ペンタ」は「5」を表しています。
日常生活で使われている言葉の由来を知ると、専門用語を覚えるときも楽しくなります。

数	ギリシャ語
1	mono（モノ） モノレール（1つの線路を走る）
2	di（ジ） ジレンマ（2人による板ばさみ）
3	tri（トリ） トリオ（3人組）
4	tetra（テトラ） テトラポッド（海などにある4つ足のコンクリート）
5	penta（ペンタ） ペンタゴン（5角形、アメリカ国防総省を上からみると5角形）
6	hexa（ヘキサ） ヘキサゴン（6角形）
7	hepta（ヘプタ） ヘプタセン（7個のベンゼン環）
8	octo（オクト） オクトパス（タコの足は8本）
9	nona（ノナ） ノベンバー（英語では11月だが旧暦では9月）
10	deca（デカ） デカスロン（10種競技）
多	poly（ポリ） ポリネシア（多くの島からなる）

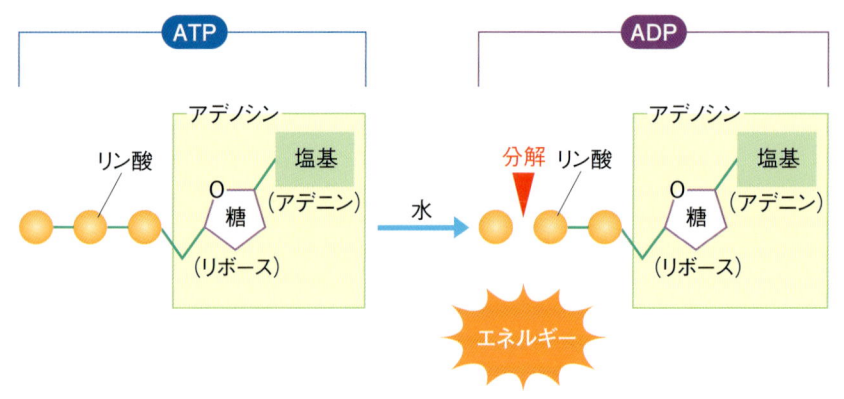

図1-1　ATPの構造と加水分解

ず、ブドウ糖（$C_6H_{12}O_6$）になります。ブドウ糖の化学式の中には水素があります。この水素が呼吸によって体内に取り入れられた酸素と結びついて、先にあげた水とATPをつくり出す化学反応を起こします。

　もう1つ、皆さんは疑問に思うことがあるでしょう。**図1-2**をみてわかるように、呼吸をするとき酸素を取り入れると同時に二酸化炭素を排出しますが、この二酸化炭素はどうやってつくられるのでしょうか。

　さて、もう一度ブドウ糖の化学式をみてみると6つの炭素（C）がありますね。ヒトが吐き出す二酸化炭素は、この炭素と呼吸で取り入れた酸素がくっついてできたものなのです。

$$C_6H_{12}O_6 + 6\,O_2 \rightarrow 6\,CO_2 + 6\,H_2O$$

　つまり、ヒトが行っている生命現象は、基本的には次のような式で表すことができます。

$$食物からとる栄養素 + 酸素 \rightarrow 水 + 二酸化炭素 + ATP$$

　一般に尿と便は排泄物として一緒に扱っています。でも、図1-2をみてわかるように、ヒトの身体を構成する一つひとつの細胞が代謝の結果生じたゴミは血液中に捨て、それが腎臓に運ばれ尿として排泄されています。上記の式をみてわかるように、生体を構成している多くの糖質や脂質は炭素と水素と酸素のみから構成されています。酸素により燃焼して生じる産物は二酸化炭素と水だけで、二酸化炭素は気体になる物質（揮発性物質）で呼吸によって排出することができます。しかし、蛋白質や核酸には窒素が含まれており、これらの代謝産物である尿素や尿酸は水に溶かして尿として排出するしかありません。一方、便はヒトが口から摂取した食物のうち、消化・吸収できなかったものが出ているので、細胞の代謝活動を反映していません。

MEMO

糖質と炭水化物の関係

糖質のほとんどは炭素・水素・酸素から構成されており、水素と酸素の割合が1：2です。あたかも炭素に水が結合した物質のようにみえるので炭水化物ともいい、かつては含水化物ともよばれていました。しかし、デオキシリボースのように水素と酸素の割合が2：1でないものも含まれるようになり、今日では糖質ないしは糖とよばれることが多くなっています。

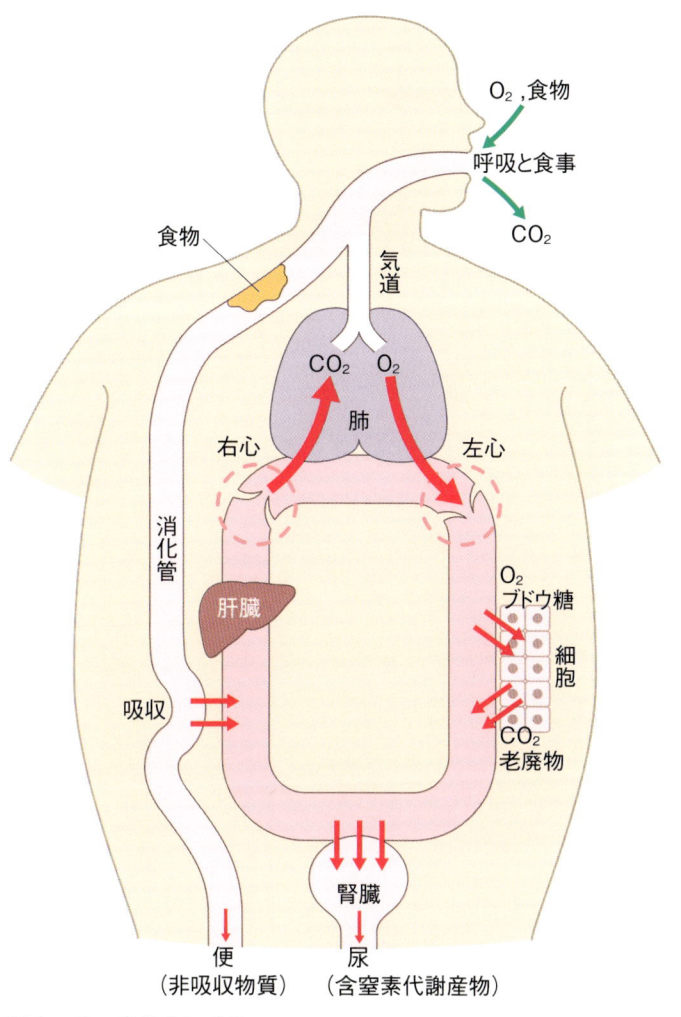

図1-2　身体のしくみ

　尿を調べることで身体の状態がよくわかります。たとえば、尿蛋白や潜血反応から腎臓、膀胱の疾患、尿糖から糖尿病など代謝疾患、ウロビリノーゲンからは肝臓・胆嚢の疾患まで見つけることができます。一方、便を調べてわかることは、消化管内で出血がないかどうか、あるいは寄生虫やその卵の有無がわかるくらいです。

3 生命現象の基本はヒトもアメーバも同じ

　実は、この式で示したようなヒトが行う生命現象は、アメーバのような単細胞生物でもヒトのような高等動物でも、基本的には同じです。生体はすべて、外の世界から必要な栄養素と酸素を取り込み、消化・吸収して、活動に必要な物質やエネルギーを生成します。そして不要なものを排出しているのです。こうした体内の化学反応による物質の変化を、生理学では物質代謝と呼んでいます。

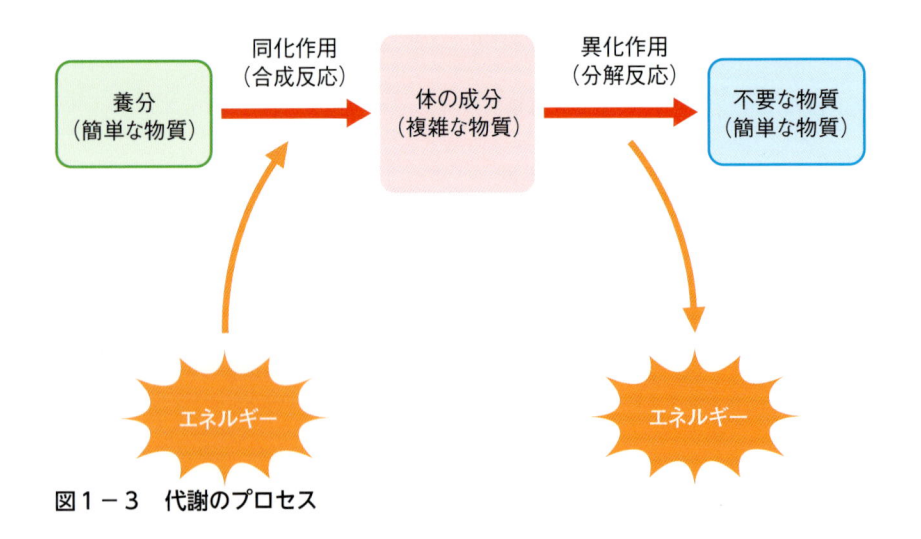

```
養分              同化作用         体の成分         異化作用         不要な物質
(簡単な物質)   (合成反応)    (複雑な物質)    (分解反応)      (簡単な物質)
                          エネルギー                    エネルギー
```

図1−3　代謝のプロセス

　物質代謝には大きく分けて、同化作用と異化作用の2種類があります（**図1−3**）。同化作用とは、食事で得られたエネルギーを筋肉の一部にグリコーゲンとして蓄えたり、脂肪として蓄えたりして身体の成分と同じになるようにつくり変えられていく過程をいいます。成長のためにこうしたエネルギーが使われるのもこの同化作用です。

　一方、自分の身体の成分が分解され、異なる物質に変えられる過程を異化作用といいます。運動などでエネルギーを消費してしまうことなどがこの異化作用にあたります。

　代謝は、化学反応の連鎖です。そして、その個々の化学反応は酵素という触媒によって促進されているのです。

> **MEMO**
> **酵素のパワー**
> 代謝に関係する1つひとつの化学反応には、それぞれ別の酵素が力を貸しています。酵素は、自分が受け持つ特定の相手をつかまえて、引っ張ったり押したりして不安定な状態にし（活性化）、化学反応の進行を助けます。

第3節 人間の身体を構成する細胞

1 細胞の中には何があるの？

　人間の身体は約60兆個の細胞から構成されているといわれています。その一つひとつの細胞が生命活動を行っており、一つの社会を構成しています。それでは細胞の中に何があるかみてみましょう（figure 1-4）。

　細胞の中には細胞質という液体の中に細胞内小器官とよばれるいろいろな構造体が点在していて、個々のはたらきを行っています。

　まず細胞内で目につくのが核です。この中にはDNA（deoxyribonucleic acid）がヒストンという蛋白質に絡まって糸状になった染色質（クロマチン）という物質がつまっています。細胞分裂をするときは染色質がコイル状に巻いて、太くなって光学顕微鏡でも見えるくらい棒状になった染色体とよばれる構造になります（figure 1-5）。DNAはヒトの設計図の原本なので、核という部屋に保管しています。

　DNAはデオキシリボ核酸の略で、リン酸とデオキシリボースと塩基からなるヌクレオチドがたくさんつながってできた鎖が2本、塩基どうしで軽く

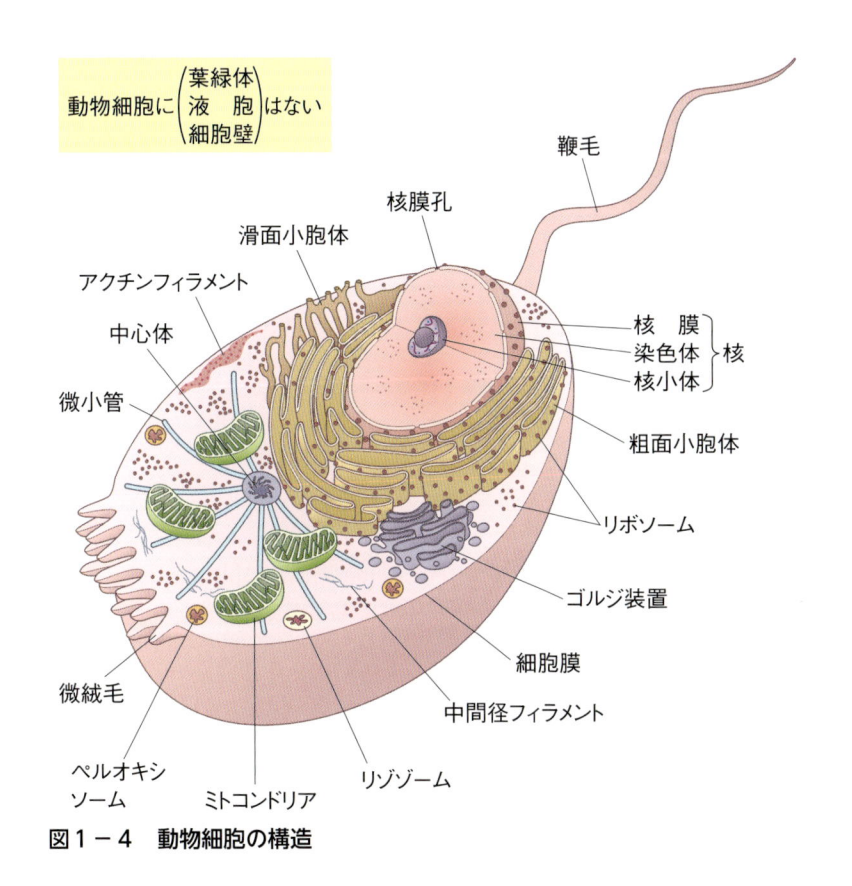

図1-4　動物細胞の構造

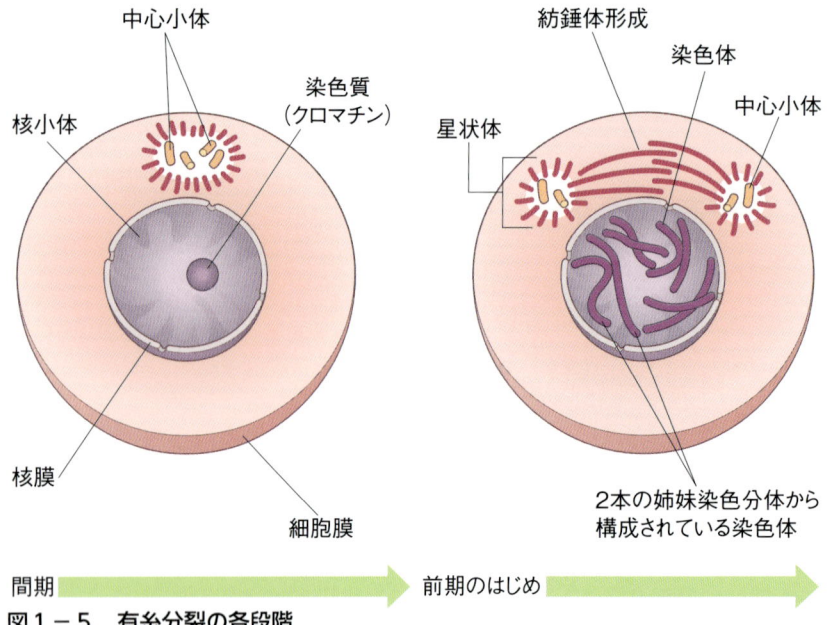

図1-5　有糸分裂の各段階

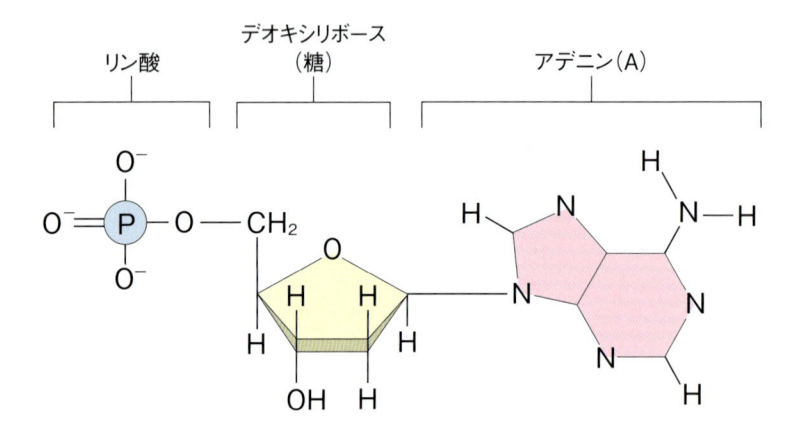

Ⓐ　アデニンヌクレオチド（化学構造）

図1-6　アデニンヌクレオチド

手をつないだ状態でらせん状にねじれてできたものです。図1-6には塩基がアデニンの場合で、塩基にはほかにチミン、シトシン、グアニンがあります。塩基どうしの結合はアデニンとチミン、シトシンとグアニンというように決まっています。

核酸にはリボ核酸、つまりRNA（ribonucleic acid）があります。RNAはDNAとは違い1本鎖です。そして、デオキシリボースではなくリボースで、塩基のうちチミンはウラシルになっています。

核の外にあり、ソーセージのような形をしているのはミトコンドリアです。生命活動を営むために必要なエネルギーをつくる発電所のような器官です。ここでは酸素を使って大量のエネルギーをつくりますが、ミトコンドリアの外、つまり細胞質でも少量のエネルギーをつくることができます。これは酸

素を使わないので嫌気性解糖といいます。

　2枚の膜が袋状に広がっているのは小胞体といいます。膜の表面にリボソームという粒子が付着しているものを粗面小胞体、付着していないものを滑面小胞体といいます。小胞体に付着しているリボソームでは細胞膜や細胞外で使われる蛋白質がつくられています。ここでつくられた蛋白質は細胞内に張り巡らされた道路のような小胞体の中に入り、ゴルジ装置へ送られていきます。郵便局に小包を持っていって荷札をつけてもらうように、ゴルジ装置に運ばれた蛋白質に荷札に相当する糖などがつけられ、埋め込まれたり細胞膜の外に分泌されたりします。小胞体に付着せず細胞質に浮遊しているリボソームでは、細胞内で日常的に使われる蛋白質をつくっています。一方、リボソームが付着していない滑面小胞体ではコレステロールの合成と分解といった脂質代謝や薬物や毒物などの解毒を行っているので、肝臓でよく発達しています。

　細胞内にはゴミ処理場もあり、それを担当しているのがリソソームで、袋の中に強力な消化酵素がつまっていて、細胞内で古くなったものや細胞内に取り込んだ異物を分解して処理してくれます。

> **MEMO**
> **嫌気性解糖**
> ブドウ糖の分子中には酸素もあります。ですから、ブドウ糖を分解するごく初期の段階では酸素を使わずに少量のATPがつくり出されています。これを嫌気性解糖といいます。50mや100mなどの短距離走では無意識に息を止めて走っているようで、嫌気性解糖がこのときのエネルギー供給源になっています。

2　細胞にとっての国境；細胞膜

　細胞を取り巻く細胞膜は、細胞の内部と外部とを仕切り保護してくれています。細胞膜はリン脂質という脂質が2枚重なってできています。リン脂質は水になじむ部分（親水基）であるリン含有部分と水になじまない部分である疎水基の両方からできていて、二重層になっています。疎水基同士がくっつき、親水基を外側に向けています。この二重層のところどころにはコレステロールがはめ込まれており、細胞膜が柔らかすぎず、硬すぎないように流

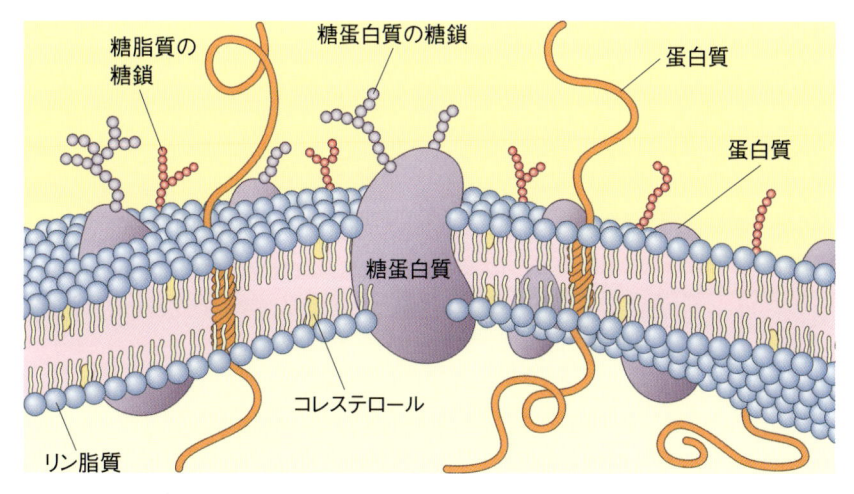

図1-7　細胞膜の構造

動性をほどよく調整しています（**図1-7**）。

❸ 細胞膜を介した物質の移動

　細胞膜には蛋白質が浮遊しています。これらの蛋白質は、酵素や受容体としてはたらいています。脂質二重層をまたぐように存在している蛋白質は、細胞の内外を物質が通り抜けられるための通路を提供しています。

　細胞膜を仕切りとしてさまざまな物質が出入りしますが、それには選択性があります。酸素や栄養素など生命活動に必要なものは細胞内に入り、老廃物などは細胞外に出ていきます。また細胞膜は、細胞にとって有用なものは細胞内にとどめおかれ、細胞にとって好ましくないものを入れないようになっています。このような性質をもつ膜を半透膜といいます（**図1-8**）。

　細胞膜を介して起こる物質移動には基本的に2つに分けられます（**図1-9**）。1つは受動輸送といい、物質が多い（高い）ほうから少ない（低い）ほうへ拡散していきます。これは勾配にしたがった輸送で、あたかもボールが下り坂を自然に転がるように移動するので、物質は細胞からのエネルギーの供給を受けなくても輸送されます。もう1つは少ない（低い）ほうから多い（高い）ほうへ物質が上り坂を登っていくような輸送なので、細胞からエネルギーの供給を必要としています。これを能動輸送といいます。イメージとしては日本庭園のように水が重力の向きに任せて自然に上から下へ流れているのが受動輸送、洋風庭園の噴水のようにポンプからのエネルギーを使って重力に逆らって水が下から上へ噴き上げるのが能動輸送だとイメージしてください（**図1-10**）。

　細胞膜は脂質二重層ですから、脂肪や脂肪に溶けるビタミン類などの脂溶性物質や酸素・二酸化炭素をはじめ小さい分子などは脂質二重層を直接通過することができます。このとき、物質の移動の向きは濃度勾配にしたがって拡散します（**図1-11**）。

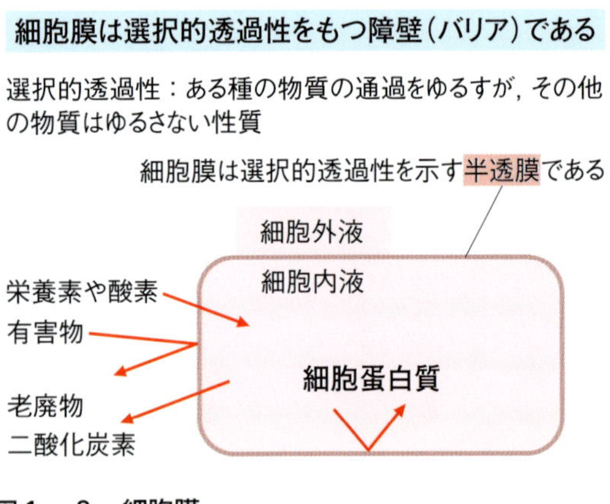

細胞膜は選択的透過性をもつ障壁（バリア）である

選択的透過性：ある種の物質の通過をゆるすが、その他の物質はゆるさない性質

細胞膜は選択的透過性を示す半透膜である

- 細胞外液
- 細胞内液
- 栄養素や酸素
- 有害物
- 老廃物
- 二酸化炭素
- 細胞蛋白質

図1-8　細胞膜

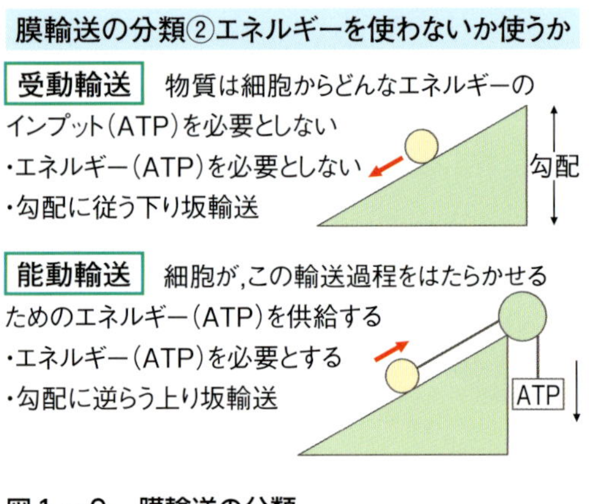

膜輸送の分類②エネルギーを使わないか使うか

受動輸送　物質は細胞からどんなエネルギーのインプット（ATP）を必要としない
・エネルギー（ATP）を必要としない
・勾配に従う下り坂輸送

能動輸送　細胞が、この輸送過程をはたらかせるためのエネルギー（ATP）を供給する
・エネルギー（ATP）を必要とする
・勾配に逆らう上り坂輸送

図1-9　膜輸送の分類

細胞膜に貫通した穴があるチャネルという蛋白質が浮遊しています。チャネルは水路、経路を意味する英単語でテレビのチャンネルと同じ単語ですが、生理学ではチャネルと縮めて表記・発音する慣習が定着しています。水溶性の物質やイオンなど細胞膜の脂質二重層を直接通過できない分子は、チャネルを通って拡散します。ナトリウムイオンやカリウムイオンなどはそれぞれ専用のチャネルがあります（図1-12）。

　チャネルには水専用のアクアポリンというチャネルがあります（図1-13）。ある物質が細胞膜を境に中と外で濃度が違うとき、濃度を均一にしようとして水が移動します。つまり濃度の低いほうから高いほうに水が移動し、言い換えると水分子が多いほうから少ないほうへアクアポリンを通って拡散します。これを浸透といいます（図1-14）。

　細胞膜に浮遊している蛋白質にはポンプのはたらきをするものもあります。エネルギーを使って地面の下から上へ重力に逆らってくみ上げるように、細胞膜を境に濃度の低いほうから高いほうへ物質を移動させるのです。

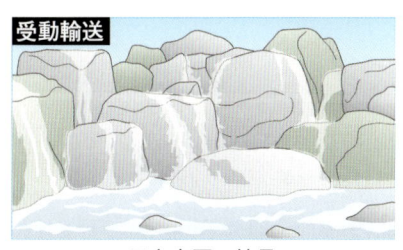

> **MEMO**
> **アクアポリンの発見はセレンディピティ**
> ふとしたときに、以前いくら探しても見つからなかったものを見つけることがあります。これをセレンディピティ（思いがけないものの発見）といいます。アクアポリンを発見したのはアメリカの研究者ピーター・アグリ教授で、1992年、赤血球の膜の研究をしているとき偶然に発見したのです。そして、2003年にノーベル化学賞を受賞しています。

受動輸送
日本庭園：縮景
日本庭園：蹲踞（つくばい）

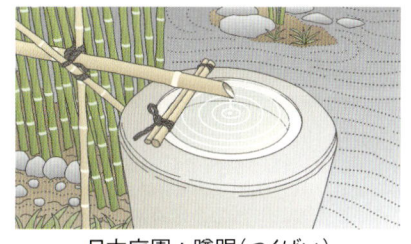

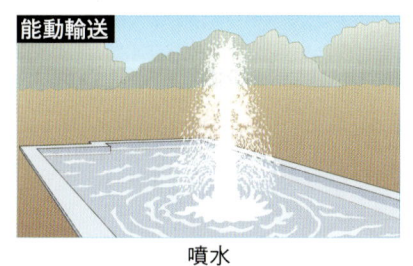

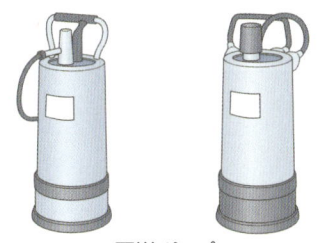

能動輸送
噴水
圧送ポンプ

図1-10　膜輸送の例

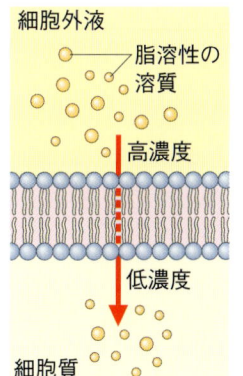

細胞膜を介しての拡散
Ⓐ 単純拡散
細胞外液
脂溶性の溶質
高濃度
低濃度
細胞質
リン脂質の細胞膜を直接通過
・脂溶性の物質（脂肪、脂溶性ビタミン）
・ガス（O_2、CO_2）
・小さいもの

図1-11　細胞膜を介しての拡散・単純拡散

輸送蛋白質を介した拡散
Ⓑ 促進拡散
脂質に不溶性の小さな溶質
チャネル（貫通する穴がある）
例：イオン
図示していないが、ゲートがあり、開いた状態でイオンは通れる

図1-12　輸送蛋白質を介した拡散・促進拡散

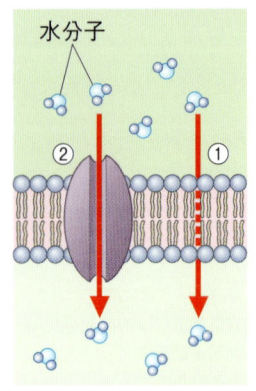

図1-13　水の拡散・アクアポリン

水の拡散
①単純拡散
②チャネルを通る
アクアポリン（水の孔）

濃い溶液Ⓐと薄い溶液Ⓑを半透膜で仕切る
⇒溶媒（水）のみが拡散し濃度が均一になる
水が拡散することを浸透という

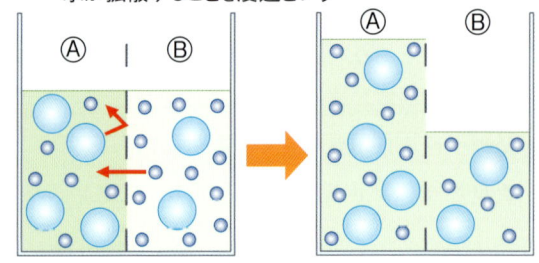

濃い溶液の溶質が水を引っ張っているように見える

図1-14　浸透

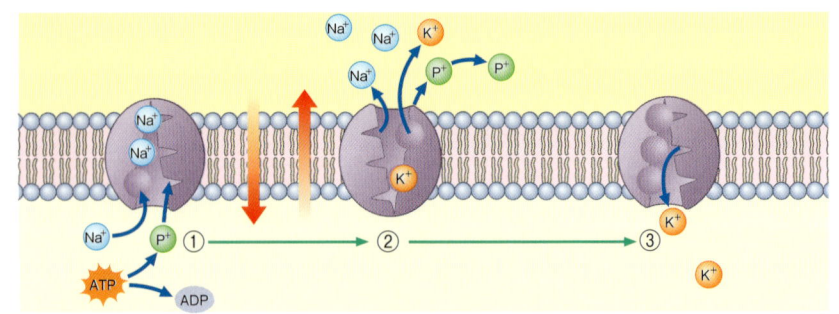

①細胞質内のNa⁺イオンが「ポンプ」蛋白質へ結合すると,ATPによるリン酸化を刺激して「ポンプ」蛋白質の形を変化させる

②「ポンプ」蛋白質の形の変化はNa⁺イオンを細胞外へ排出し,細胞外のK⁺イオンの結合はリン酸基の遮断を引き起こす

③リン酸基の消失によって「ポンプ」蛋白質は最初の状態へと戻る.K⁺イオンが遮断され,Na⁺の結合部分は再びNa⁺イオンを結合できるようになる.このサイクルをくり返す

図1-15　ナトリウム-カリウムポンプ

　細胞で最も重要なのがナトリウム-カリウムポンプです（図1-15）。このポンプにより細胞内のナトリウムイオンは濃度の高い細胞外へくみ出されるとともに、細胞外のカリウムイオンが濃度の高い細胞内にくみ入れています。ナトリウム（Na）-カリウム（K）イオンの細胞内外の濃度差が神経活動には必須なので、エネルギーの供給によりこのポンプがはたらき、細胞内外でナトリウムイオンとカリウムイオンの濃度に差が形成されることは重要なことです。

　イオンの濃度差を水力発電のダムで考えてみましょう。ダムには水の高さに大きな差があり、ダムの水門を開けたときに流れ落ちる水力エネルギーでタービンを回して発電します。同じように、ある一定以上の刺激を受けると神経細胞の膜にあるナトリウムイオンチャネルのゲート（水門）が開きます。すると細胞外にたくさんあるナトリウムイオンが細胞内にどーっと流入することで神経細胞は活動電位という電気信号を発生させ、情報を伝達することができるのです。

第4節 身体の中の社会

1 身体の中の海

　高度な機能をもつヒトの身体も、実は、細胞という微小な部品が60兆個も集まってできた集合体にほかなりません。私たちは生きていくためにさまざまな栄養素をとったり、呼吸によって酸素を取り込んだりしていますが、こうした物質を本当に欲しているのは、実は、身体を構成している一つひとつの細胞たちともいえるのです。つまり、細胞が生命体の最小単位なのです。

　ヒトの身体を構成する物質で最も多いのが水で、成人では体重の約60%を占めています。体内の水を体液とよび、細胞の中にある細胞内液と細胞の外にある細胞外液に分けられます。その3分の2、つまり体重の40%に相当する水は細胞内にあります。細胞外液は細胞に直接触れる環境で、皮膚の外の外部環境と区別するために内部環境とよんでいます。

　生命体は原始の海で単細胞生物として誕生したと考えられています。図1-16で示すように、細胞は細胞膜をとおして海から栄養素や酸素を取り込み、細胞内の代謝によってエネルギーを生成し、それを生命活動に利用していました。栄養素がブドウ糖の場合、1分子のブドウ糖が6分子の酸素で燃焼してエネルギーを生成するときに6分子の二酸化炭素と6分子の水が生成されます。老廃物である二酸化炭素は海に捨てていました。海は非常に大きいので、栄養素や酸素が減ったり、老廃物がたまることもありません。また、水は空気と比べると（比熱が大きく）、温まりにくく冷めにくいので、水温は気温ほど大きく変化することはありません。このように海水中の単細胞生

> **MEMO**
> **内部環境**
> 内部環境という言葉は、生理学の父とよばれるフランス人のクロード・ベルナール（Claude Bernard 1813-1878）が提唱しました。ベルナールは、個体がおかれる外部環境が大きく変化しても、細胞にとっての生活環境である内部環境には大きな変化がないことを指摘しました。
> ハーバード大学のキャノン（Walter B. cannon 1871-1945）は後にこれをホメオスタシス（homeostasis恒常性の維持）と名づけました。ホメオ（homeo）は「同質な」、スタシス（stasis）は「均衡状態」という意味です。

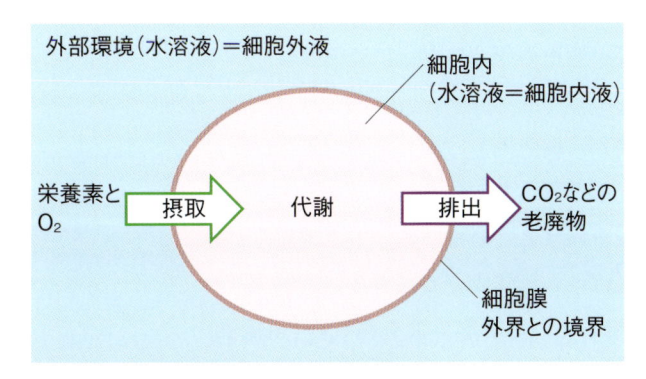

【代謝の一例:栄養素がグルコースの場合】
$C_6H_{12}O_6 + 6O_2 \Rightarrow 6CO_2 + 6H_2O + エネルギー$

図1-16　水中に生息する単細胞動物

図1−17　電解質組成

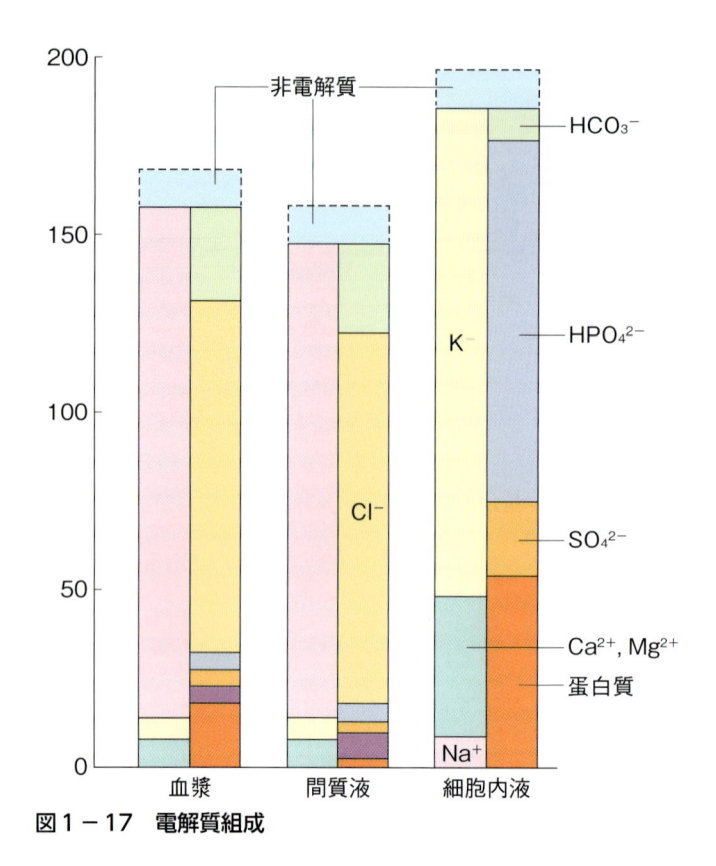

　物は、細胞外液である海水という比較的安定した快適な環境の中で生命活動を営んでいました。

　進化の過程で陸に上がっても海のように快適な環境に囲まれて生活したいと思い、細胞は細胞の外に海と同じような成分の液体を洋服のように身にまとって陸上に上がってきました。つまり、私たちの皮膚の下にある60兆個もの細胞はいまでも細胞外液という海の中で生活しています。

　細胞内液と細胞外液の電解質組成には大きな差がありますが（図1−17）、細胞外液は海水とよく似た組成であることがわかります。これが、生命が海で誕生したといわれるゆえんです。ただ、海水の総イオンの濃度が細胞外液より約3倍高いので、海水が長い歴史の中でしだいに濃縮されていったと思われます。

　多細胞生物の細胞は、まず外部環境から細胞外液に栄養素や酸素を取り込んでから、細胞膜を介して細胞外液からそれらを取り込んでいます。身体の奥のほうにある細胞にも栄養素と酸素を届けるために、輸送用に流動性のある細胞外液をつくりました。これが血液中の液体成分で血漿といいます。そして、細胞間を満たし、細胞に直接接している細胞外液を間質液（組織液）といいます（図1−18）。このように細胞外液には主として血漿と間質液があり、体液の残り3分の1を占めています。

　細胞内液は外側にある間質液（組織液）と行ったり来たりしています。間

> **MEMO**
> **体液の体重比**
> 体液は体重の60％で、細胞内液が40％、細胞外液が20％を占めています。主要な細胞外液は15％を示す間質液（組織液）と4％を占める血漿（血液の液体成分）ですが、残り1％を占めるものにリンパ液や脳脊髄液があります。

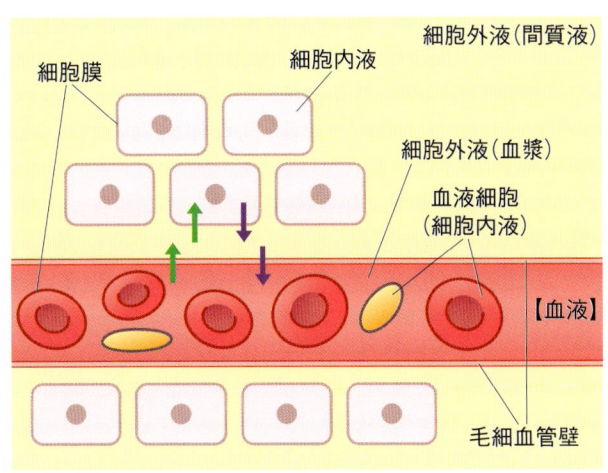

図1−18　細胞と間質液（組織液）、血管

質液は血管の中を通る血液とも行ったり来たりしているので、細胞はこの間質液を通じて、血液から必要な物質を取り込んだり、不要になった物質を排出したりしているのです。図1−18を見てわかるように、すべての細胞が毛細血管に接しているわけではありません。細胞と毛細血管との間の「間質」を間質液が常に緩やかに流動している（灌流している）ことで、毛細血管に接していない細胞でも平等に酸素と栄養素を恒常的に供給してもらえるのです。道路に面していない家には配送車から配達員が下りて細い路地を歩いて玄関先まで荷物を届けてくれるのと同じです。

COLUMN

生命を支える水の特性

　体液は生命活動を営むうえで重要な物質ですが、それは水の特性によります。
　まず、水は空気と比べると比熱＊が大きく、温まりにくく冷めにくいので、水温は気温ほど大きく変化することはありません。
　また、水が栄養素や酸素、二酸化炭素といったガス、そして老廃物などを溶かすことができるすぐれた溶媒であるということです。つまり、生命活動にかかわる物質は水という溶媒に溶けて運ばれています。また、生命を維持するために必要な化学反応を総称して代謝と呼んでおり、細胞内では絶えず化学反応が起こっています。この反応の場は水の中であり、そこでは酵素が触媒としてはたらき、精密に反応が制御されています。つまり、水は生命活動を支える化学反応の場をも提供しています。
　そして、水は豆腐をパックで買うとクッションとして入っている水と同じ保護するはたらきをしています。神経組織はとてももろく、壊れやすく、修復もできません。そこで、脳と脊髄をそれぞれ頭蓋骨と脊椎で覆い、髄膜で包み、さらに脳脊髄液がクモ膜下腔を満たし、外からの衝撃から保護しています。同じように、羊水は母体の中で成長する胎児を包み、外からの衝撃をやわらげています。

＊比熱とは、ある物質1gの温度を1℃高めるのに必要な熱量です。比熱が大きい物質ほど温めるのに必要な熱量が多いので、温まりにくく、冷めにくい。つまり、温度が変化しにくいのです。逆に、比熱が小さい物質ほど温まりやすく、冷めやすい。水が1（cal/g）であるのに対して空気は0.24（cal/g）です。

MEMO

ヒトの構成成分

身体を構成する主な元素は、酸素が約65％、炭素が約18.5％、水素が約9.5％、窒素が約3.2％で、たった4種類の元素だけで体重の約96％を占めています。そのほか骨や歯に含まれるカルシウム、核酸やエネルギー化合物であるATPの構成要素であるリン、細胞内液の主要な陽イオンであるカリウム、細胞外液の主要な陽イオンであるナトリウムなどがあります。

MEMO

内陸と海辺の気候

気温の上下変動を緩衝する水辺が少ない地域の日較差・年較差が比較的大きい気候を内陸性気候といいます。よく、盆地は朝晩の気温差が大きく、夏暑く冬寒いといわれます。一方、海岸・沿岸では昼間と夜間に暖まりやすく冷めやすい陸地と暖まりにくく冷めにくい海との間に温度差が起こり、海風と陸風が吹くので気温の日較差が小さいのが海洋性気候の特徴です。ちなみに、朝と夕方、陸風と海風が切り替わる時間帯は無風となり、これを凪といいます。

第1章　生体としての人体

2 細胞が過ごしやすい環境とは？

　細胞は、実はとってもデリケートです。ずばり、細胞が過ごしやすい環境とは、まず細胞外液に必要なもの、つまり酸素と栄養素が多すぎず少なすぎず必要な量だけあることです。栄養素が少なすぎると飢え死にしてしまいますが、糖尿病のように栄養素のブドウ糖が多すぎても困ります。そして、細胞外液にゴミ（老廃物）がたまっていないことです。体内でつくられた不要な老廃物を体外に排出するのはそのためです。そして、物質がスムーズに運ばれていることです。

　このように、生体には生命活動を維持するために、外界が変化しても体内の状態を比較的一定に維持するホメオスタシスという能力が備わっています。たとえば、体温が上昇すると、下げて元に戻そうとする反応が起こります（図1-19）。

　この反応を起こすしくみは結果を原因に差し戻しており、餌（feed）をもとに返す（back）という由来からフィードバック機構といい、ブレーキをか

> **MEMO**
> **恒温動物と変温動物**
> 人間は体温が一定範囲に維持されている恒温動物です。変温動物は外気に合わせて体温が下がると代謝も下がり動けなくなり、冬眠します。一方、恒温動物でも、秋のうちに巣穴に貯えた餌で春まで過ごせるようにエネルギーの消費を極限にまで抑えるために冬眠する動物もいます。発熱で体温が上昇すると代謝が亢進し体力が消耗してしまうのはよく経験することです。

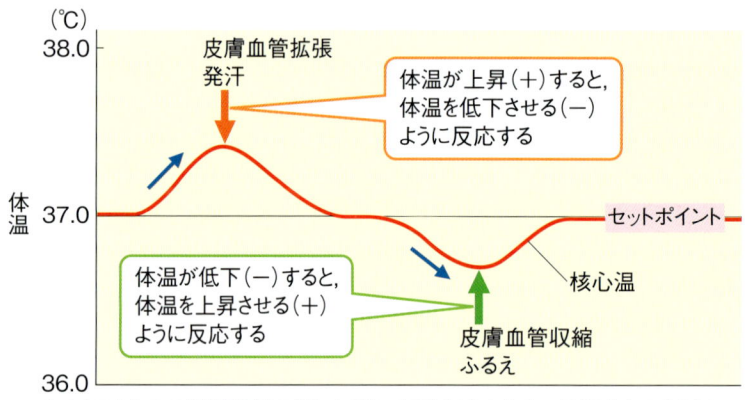

ホメオスタシスの制御機構のほとんどは、刺激を減少あるいは停止させるようにはたらく負のフィードバック機構である

図1-19　負のフィードバック機構の例

ホメオスタシスの失調⇒疾病

ホメオスタシスの失調を示す具体的な例は、正常な生理学的機序（しくみ）の理解を深めるとともに、疾患理解への導入になる

　　2つのバランスが取れている＝ホメオスタシスが維持されている
　　2つのバランスが崩れた状態＝疾患

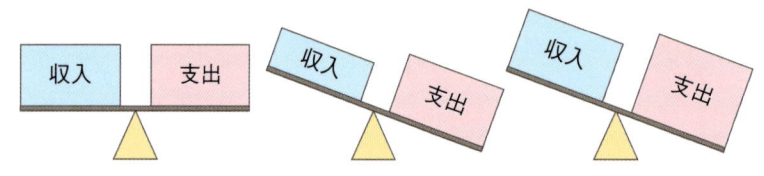

会計は、収入が減っても、支出が増えても赤字になる

図1-20　ホメオスタシスの失調

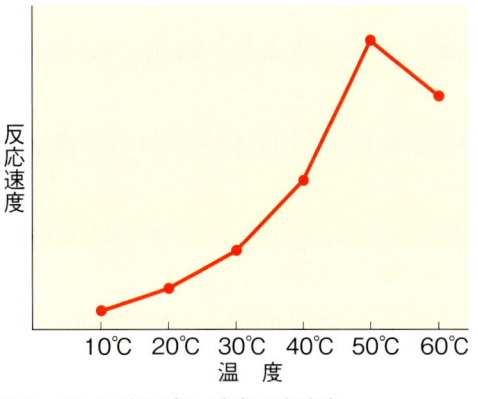

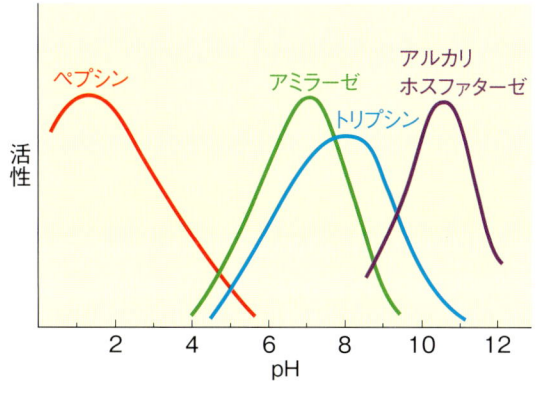

図1-21 反応温度と酵素反応速度

図1-22 酵素の至適pH

けるように作用するので、負のフィードバック機構といいます。

　天秤で2つの重さが同じで、バランスがとれている状態を正常とみなすと、天秤の片方が重く、あるいは軽くなることで一方に傾く状態が異常といえます。そして、重いほうを軽くするか、軽いほうを重くするかして釣り合った状態に戻す負のフィードバック機構が作用してホメオスタシスが維持されています。ですから、疾病はホメオスタシスの失調の結果であり、天秤のバランスが崩れた状態といえます（図1-20）。たとえば、血液中に酸性物質が増えてもアルカリ性物質が減っても酸血症になります。このとき、酸性物質の排泄を増やすかアルカリ性物質を再吸収して増やすことで血液のpHを元に戻そうとするしくみが備わっています。

　生体には、生命活動を支える化学反応を円滑に進める触媒として酵素が存在しています。

　この酵素が作用する速度はいろいろな要因によって左右されますが、その中で最も重要なのは水素イオン濃度（pH）と温度です。

　通常の化学反応の速度は温度に依存して変化します。酵素は蛋白質ですから、ある温度を超えると変性し活性を失います。ある酵素が最大活性を示す温度を至適温度といい、体内でつくられる酵素の至適温度はだいたい体温くらいです。そのため体温は酵素のはたらきが最も効果的に行われるように調節されています（図1-21）。

　ある酵素の活性が最高になるpHを至適pHといいます（図1-22）。正常な血漿のpHは7.4前後（7.35～7.45）で、きわめて狭い範囲で一定に保たれています。体液のpHがこのように一定に保たれているのは、生命機能を維持するための酵素のほとんどすべてが血漿pH7.4で活性が最大となり、pHがこの値から逸脱すると酵素活性が低下し、代謝が円滑に行われなくなるからです。

> **MEMO**
> **アシドーシスとアルカローシス**
> 血液のpHが7.35以下に下がった状態を酸血症、7.45以上に上がった状態をアルカリ血症といいます。そして、血液のpHが酸血症になるような病態をアシドーシス、アルカリ血症になるような病態をアルカローシスといいます。さらに、呼吸器が原因で起こる病態を呼吸性アシドーシス・アルカローシス、それ以外を代謝性アシドーシス・アルカローシスといい、分けています。

> **MEMO**
> **動物性機能と植物性機能**
> 人体の機能のなかで、外界の変化をキャッチしてそれに対応した行動を起こす機能を動物性機能といいます。感覚系、神経系、骨格筋がそれに当たります。一方、消化や循環、呼吸、排泄といった個体の生命を維持するために必要不可欠な機能や、生殖や内分泌といった種の保存にかかわる機能を、植物性機能とよんでいます。

COLUMN

水素イオン濃度 (pH) とは

　水素イオン濃度 (power of hydrogen あるいは potential hydrogen ; pH) とはという概念は、1909年、デンマークの生物学者セーレンセンによって考案されました。その指標になるのがpHで、種々の水素イオン（または水酸化イオン）の相対的な濃度を表します。水素イオン濃度が高い状態を酸性、逆に水酸化イオン濃度が高い状態をアルカリ性とよびます。

　数字の意味は、pH＝－log [H^+] で、水素イオンの濃度が10のマイナス何乗か、という数字です。pH＝6なら、水素イオン濃度が10のマイナス6乗、という意味です。pHが1小さくなると、水素イオンの濃度が10倍になります。

　pHの数字は、0から14までで、その中間の7が、水素イオンと水酸化イオンの数が同じ状態、つまり中性になります。

❸ 体内社会を支える物流システム

　海に棲む単細胞生物は小さな島に住んでいる一人の人間のようなものです。生きていくために必要な物は、島の外（海）から得られます。漁業により魚をとり、焼いて食べます。ゴミは島の外に捨てています。多細胞生物とは、大きな島にたくさんの人が住んでいるようなもので、山奥の人は魚を食べることが困難となります。人間は移動することができますが、細胞は動けません。そこで、すべての人（細胞）が必要な物を島の外から取り込めるように、輸送システムを構築しました。たとえば、道路をつくりトラックで運搬したり、川を利用して船で運ぶなどです。

　生産者から消費者に至るまでの商品の流れで、私たちが生活するうえで不可欠な社会システムを物流システムといいます。身体を構成する細胞を消費者とすると、体内にも個々の細胞に必要な物質が運ばれる物流システムが構築されています。物流システムの機能には輸送、保管、荷役、包装、流通加工という5つの大きな機能があります（図1－23）。

❹ 文化活動を可能にする肝臓のはたらき

　体内に摂取された糖質、蛋白質、脂質はすべてそれぞれの経路を経て必ず肝臓を通ります。肝臓は、たくさん食べても急激に体内の血糖値などが上がらないように、必要な栄養分だけを流して、余分なものはストックに回す分別作業をしているのです。肝臓が代謝の関所といわれるのもそのためです。

　肝臓の機能が弱い人間の赤ちゃんや小動物は、血糖値を維持するために、いわゆる「食っては寝、食っては寝」の生活を強いられます。人間が、運動したり、勉強したり、安心して長時間寝たりすることができるのも、肝臓が余分な栄養分をちゃんとストックしてとっておいてくれるからなのです。そ

MEMO

物流とは
物流とは物的流通の略で、physical distribution に由来します。生産物を生産者から消費者へ引き渡す物流という言葉は高度経済成長期に公に用いられるようになりました。その後、経済的背景の変化から市場のニーズやタイミングに合わせて的確に、無駄のない物流を推し進める企業の経営システムとしてロジスティクスというビジネス用語が産まれました。

MEMO

プロメテウスの苦痛
プロメテウスとは、ギリシャ神話に登場する「火の神」です。太陽から火を盗んで人間に与えたため、太陽神ゼウスの怒りをかって、岩山の頂上に鎖で縛りつけられました。はげたかはプロメテウスを襲って彼の肝臓を餌にしましたが、翌日には肝臓は元通りになったため、プロメテウスは永遠の苦しみを与えられたといわれます。肝臓はヒトの臓器で唯一、再生機能をもつ臓器ですが、このことがすでにギリシャ時代に知られていたのは驚きです。

物流の5大機能

1. 輸送

私たちの生活に必要な物を生産地から市場に運んだり、工場からスーパーやデパートに運ぶことを輸送という

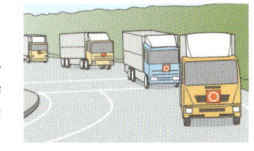

物を作るために工場で使われる原材料を運んだり、宅配便で荷物を送ることも輸送の一つである

血液が動脈によって全身に送られるように、輸送は経済活動の動脈として役割を果たしている

2. 保管

生産した物を大切に保存しておくことを保管という。農産品や工業品は前もって一度にたくさん生産されるものがある

例えば、冬に使うストーブは夏から秋にかけて作られ、寒くなるまでに倉庫に保管しておく。秋に収穫されたお米は、倉庫に保管して、必要に応じて出荷する

肝臓は食事により吸収された大量のグルコースをグリコーゲンとして貯蔵し、食間期に血糖が低下しないように放出している

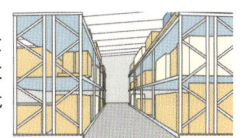

3. 荷役

物を輸送したり、保管したりする場合に、トラックや船などから積みおろしたり、倉庫に出し入れしたりする仕事のことを荷役という

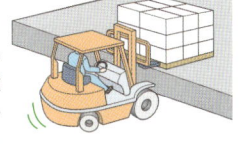

軽い荷物の場合には、人手でもできるが、重い場合やスピードを必要とする場合には、フォークリフトやクレーンなどの機械で行う

細胞膜や毛細血管を介した物質の移動はこれに相当する

4. 包装

品物が汚れたり、壊れてしまわないように保護するために包むこと、また、運んだり保管したりしやすくするために箱などに入れることを包装という

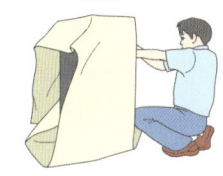

木箱や紙袋、プラスチック容器やドラム缶など貨物の形や種類によっていろいろな包装の仕方がある

血液の中で脂肪が運搬されるときは、リポ蛋白質で包装する

5. 流通加工

衣料物、食料品、日用雑貨など商品への値札付け、贈答品の品ぞろえ、製品にキズがないか検査したり、完成品にするための組み立てなど、生産地から消費者に送られるまでに行われるいろいろな加工作業を流通加工という

肝臓では有害なアンモニアを無害な尿素に加工している

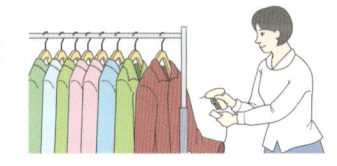

情報管理

会社は大切な商品がどこの倉庫や流通センターにどれだけあるのか、また、商品が今どこに運ばれているのかをコンピュータや通信回線を使って調べることを情報管理という

体内では神経系と内分泌系が情報を共有して機能している

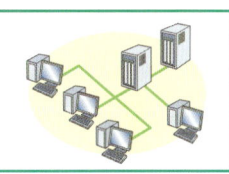

図1-23 物流システムに例えると

う考えると、何の関係もないようにみえる「食べる」という行為と、「考える」という行為が、実は人体の複雑なしくみの中で相互に連携し合い、成り立っていることがわかるのではないでしょうか。

5 身体の中の社会を理解しよう

　単細胞生物はすべての作業を一人で行っています。パンが食べたければ、農業で小麦をつくり、パンをつくらなければなりませんし、ご飯が食べたければ稲作をし、稲刈りしてご飯を炊かなければなりません。服も自分でつくり、家も自分で建てるのです。単細胞生物はすべて自分でやらなければなりませんが、多細胞生物は分業（役割分担）しながら生活（代謝）しています。

　人間の身体は細胞という人間が集まってできた多細胞生物という集団で

す。同じ構造と機能をもつ細胞の集団を組織といいます。2つ以上の組織が集まると器官ができ、特殊で複雑な機能を果たすようになります。そして、1つの目的のためにいくつかの器官が集まって器官系になります。生体はこれらすべての器官系が集まって特有の形態と機能をもっています。

細胞外液に栄養素を供給するのは消化器系の機能で、細胞外液に酸素という燃料を供給するのは呼吸器系の機能です。細胞内での代謝の結果、生じた老廃物を細胞外液から除去するのは排泄系と呼吸器系の機能です。そして、これらの物資が細胞外液を介して全身の細胞に運ばれるように循環させる機能を果たしているのが循環器系です。さらに、それぞれの器官系の機能が身体の中の社会全体で円滑に進むように調整しているのが神経系と内分泌系になります。

生体はこれら器官系が互いに協力しながら、それぞれが機能（仕事）して生きています。つまり、これら器官は互いに協調し合って全身のはたらきがうまくいっているといえます。いくら呼吸をして酸素を血液に取り込んでも、循環系が機能していないと個々の細胞に運ばれなくなります。逆をいえば、いくら血液循環が機能していても、呼吸器系がはたらいていなければ酸素は血液に供給されないので、個々の細胞に酸素は運ばれません。ですから、各器官系は決して単独では機能しないともいえます。人間社会でも、イチゴ農家が一生懸命に美味しいイチゴを栽培しても、イチゴを入れる容器が製造されないと傷つけることなく運べませんし、トラックや道路が整備されていないと消費者にまで届けられません。

「はじめに」でも書きましたが、一つひとつの細胞が集まって生体が出来上がって全体としてうまく機能しているのを、一人ひとりの人間が集まって社会をつくって機能しているのと対比させて考えると、身体のつくりとはたらきを全体として理解するときの助けになります（p.13　図1-2参照）。

解剖生理学を学ぶにあたり、私たちは個別の器官にばかり関心が向いてしまいがちになります。そうすると全体を把握できなくなり、このような状況を格言で「森を見て、木を見ず」といいます。物事を理解するには、全体を捉えることが大切で、鳥瞰図的な物の見方が大切です。これは、地図や図法の一種で上から斜め下を見下ろしたように描かれたものをいい、鳥が上から下を見る風景としてたとえられています。身体のつくりとはたらきを理解するときにも、特定の器官にこだわらず、他の器官系との関連性を押さえることが大切です。

> **MEMO**
> **一人の人間から社会へ**
> 細胞：イチゴを作る人
> 組織：イチゴ農家集団、リンゴ農家集団、ミカン農家集団など
> 器官：果物農家、野菜農家、米農家など
> 器官系：農業、製造業、運輸業、医療・福祉
> 個体：すべての業種が集まり統合され一つの国の生活の形態と機能をもつ

第2章 血液の流れから理解する

第1節　24時間はたらく体内の物流システム

　スーパーマーケットやコンビニエンスストアの陳列棚にはいつも十分な量の、でもあふれるほどではなく一定量の商品が並べられています。こういったお店でアルバイトをしたことがある方ならわかると思いますが、お客さんが買い物して陳列棚の商品が少なくなると、店員がそれを見つけて倉庫から出して補充しているからです。でも、こういったお店の倉庫は大きくはありません。工場でつくられた大量の商品はまず倉庫に保管されています。そこから必要量の商品がトラックで搬出され、毎日、店舗に納品されています。私たちはこうした物流システムのおかげで毎日、必要な物資をいつでも簡単に手に入れることができます。

　これと同じように、細胞もまた、体内の物流システムによって活動に必要なエネルギーをつくるための栄養素と酸素を手に入れています。血液が24時間365日、休むことなく酸素や栄養素をせっせと運んでくれるからこそ、私たちは生体活動を維持することができるのです。血液が流れる全身の血管は**図2-1**に示してあります。

　血管を道路にたとえると、最も太いのは心臓から血液を送り出す大動脈と心臓に血液が流れ込む大静脈で、これは高速道路に相当します。住宅街の狭い路地に相当するのが毛細血管で、この付近では血漿がわずかに染み出し、間質液（組織液）となり、それが細胞内液と混じり合って相互に移動することによって物質の交換が行われます。細胞が密集している場所ほど血管が細く流れが緩やかなのは、そのほうが物質の交換がしやすいからともいえます。

　また、体内には血管から染み出た血漿を回収する迂回路（リンパ管）もあります。それについては**本章の最後で詳しく説明することにしましょう**。

　さて、道路に相当する血管の中を流れる血液は生活物資を運ぶ宅配業者であるとともに、細胞から出たゴミを回収するゴミ収集業者でもあります。そのため、血液をトラックにたとえることができます。トラックはガソリンで走ることができますが、血液は自分自身で流れることはできません。そこで、心臓がポンプのはたらきをして、血液を流してくれています。これは、流れるプールの水がポンプで流れている様子をイメージしてください。この心臓と血管を合わせて循環器系といい、中を流れる血液とは区別しています。

　循環とは、「一回りして元の場所に戻り、それを繰り返すこと」です。たとえば、ある駅で山手線に乗り、居眠りして目的の駅を乗り越してそのまま乗っていると、乗り込んだ駅に舞い戻ってしまいます。身体の中にも山手線のように心臓から送り出されてもまた心臓に戻るように血液が循環しています。

　そして、大事なことは山手線に内回りと外回りがあって逆行しないように、

> **MEMO**
> **血管新生と道路網の整備**
> 再生医療の大きな問題は、移植した組織・臓器が生体内で生着できない拒絶反応です。でも、ノーベル賞を受賞した京都大学の山中教授らが開発したiPS細胞を利用することで拒絶反応が起きない再生医療が期待されています。そして、都市計画に道路網の整備が欠かせないように、移植した組織・臓器への栄養素と酸素を供給するための血管新生も不可欠です。最近は血管新生を調節する因子などについての研究も進んでいます。

> **MEMO**
> **灌流と還流**
> 動脈血が酸素や栄養を各臓器に流れることを「灌流」といい、静脈血は心臓にかえることから「還流」といいます。いずれも「かんりゅう」と読みます。

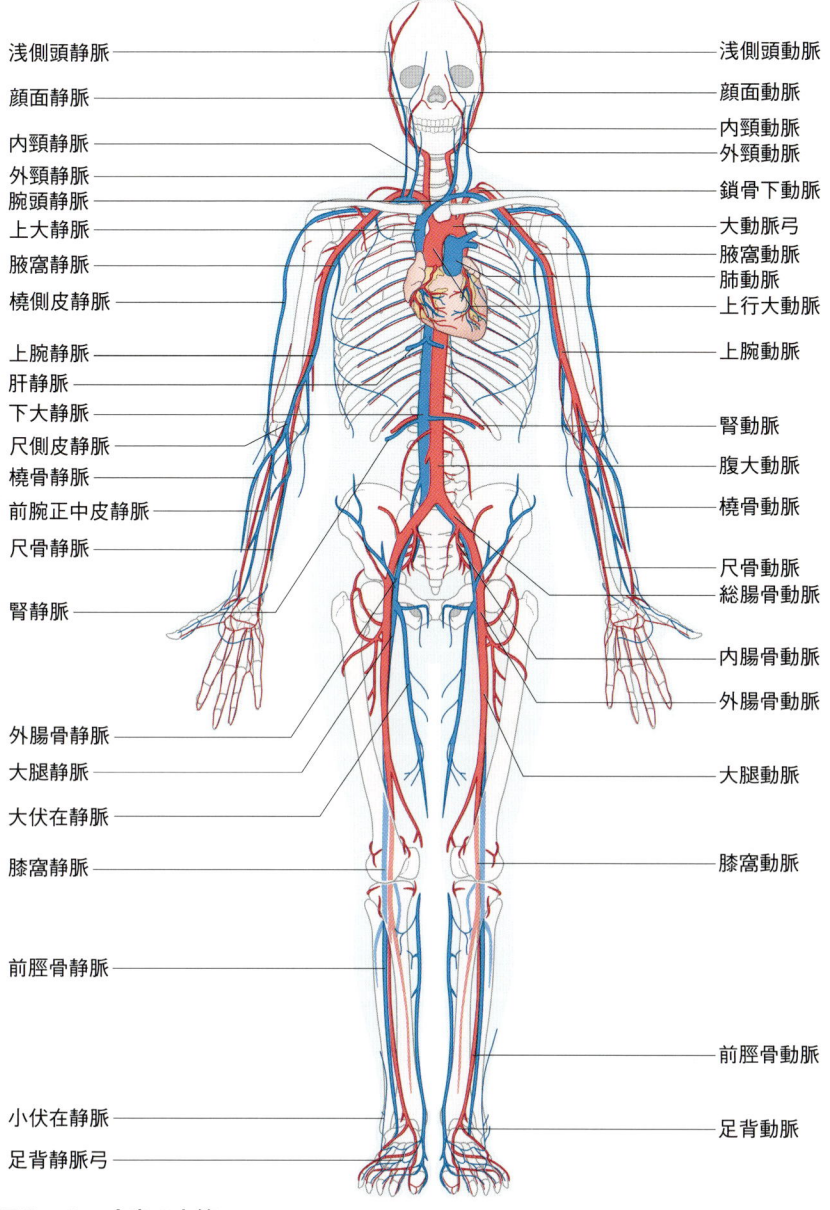

（左側：静脈）	（右側：動脈）
浅側頭静脈	浅側頭動脈
顔面静脈	顔面動脈
内頸静脈	内頸動脈
外頸静脈	外頸動脈
腕頭静脈	鎖骨下動脈
上大静脈	大動脈弓
腋窩静脈	腋窩動脈
橈側皮静脈	肺動脈
上腕静脈	上行大動脈
肝静脈	上腕動脈
下大静脈	腎動脈
尺側皮静脈	腹大動脈
橈骨静脈	橈骨動脈
前腕正中皮静脈	尺骨動脈
尺骨静脈	総腸骨動脈
腎静脈	内腸骨動脈
	外腸骨動脈
外腸骨静脈	
大腿静脈	大腿動脈
大伏在静脈	
膝窩静脈	膝窩動脈
	前脛骨動脈
前脛骨静脈	
小伏在静脈	足背動脈
足背静脈弓	

図2－1　全身の血管

血液の流れも一方通行だということです。逆流してしまうと、血液が運び出したゴミがまた舞い戻ってしまいます。ですから、心臓と静脈に弁というストッパーがあります。

　トラックはガソリンがないと動かないように、心臓に栄養素と酸素が十分に届かなくなるとポンプとしての機能を果たすことができなくなります。また、土砂崩れで道路が寸断してしまうと、その先に住んでいる人々に生活物資が届かなくなり、飢え死にしてしまいます。このように、心臓のポンプの機能と血管の状態は、身体の中の細胞の生活に大きな影響を与えていることがわかります。

第2章　血液の流れから理解する

> **MEMO**
> **大動脈の走行**
> 大動脈口（左心室）→上行大動脈→大動脈弓（頭部・上肢へ）→胸大動脈→腹大動脈→左・右総腸骨動脈

> **MEMO**
> **大動脈弓**
> 心臓の上部に位置し、脳や上肢に向かう腕頭動脈、左総頸動脈、左鎖骨下動脈に分かれる。体幹や下肢に行く血管は、大動脈弓からそのまま胸大動脈へと向かう。

> **MEMO**
> **総頸動脈**
> 気管や喉頭の外側に沿って上に向かう血管で、甲状軟骨の上縁の高さで外頸動脈（頭蓋腔外、頭皮、顔面、頸部に向かう）と内頸動脈（頭蓋腔内に向かう）に分かれる。

> **MEMO**
> **腕頭動脈**
> 右総頸動脈と右鎖骨下動脈に分かれる。

> **MEMO**
> **上肢の動脈**
> 鎖骨下動脈→腋窩動脈→上腕動脈→橈骨動脈・尺骨動脈

> **MEMO**
> **脳の動脈**
> 後大脳動脈、前大脳動脈、中大脳動脈が前・後交通動脈によって大脳動脈輪（ウィリス動脈輪）を構成している。

> **MEMO**
> **下肢の動脈**
> 外腸骨動脈→大腿動脈→膝窩動脈→前脛骨動脈→足背動脈
> →後脛骨動脈→腓骨動脈
> →外側・内側足底動脈

> **MEMO**
> **上大静脈**
> 頭部と上肢の静脈を集めた腕頭静脈が合流し、右心房に入る。

31

COLUMN

塞栓と梗塞

　土砂崩れで道路が寸断された状態は、身体の中でいうと血管に血栓（血の塊）ができてつまってしまうことです。この状態を塞栓といい、その先に血液がいかなくなるので、長引けばその先の細胞は死んでしまいます。このような細胞の死を壊死といいます。再生しない脳細胞や心筋細胞にとっては重大な問題であり、脳梗塞や心筋梗塞となります。でも、遠回りしてでも違う道を通ったり、ヘリコプターを使って物資を輸送することができるように、血管にも側副路、いわゆる迂回路があれば問題ありません。実は、脳には、生活物資を供給するいくつかの動脈が輪のようにつながったウィリス動脈輪があり、どこかが閉塞しても、別のところから血液が供給される安全装置が備わっています。

1　2種類の道路；動脈と静脈

　道路が「行き」と「帰り」で車線が分かれているように、血液も「行き」と「帰り」では、違う道を通ります。

　おおむね、心臓から送り出される酸素濃度の高い血液（動脈血）が流れる血管を動脈、心臓に戻ってくる酸素濃度の低い血液（静脈血）が流れる血管を静脈とよんでいます。動脈は体内に取り込んだ酸素や栄養分を個々の細胞に運ぶ通路、静脈は個々の細胞が活動して出た老廃物（ゴミ）を回収するための通路です。

　血管の構造は、動脈も静脈ともに3層からなっています（**図2-2**）。血管の一番内側を覆っている非常に薄い膜を内膜といい、筋肉と弾性組織でできた厚みのある中間層を中膜、線維性の組織からできていて、いちばん外側で血管を保護している膜を外膜とよんでいます。

　この層は通常、静脈よりも動脈のほうが厚くなっています。なぜかというと、動脈は心臓から送り出される血液が直接流れ込むので、弾力性があり、

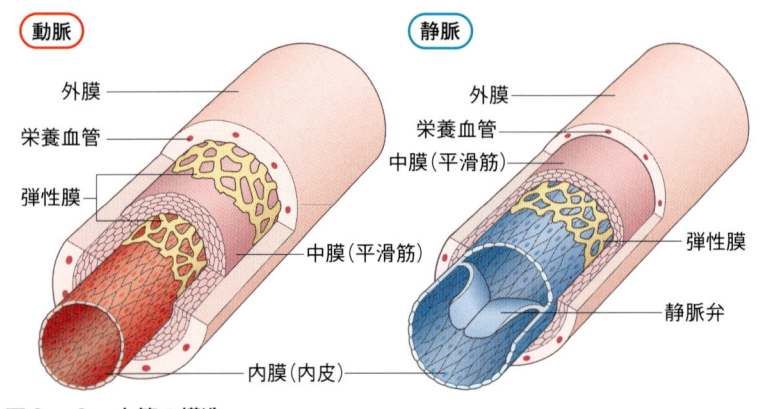

図2-2　血管の構造

MEMO

下大静脈
下肢の静脈を集めた総腸骨静脈が合流し、腎静脈や肝静脈が流入して右心房に入る。

MEMO

頭部の静脈
脳内の太い静脈は静脈洞（硬膜静脈洞）とよばれ、S状静脈洞から内頸静脈へと連なり、心臓へ戻る。

MEMO

血管吻合
血管が閉塞しても、他の通り道を血液が流れるように横同士の血管（細動脈同士あるいは細静脈同士）を結合させている部分があり、これを血管吻合という。

MEMO

終動脈
細動脈に吻合をもたない動脈を終動脈とよび、腎臓、脾臓、脳、心臓などにある。

MEMO

動静脈吻合
毛細血管を間に挟まず、動脈と静脈が直接つながっている場合のことで、皮膚や陰部海綿体にみられる。

MEMO

側副循環
血管のどこかが詰まったときに他の血管がバイパスの役割を果たし、血流を保つことを側副循環（側副血行路）という。

MEMO

血管の機能名称
太い動脈は弾性組織に富んでいるので弾性血管といえます。枝分かれして細い動脈になると、平滑筋が増え、収縮によりその先へ流れる血液量を減らす抵抗としてはたらくので、抵抗血管となります。血液循環の目的は物質交換であり、その舞台が毛細血管なので交換血管と呼びます。静脈は壁が薄く伸展性に富んでいるので中に血液を貯蔵することができる容量血管となります。

内圧の変化にも耐えられるように丈夫にできているのです。

　一方、静脈は心臓から遠く、圧力も比較的低い状態に保たれるので、壁自体は薄くできています。しかし、血液が逆流するのを防ぐため、一部に動脈にはない弁がついています。多くの静脈は体表近くを流れ、体表面から容易に見たり触れたりできます。動脈はより深いところに位置し、保護されています。

2　肺循環と体循環

　前にも述べましたように、血液は山手線のように心臓から出て心臓に戻ってきます（図2－3）。

　血液はまず心房に流れ込み、続いてその下にある心室を満たします。送り込まれた血液でいっぱいになると、厚い筋肉でできた心室が収縮し、血液が外に送り出されます。

　心臓は見た目には1つの臓器ですが、左右のはたきはきちんと役割分担がされており、直接血液のやり取りをすることはありません。右側（右心系）は全身の静脈から戻ってきた酸素濃度の低い血液を肺へ送り込むポンプで、左側（左心系）は肺から戻った酸素濃度の高い血液を全身へ送り出すポンプです。

> **MEMO**
> **8の字サーキット**
> 血液の循環は心臓を中心とした8の字サーキットを描きます。肺循環と体循環の流れは以下のとおりです。
> **肺循環**：右心室→肺動脈→肺→肺静脈→左心房
> **体循環**：左心室→大動脈→全身の器官・組織→上・下大静脈→右心房

> **MEMO**
> **ポンプとは**
> 一般にポンプとは、圧力のはたらきによって液体を送る装置です。ポンプはポンプの入口まで液体を吸引し、次にポンプに吸い込んだ液体を目的の場所まで移送する重要な能力をもっています。そのため、ポンプには吸水口と送水口があります。つまり、心臓は吸引室と送出室からできているということになります。流れるプールにもポンプが活躍していますが、残念なことに、蓋のはずれた吸水口に子どもが吸い込まれる事故が過去に起きています。

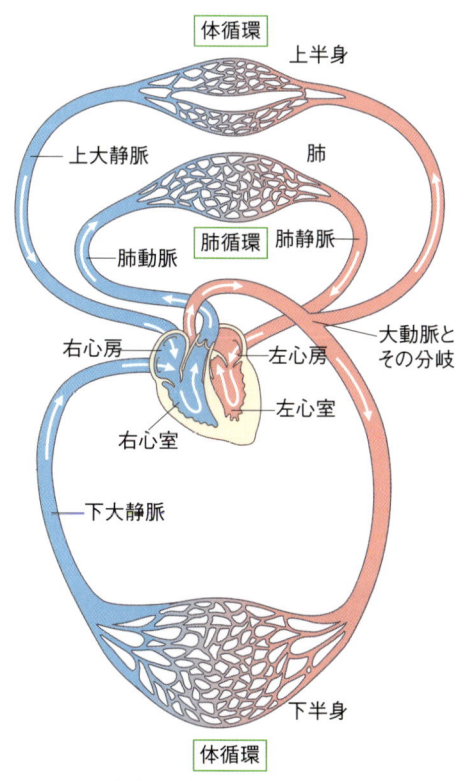

図2－3　全身の循環

COLUMN

動脈血が流れるのに肺静脈？

　私たちは通常、心臓から送り出される酸素を多く含んだ血液を動脈血、体内の各細胞から心臓に戻される二酸化炭素を多く含んだ血液を静脈血とよんでいます。しかし、動脈血は必ずしも動脈を流れるとはかぎりません。
　解剖学では心臓を基点に、流れ出ていく血管を動脈、そこに戻ってくる血管を静脈とよんでいます。肺から心臓へ血液を運ぶ血管には、酸素をたっぷり含んだ動脈血が流れています。それでも、名前は肺静脈ということになります。また、心臓から肺へ送られるのも、中を流れるのは静脈血ですが、血管は肺動脈なのです（図2－3参照）。

　右心系から肺を通って左心系に戻る経路は、肺循環とよばれます。肺循環では、全身から戻った血液が上大静脈（頭や腕からの血液が流れ込む）・下大静脈（腹部や下肢からの血液が流れ込む）を通って右心系に入り、肺動脈幹に送り出され、左右に分かれて肺の中へ流れていきます。

　肺に流れた血液は、そこで十分に酸素をもらい、今度は肺静脈を通って反対側の左心系に入ります。左心室にたまった血液は、ポンプ作用によって送り出され、大動脈を通って全身に流れていきます。このように、左心系を出て全身を巡って右心系に戻る経路を体循環とよびます。

3　心臓の構造と大きさ

　心臓はちょうどこぶし大ほどの大きさで、重さは成人で300g前後です。心臓は胸腔内にある縦隔という空間で、正中よりやや左に偏って位置し、横隔膜の上にのっかっています（図2－4）。心臓を前からと後ろからみたところを図2－5に示してあります。心臓を縦に輪切りにした図2－6をみると、上部に左右の心房、下部に左右の心室、合計4つの部屋に分かれているのがわかります。左右の心房は心房中隔で、左右の心室は心室中隔で仕切ら

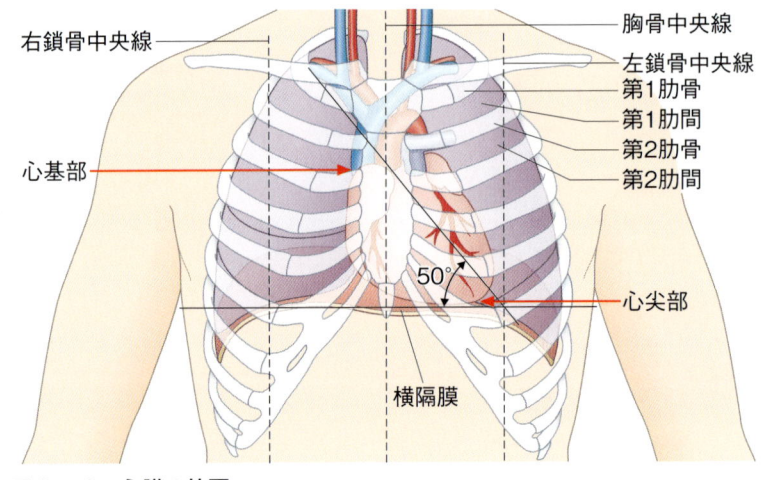

図2－4　心臓の位置

> **MEMO**
> **混合静脈血**
> 右心房に戻ってくる静脈血は、上半身からの上大静脈と下半身からの下大静脈だけでなく、心筋を循環した冠状静脈が注ぎ込む冠状静脈洞からの混合血になります。3つの血液の酸素量は冠状静脈洞＜上大静脈＜下大静脈の順になっています。右心房から右心室に流入するについて3つの血液は混じりあい、肺動脈までいくと均一になります。一般に混合静脈血というと肺静脈での血液のことを指しています。

> **MEMO**
> **心臓の部位**
> 心底：心臓の上部で大血管が出入りする部位
> 心尖：心臓の左心室先端の部位
> 心軸：心底から心尖に向かっている長軸

> **MEMO**
> **心膜**
> 心筋の内側には心内膜があり、心臓の外側は心外膜と線維性心膜でできた袋状（心嚢）の膜で包まれている。心外膜と線維性心膜との間には心膜液が入っていて、激しく動く心臓の潤滑液となっている。

れて血液が混ざらないようになっており、上下の心房と心室の間にはそれぞれ左右の房室弁があり、血液が逆流しないようになっています。

心臓は左右２つのポンプが合体したものですが、肺循環と体循環の仕事量を比較するとわかるように、左心室は右心室に比べ筋肉が厚く、ポンプも強力になっています。

また、この２つのポンプの仕事を支えるためのエネルギーは、左右の冠状動脈とよばれる血管を流れる血液から栄養素と酸素を取り込んでつくられています。ですから、この血管が閉塞するとポンプの機能を果たせなくなるので、流れるプールの水が止まった、なんていって笑ってはすませなくなります。

> **MEMO**
> **心臓に出入りする血管**
> 右心房：上大静脈・下大静脈・冠状静脈洞
> 左心房：肺静脈（4本）
> 右心室：肺動脈（幹）
> 右心室：（上行）大動脈

> **MEMO**
> **心筋を養う冠状循環**
> 心臓がポンプの働きをするために必要な血液を供給するのは左右の冠状動脈で、上行大動脈の付け根にあるバルサルバ洞から出ています。その後、心臓の表面近くを、その名のとおり、冠のように取り巻き心筋を広く灌流します。静脈血は冠状静脈洞に集まり右心房に注がれます。冠状動脈に流れ込む血液量は心拍出量の約５％を占めています。

> **MEMO**
> **心臓の弁と位置**
> 三尖弁：右房室口
> 二尖弁（僧帽弁）：左房室口
> 肺動脈弁：右心室の肺動脈口
> 大動脈弁：左心室の大動脈口

図２-５　心臓の外観

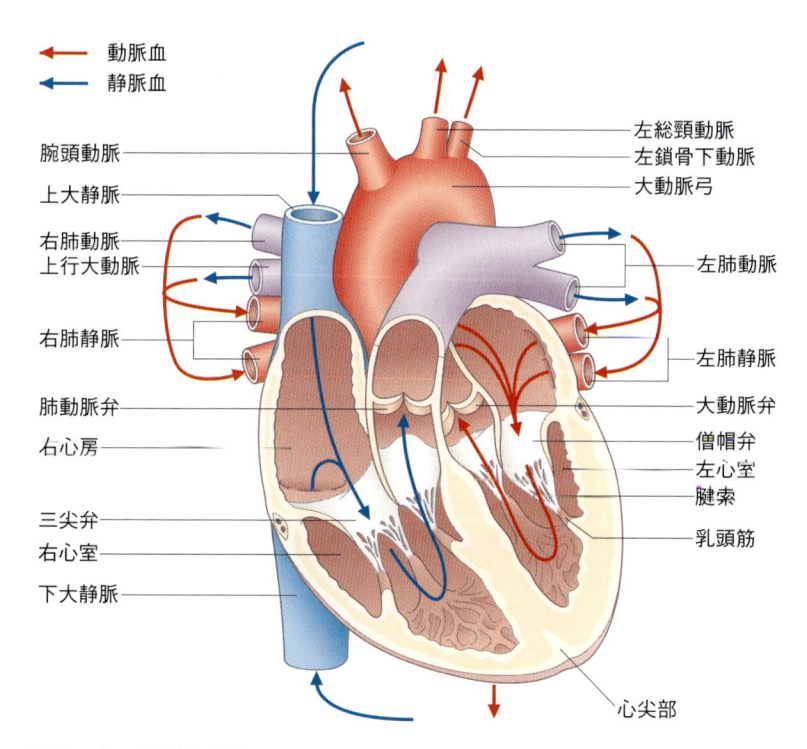

図２-６　心臓の内腔

4 刺激伝導系

　心臓は心筋という筋肉でできています。手足の骨について自分の意思で動かす骨格筋は神経による指令がないと、うんともすんとも動きません。ですから、脊髄損傷などにより神経の経路が遮断されると運動麻痺になるのです。ところが、心筋には支配神経がだめになっても、みずから収縮することができる自動能という性質をもっています。その性質に対して、自律神経系がアクセルやブレーキとしてはたらき、そのときの身体の状況に応じて調節してくれています。

　心臓がポンプとしての役割を果たすためには、まず心房が収縮して、戻ってきた血液が心室に移動してから心室が収縮する、という順番を守らせる命令系統が基本的に備わっている必要があります。そのシステムは心臓内の刺激伝導系とよばれ、心臓の組織内に組み込まれています。筋肉と神経の中間のような組織なので特殊心筋とよび、収縮してポンプ作用を担当するその他大勢の心筋を固有心筋とよび、それぞれ区別しています。

　刺激伝導系の機能を担当しているのは、順番に右心房にある、①洞房結節、心房と心室の間にある、②房室結節、③房室束（ヒス束）、心室中隔内の、④左脚・右脚と左右の心室壁に枝分かれして広がる、⑤プルキンエ線維です。①の洞房結節から心筋を収縮させる電気的な刺激が自動的に発生すると、②から⑤へと順番に指令が伝わり、最終的には心室を構成する心筋が一斉に収縮し、血液を送り出します。洞房結節から出る刺激のリズムが心拍数を決めているので、洞房結節をペースメーカーあるいは歩調とりと呼んでいます。大事なことは、心房と心室は同時に収縮するのではなく、必ず心房が先に収縮し、それが終わってから心室が収縮するということです。

> **MEMO**
> **特殊な筋肉「心筋」**
> 心筋は人体を構成する筋肉のなかでも特殊な筋肉です。自分の意思で動かすことができない内臓などの筋肉は不随意筋とよばれ、通常、外見は滑らかで縞模様はありませんが、心臓だけは特別で、不随意筋にもかかわらず縞模様がある横紋筋線維でできています。

5 心臓の筋電図；心電図

　心臓がポンプとして全身に血液を拍出するのは、まず心房が収縮し、次いで心室が収縮することだと話しました。この心筋の興奮に伴って発生する電位を記録したものが心電図です。要するに心電図は心臓という握りこぶし大の筋肉の塊の筋電図で、心電図をみると心筋が規則正しく収縮と弛緩をしているかがわかります。心電図は1903年、オランダのアイントーフェンによって初めて記録されました。記録された波形に対して、ABCDとかイロハニホヘトとか12345と名付けてもよいのですが、心電図の創案者であるアイントーフェンは、従来のカテゴリーに属さない言葉を使いたいと考え、Pから始めPQRSTと命名しました。

　典型的な心電図には、3つの波形があります（**図2－7**）。最初の小さな波はP波とよばれ、心房が収縮する直前に興奮している状態を記録していま

図2-7　心臓の刺激伝導系

MEMO

心電図の波形
P波：心房が興奮する際に発生。電気的刺激が心房内を通過したことを意味する。
QRS波：心室が興奮する際に発生。電気的刺激が脚から心筋内に通過したことを意味する。
T波：心室の興奮からの回復（再分極）の過程で発生する。

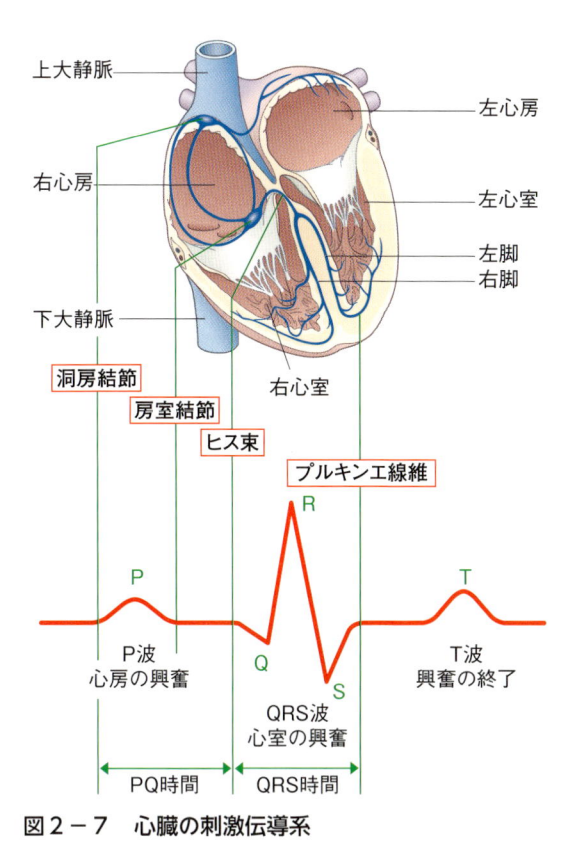

COLUMN

心房細動と心室細動は天国と地獄ほどの違い

　心房細動（atrial fibrillation；Af）は字の示すとおり、心房が細かく動くことです。これは、心房が洞房結節の刺激によらず速く部分的に興奮し収縮することで、規則的な洞房結節の活動が伝わらず、心室の収縮が不規則な間隔で起こる不整脈が現れます。それでも心室が収縮して血液を送り出すことができるので、自覚症状がみられないこともあります。心房細動では不規則な心房の活動により、心電図では、①きちんとしたP波がみられない、②基線が細かく動揺し、f波を認めます。また、③QRS波のリズムが不整になり、不整脈が症状として現れます。

　一方、心室細動は心室が細かく動くことで、血液を送り出すポンプの役割を果たせなくなっており、心室からの血液の拍出が行われなくなっているので、きわめて危険な状態です。心電図上では、①QRS波は幅広く、不規則な波形を示し、また②P波は認められません。血圧が著しく低下し、脈も触れなくなります。ただちに、医師および周りのスタッフ全員をよび、救命処置をとる必要があります。心室細動が起こっているとき、心室の筋肉では無秩序で不規則な電気的興奮が生じています。この無秩序な電気的興奮が自然に収まり、心室細動がやむことはまれです。胸部から直流電気ショック通電を行うと心室細動がやみます。これを直流通電除細動といい、心室細動に対する最も確実な治療法です。

　最近、自動体外式除細動器（Automated External Defibrillator；AED）が公共の場所に置かれることが多くなってきましたが、一般市民による早期の除細動が心室細動の患者さんの蘇生率改善に大きく寄与してきています。AEDは消防署や日本赤十字社で使用方法の講習会が開かれていますが、講習会を受けていない人でも簡単に使用できるような平易な構造になっています。

MEMO

不整脈
脈拍は通常、周期的で規則的に打っています。不規則に打つ脈拍をすべて不整脈とよびます。これは心臓に何か障害が起きているかどうかを知る指標の1つにもなります。

す。大きなQRS波は心室の収縮に先立って興奮することで生じます。心室の収縮が終わるとT波が記録されます。心房の興奮が収まるときに生じる電気的変化は、QRS波と重なって隠れてしまってみえません。心筋に酸素と栄養素が十分に供給されていなければ正常なタイミングに正常な電位の変化を示さなくなります。血液が供給されなくなり一部の心筋が壊死に至る心筋梗塞でははたらくことができません。ですから、心筋に血液に供給している冠状動脈の血流が円滑に行われているか、ということもわかります。

6 心周期

　1回の拍動で心房と心室が収縮し、拡張するまでの過程を心周期といいます。その過程では変化する内圧とその際にみられる心電図や聴かれる心音を**図2-8**に示してあります。基本事項として押さえておくポイントは、①心機能の主役は心室です。ですから、収縮期・弛緩期についてことわりがなければ、心室の収縮・弛緩のことを指しています。また、②血液は弁を介して圧の高いほうから低いほうに移動します。また、弁は一方向にしか開かないので、血液が逆流することはありません。

　心室が収縮して血液を拍出するのに先立って、心房が収縮して血液が心室に移動する心房収縮期から話を始めましょう。

　洞房結節からの電気的指令により心房が収縮を始めるときにP波が出現します。この期間の心房圧はわずかですが心室圧より高くなっていることに注意してください。つまり、圧力の高いほうから低いほうに血液は移動するのです。

　次いで、指令が房室結節に到着すると、引き続きヒス束そして左右の脚に分かれ、左右の心室全体に分布するプルキンエ線維に広がることで心室の収縮が始まります。それに先立って心電図ではQRS群が現われます。心室が収縮し内圧が心房圧より高くなると、房室弁には心室側から圧力がかかり閉鎖します。房室弁には腱索（**図2-6**参照）という紐で心室壁とつながれているので、心房側に飛び出ることはなく血液の逆流は起こりません。

　房室弁が閉じるときに第Ⅰ心音が聴かれます。さらに収縮が進み心室圧は急激に上がりますが、大動脈圧より低い時期に動脈弁は開きません。つまり、この時期の心室には血液の流入口である房室弁が閉じているだけでなく流出口の動脈弁も閉じているので、血液の出入りがなく容積を変えないまま収縮しているので、等容性収縮期といいます。

　でも、心室圧が大動脈圧より高くなると、血液は動脈弁を押し広げて動脈内に送り出されます。ついで心室が弛緩し始めると心電図ではT波が出現するとともに、心室圧も下がってきます。そして、大動脈圧のほうが心室圧を上回るようになると動脈側から弁を押し、ポケット状の小葉がぴったり合う

> **MEMO**
> **ドアは閉じるときに音がする**
> 通常、ドアを開けるときは音がしませんが、閉まるときには音がします。たとえば、ドアを開けて部屋に入り、ドアを開けたままその部屋の窓を開けたら、風が吹き込んできてドアが押されてパタンと閉じることがあります。心音のⅠ音とⅡ音はそれぞれ房室弁と動脈弁が、あたかも風でドアが押されて閉まるときに音がするように発生します。ですから、弁が開くときに音は発生しません。しかし、たとえば僧帽弁が狭窄していると、弁が十分に開かず左心房から左心室に血液が流れにくくなり、弁が開くときに鋭いカチッという僧帽弁開放音が心尖部で聴かれることがあります。

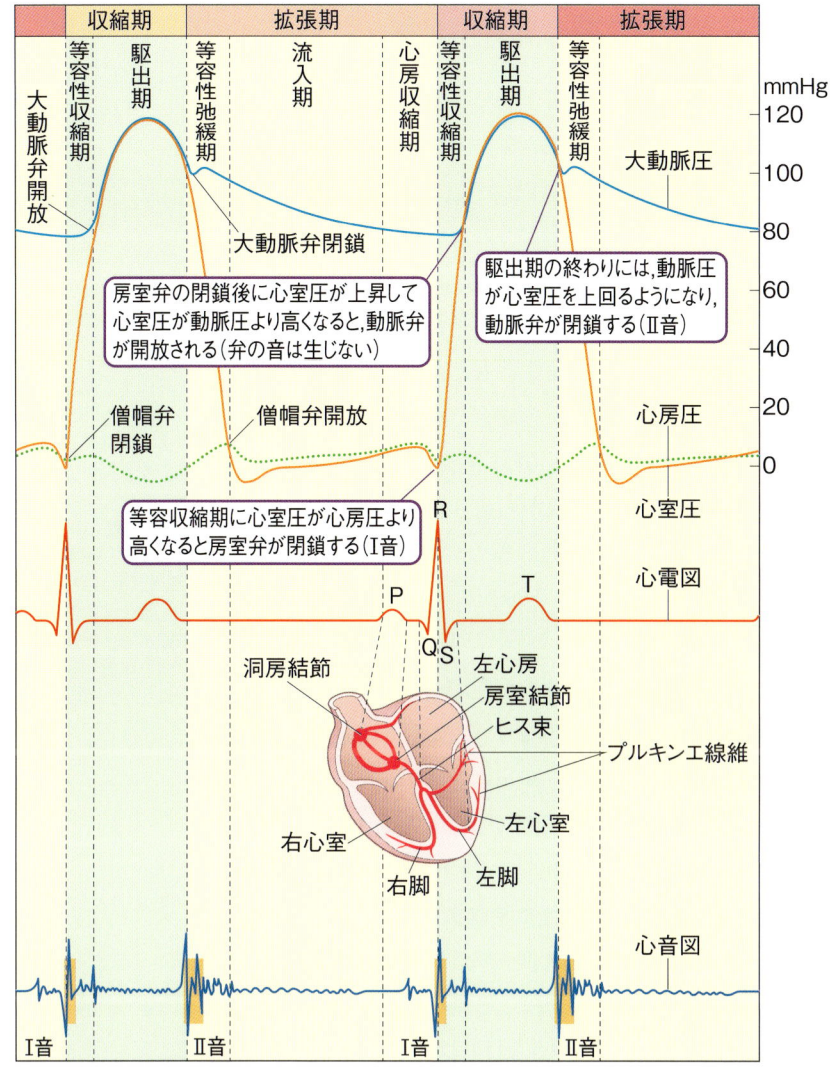

図2-8 心音と心周期

ようにくっついて閉鎖します。このとき第Ⅱ心音が聴かれます。

　さらに心室が弛緩し圧は下がっていきますが、心房圧より高い間は房室弁が閉じたままになっています。この時期の心室には血液の流出がともになく容積を変えないまま弛緩しているので等容性弛緩期といいます。そして心房圧が心室圧より上回るようになると心房側から房室弁を押して血液が心室に流入し始めます。

　心音は専用の心音計で計測すると第Ⅲ、Ⅳ音まで区別できますが、聴診器で聴くと「トッ」・「クン」というように2つの心音だけ区別して聴取できます。

> MEMO
> **心音の聴取部位**
> 肺動脈弁の領域：第2肋間胸骨左縁
> 大動脈弁の領域：第2肋間胸骨右縁
> 三尖弁の領域：第4肋間胸骨左縁
> 僧帽弁の領域：心尖部

7 心臓から出る血液量の指標；心拍出量

　心臓のポンプ機能は、どれだけの血液を送り出すことができるか、ということです。左心室は右心室に比べると厚い筋肉からできているので、左心室から送り出される血液は右心室のそれより多いと思われるかもしれませんね。でも、肺循環と体循環は直列に配列されており、両者がつながって1つの大きな循環になっているので、左右の心室から送り出される血液量は同じです。

　1分間に左右それぞれの心室から送り出される血液量を心拍出量、1回の収縮により送り出される血液量を1回拍出量といいます。したがって、心拍出量＝1回拍出量×心拍数の関係になります。安静時の場合、成人の1回拍出量は約70mL、心拍数は約70回/分なので、心拍出量は70mL×70回/分＝4,900mLとなり、およそ5Lの血液が1分間に心臓から送り出されることになります。血液は体重の1/12～1/13あるいは約8％といわれており、体重60kgの人ですと循環血液量はほぼ5Lなので、1分間にすべての血液が全身を回ることになります。

　一定時間に心臓が送り出す血液量は一定時間に全身の細胞が必要としている物資を供給するために必要な血液量ということになります。安静時の心拍出量は同じ体格の人では同じです。ただ、運動選手はトレーニングにより心臓が拡大し、1回拍出量が増加しているので、拍出する回数が少なくても1分間に必要な血液量を拍出することができます。1回拍出量が100mLであれば、5L/分の心拍出量を確保するための心拍数は50回/分ですみます。このように、安静時の心拍数が少ないスポーツ選手の心臓をスポーツ心臓とよんでいます。一方、心臓の疾患で1回拍出量が50mLに減少したとすると、5L/分の心拍出量を確保するための心拍数は100回/分に増やさなければなりません。

> **MEMO**
> **心拍出量と心係数**
> 心機能を評価するのに使われる心拍出量は体格によって異なります。臨床では患者の体格の差から生じる個人差を除くために、心拍出量を体表面積に除した心係数が使われます。基準値は2.2～4.5（L/分/m²）で、2.2（L/分/m²）以下ですと、心不全が疑われます。体表面積を身長と体重から求められる計算式がいくつかあります。

COLUMN

興奮すると心臓がドキドキするのはなぜ？

　運動をしなくても、怒ったり、興奮したりして、感情の変化によっても心臓がドキドキすることがありますが、これは、自律神経のはたらきによるものなのです。

　自律神経は、目や耳などの感覚器からの信号を脳に伝える反射的に筋肉を動かす体性神経とは違い、内臓筋や腺細胞、血管壁など人間の意思でコントロールできない筋肉を動かしています。（詳しくは4章）

　たとえば、尿がたまって膀胱壁の筋肉にかかる圧力が高くなると、中枢神経からは排尿のために膀胱の筋肉を収縮させるよう指令が出ます。このとき、膀胱と中枢神経を結んでいるのが自律神経です。

　自律神経には、寝ているときや、身体全体がエネルギーを蓄えるときに優位な副交感神経系と、活動してエネルギーを使うときに優位な交感神経系の2つの系統があります。ヒトが興奮すると、この交感神経のボリュームが上がり、それが心臓の筋肉を収縮させて心拍数を増やし、反対に、精神がリラックスして落ち着くと副交感神経が優位になり、心拍数も少なくなります。

8 血液が移動する力；血圧

　左心室が収縮するたびに血液が大動脈に送り出されると弾力性に富んだ血管壁が、血液に押されて拡張して膨れますが、それは血管の弾力性によりすぐに元に戻ります。この動脈壁の拡張が波状に末梢の動脈に伝わっていくので、体表近くを走る動脈では指で触れることができます。これが脈拍です。通常、脈拍数は心拍数と等しいので、脈拍数を計ることで心拍数を簡単に計測できます。最も容易に触れるのは橈骨動脈で、ほかにも何ケ所か触れる部位がありますが、臨床的にも重要な部位を図2－9に示しておきます。

　安静時の成人の脈拍数は75回/分程度といわれています。一般に60回/分以下（50回/分という考え方も）を徐脈、100回/分以上を頻脈とよびます。

　心臓が収縮して送り出した血液を前へ押し進める圧力を血圧といいます。このとき血液を押す力と同じ力が、血液を押し出す心臓の内壁や血液を受け入れる血管壁にもかかります。脈拍はこの圧力を指で触れて感じるもので、血圧計は動脈を締め付けてその反発力を血圧として測定しています。臨床的には血圧というと動脈血圧を指し、静脈内の圧は静脈圧とよび、区別しています。

　血圧が低いということは、血液がうまく循環できていないことを示しています。逆に、血圧が高い状態が長く続いている状態を高血圧といいますが、心臓と血管に慢性的に大きな圧がかかり、ダメージを与えることになります。

　水銀血圧計を用いた標準的な血圧の測定方法について説明しましょう。血

> **MEMO**
> **不整脈**
> 刺激伝導系が何らかの原因によって障害され、心臓の電気的興奮のリズムが不規則になった状態をいう。

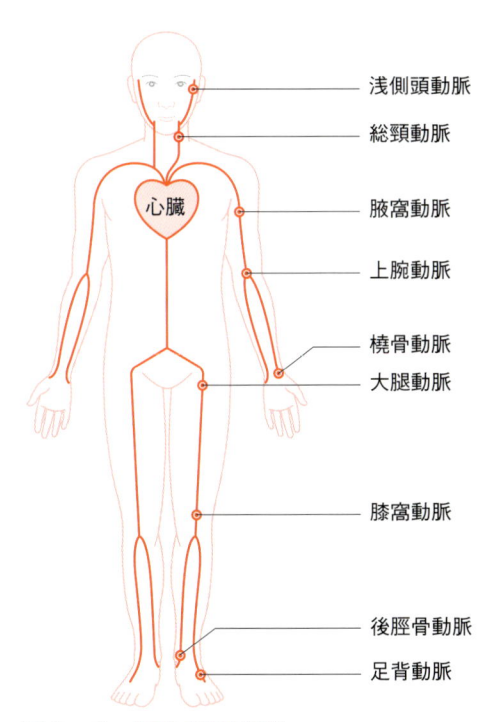

図2－9　脈拍の測定部位

圧は通常、上腕動脈を使って測定します。というのも、座っても寝ても、この動脈が心臓とほぼ同じ高さにあるからです。まず血圧計のマンシェットを肘より少し上のところで上腕にきちんと巻きつけ、マンシェットの下縁から出てくる上腕動脈の拍動を指で触知して確認し、その場所に聴診器を置きます。送気球でマンシェット内に空気を送り込み膨らませて上腕動脈を圧迫します。

マンシェット内の圧力はガラス管内の水銀を押し上げ、その高さからマンシェット内の圧力を血圧として測ります。血圧は水銀柱を何mm持ち上げるかで表現しているので、単位がmmHgですが、水で圧力を表現するなら単位はmmH$_2$Oとなります。

心臓は心周期で示したように、収縮と拡張を繰り返しているので、心臓が収縮しているときは血液が血管内へ送り出されていますが、拡張しているときは出ていません。そのため、**図2－8**をみてわかるように、大動脈圧も心周期の中で上がったり下がったりしており、血圧は収縮期に最高値を示しています。このときの血圧を収縮期血圧あるいは最高血圧といいます。そして血圧は拡張期に最低値を示しており、このときの血圧を拡張期血圧あるいは最低血圧といいます。

マンシェット内の圧力が収縮期血圧より高いと、血管は常に閉塞され血流は途絶されます。ですから、橈骨動脈で脈拍を触れることはできません。上腕動脈上においてある聴診器でも音は聴こえません。締め付けられて血流がない腕はけだるい感じがします。

送気球のねじを緩めてマンシェット内の空気を少しずつ抜いて、上腕の圧迫を徐々に（目安は1秒間に2 mmHg程度）解放していきます。マンシェット内の圧力が収縮期血圧を下回った瞬間に血流が再開し、音が聴こえ始めます。この瞬間に水銀柱が示す数値が収縮期血圧です。さらに、空気を抜いていくと、マンシェット内の圧力が動脈圧を横切るように斜めに下がっていきます。それにつれて血管の閉塞が解除され、血管内を流れる血液量も増えるにつれ音の大きさや質が変わっていきます。マンシェット内圧が拡張期血圧より下回ると上腕動脈は完全に開通し、音が消失します。この消失する瞬間の数値が拡張期血圧です（**図2－10**）。

血圧は心臓から送り出された血液が血管を流れるときに生じる力ですから、心拍出量（循環血液量）と末梢血管の抵抗（血管内における血液の流れにくさ）により規定されます。この関係は、ある抵抗をもつ導体に電圧をかけて電流が流れたとき、電圧＝電流×抵抗という法則が成り立つオームの法則と同じです。

> 血圧＝心拍出量×末梢血管抵抗

> **MEMO**
> **血圧を左右する要因**
> ①心臓の拍出する力と拍出量
> ②血管壁の弾力性：加齢や動脈硬化により血管の弾力性が減ると、血液が心臓から拍出されるときの圧力がそのまま血管にかかるので、血圧が高くなります。
> ③末梢血管の抵抗
> ④血管内の血液量
> ⑤血液の粘性：細い管の中にドロドロした液体を流すには大きな圧力が必要であることは想像できます。

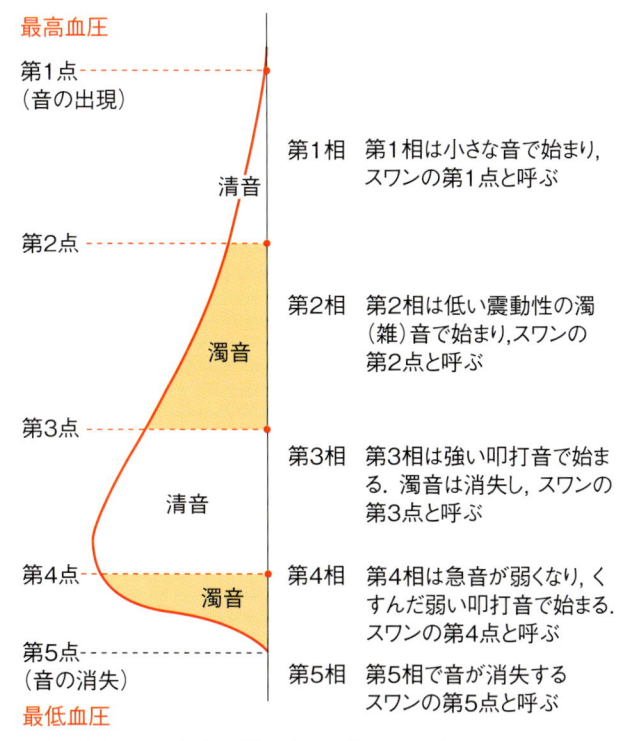

最高血圧		
第1点 （音の出現）		
清音	第1相	第1相は小さな音で始まり，スワンの第1点と呼ぶ
第2点		
濁音	第2相	第2相は低い震動性の濁（雑）音で始まり，スワンの第2点と呼ぶ
第3点		
清音	第3相	第3相は強い叩打音で始まる．濁音は消失し，スワンの第3点と呼ぶ
第4点		
濁音	第4相	第4相は急音が弱くなり，くすんだ弱い叩打音で始まる．スワンの第4点と呼ぶ
第5点 （音の消失）	第5相	第5相で音が消失するスワンの第5点と呼ぶ
最低血圧		

　血圧測定のときに動脈の聴診で聴かれる「トントントン」という音をコロトコフ音といいます。動脈に狭窄があると、この部分を通過した後の血流に乱流となり血管壁を叩くので、太鼓を叩くような音が聴こえるのです。
　この血管音は1905年にロシアの軍医だったニコライ・コロトコフが発見したので、この名がついています。
　最初の音が聴こえる点をスワンの第1点といい、この点が収縮期血圧、つまり最高血圧です。コロトコフ音は最初澄んだ清音で次第に大きくなります。低い振動性の濁音に変わり、さらに音が大きくなります。音質の変わり目をスワンの第2点といいます。この濁音は清音で強い叩打音に変わる点を第3点とよびます。音は急に小さくなり弱い濁音になります。この変わり目を第4点とよびます。音が消失する点をスワンの第5点とよび、これが拡張期血圧あるいは最低血圧です。音が第4点で急に小さくなるので、ここを拡張期血圧とする場合もあります

図2-10　血管音の相（生物学者スワンによる分類）とコロトコフ音

COLUMN

血圧計の種類

　血圧計には水銀血圧計の他に、アネロイド式血圧計と電子血圧計があります。アネロイド式血圧計は金属の容器に圧力を導き圧力によって伸縮する特性を利用しており、金属の疲労限界を超えると精度が低下するので定期的に基準圧力計で補正する必要があります。しかし、水銀を使っていないという点で安全、かつコンパクトなため訪問看護をはじめ在宅医療など持ち運びする際に多く使用されます。電子血圧計はコロトコフ音を聴取する高感度のマイクを内蔵しているものや、心臓の拍動による血管壁の振動を反映しているカフ圧の変動、すなわち圧脈波を拾って測定しているものがあります。これも水銀を使用していないのでアネロイド式と同様に水銀漏れによる曝露事故の心配がなく、コロトコフ音の聴取や目盛の読み取り技術を必要としないので一般家庭にも広く普及しています。測定する部位によって手首式、上腕式があります。

心臓から多くの血液が送り出されると、あるいはその先の血管が狭くなり流れにくくなっていると抵抗が増えて血圧が上がります。血液を車、血管を道路でたとえると、走る車の台数が増えるか、あるいは道路が狭くなると渋滞するのと同じです。たとえば、心臓の収縮力は交感神経の作用で強まるので心拍出量が増えて血圧が上がります。また、塩分の過剰摂取により血液中の濃度が上昇するとそれを薄めようと水が血管内に入り、血液量が増えるので血圧は上がります。一方、低温に曝されると、体熱を逃がさないように交感神経の作用により血管が収縮するので血圧が上がります。

　逆に心不全で心臓のポンプ機能が低下したり、多量出血で循環血液量が減ると心拍出量が減って血圧は低下します。炎症の際に損傷を受けた細胞から放出される化学物質であるヒスタミンは血管拡張作用があるので、血流を増やして治癒を促進します。これは局所的アレルギー反応ですが、同じ反応が全身で起こり全身の血管が拡張すると血圧が低下し、致命的な状態になります。これをアナフィラキシーショックといいます。

　まとめてみると基本的に交感神経は血圧を上げるように作用することがわかります。ですから、なんらかの原因で血圧が低下したときは、まず交感神経を興奮させる刺激薬を投与します。一方、上昇した血圧を下げたいときは、交感神経を遮断薬で交感神経の作用を弱めたり利尿薬などで血液量を減らして心拍出量を減らしたり、あるいは血管拡張薬で血管抵抗を減らします。

COLUMN

血圧は高ければいいというものではない「大は小を兼ねない」

　血圧の果たす役割から考えると低いのは困るというのはわかります。では、高いぶんにはいいだろうと思われますが、正常範囲を超えた血圧が維持されている状態は高血圧症とよばれ、生活習慣病の1つになっています。もちろん血圧は1日の中でも変動しており、運動したり緊張しているときは上がります。自宅で測っているときは正常なのに、診察室で医師に血圧を測定してもらうと血圧が上昇し、高血圧と診断されてしまうことがあります。これは白衣高血圧とよばれています。このように、一過性に血圧が上がるのは生理的な反応です。つまり、高血圧症が問題なるのは血圧の高い状態が持続するということです。

　血管を流れる血液の圧力が恒常的に高いと、つねに血管に刺激が加わり、血管内壁が小さな損傷を受けてコラーゲンが露出し、そこに血小板が集まってきます。これがアテローム性動脈硬化症の引き金になっていることが動物実験で報告されています。また、血液中にコレステロールが過剰になると、これが血管内壁に沈着して動脈硬化を促進します。また、硬くなった細い血管はもろくなります。そこに高い圧力がかかり、脳の血管が破れれば脳出血が起きます。脳梗塞や脳出血など、脳の血管障害が原因となって脳が正常にはたらかなくなるのを、脳卒中あるいは脳血管障害とよんでいます。

　脳出血の原因としては高血圧性脳出血が最も多く、脳出血全体の7割を占めるといわれています。脳内の動脈はほかの臓器の動脈より中膜が薄く、高血圧の影響を受けやすい構造になっている点も脳出血の誘因になっています。

9 毛細血管での物質交換

　細胞が安定した生活を送るためには、栄養素と酸素が必要なだけあり、ゴミがたまっていない環境が必要です。この環境を維持するために、血液というトラックが栄養素と酸素を運び、ゴミを運び出すために血管という道路を走っています。人間社会の道路には、高速道路もあれば、車が入れないような細い路地もあります。身体の中に張り巡らされている血管もこれと同じです。

　高速道路に相当するのは、大動脈や大静脈などの太い血管です。急いで物を運ぶにはこの高速道路を利用すればいいのですが、高速道路は個々の家まで走っていません。細胞という目的地へ物を届けるには、国道や県道といった幹線道路に移り、さらに、もっと細い道路を走り、最終的には路地を進まなければなりません。身体の中で国道や県道に相当するのは動脈と静脈、細い道路とは細動脈と細静脈です。車1台がギリギリ通れる細い道が毛細血管です。細胞が血液から必要物資を受け取り、ゴミを渡す、という物質交換は毛細血管を介して行われています。

　血液は心臓と血管からなる閉鎖回路の中を循環しているので、血管の総断面積を一定時間に通過する血液量は、血管のどの部位においても同じはずです。大動脈から細い動脈に枝分かれし、無数の毛細血管に枝分かれすると総断面積は非常に大きくなります。一定時間に同じ血液量が流れるとき、狭いところを通過するときは速く流れる必要がありますが、広いところを通過するときは、速度はゆっくりでも同じ血液量が流れることができます。

　実際、大動脈の血流速度はとても速く約50cm/秒ですが、毛細血管では0.05cm/秒になります。つまり、毛細血管では血液が非常に大きな総断面積に分配されて、ゆっくり進みながら物質交換をするのです。毛細血管で物質交換が終われば動脈ほどの速度は出ませんが、静脈の血流速度は再び速くなり、血液は心房に戻っていきます（図2-11）。実際の道路でも高速道路は

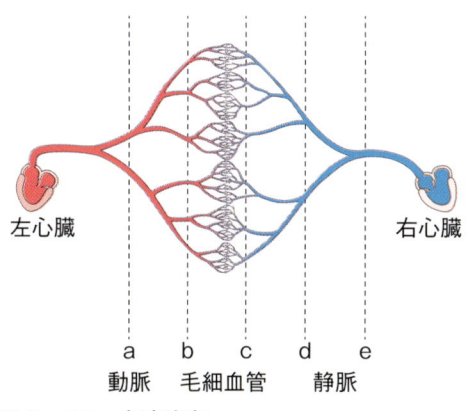

図2-11　血流速度

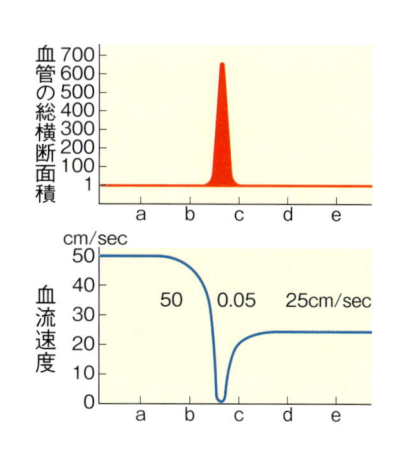

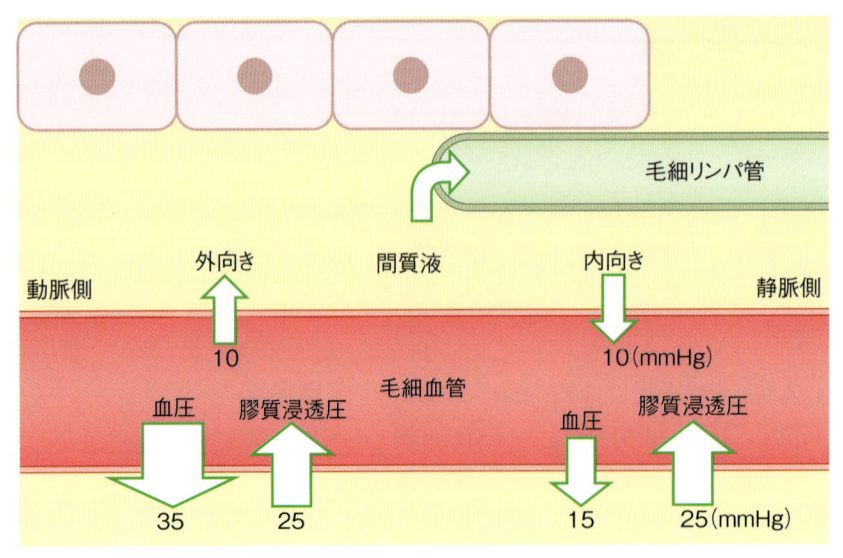

図2-12　膠質浸透圧

　全体の1％にも満たないのですが、ゆっくり走る市町村道は全体の85％を占めています。

　血管と細胞の間の物質の移動には間質液が仲介しています。間質液とは組織液ともいい、各組織において細胞の間隙をみたしている体液で、細胞外液の1つです。毛細血管は細胞と物質のやり取りをするために壁は薄く、1層の内皮細胞のみで構成されています。血管内の物質を細胞内に入れるためには、その物質が水溶液の溶質として液体ごと血管から出て間質液に出ます。つまり、宅配業者がトラックに乗ったまま、注文品を家に放り込むのではなく、運転手はトラックから降りて玄関先で依頼者に渡すようなものです。そして、ゴミはトラックに直接放り込むのではなく家の外の決められた場所に置いておけば、ゴミ収集業者が持って行ってくれます。細胞のゴミも間質液に移動してから、間質液が血管に入ります。

　このような毛細血管を介しての水の移動には2つの力がかかわっています（図2-12）。まず、血圧が血管内から水分や溶質を外へ押し出す方向にはたらきます。ただ、動脈から静脈へ移動するにつれて圧力は下がっていきます。一方、血管内には血球以外に毛細血管を出入りできない大きなものが溶けています。それは血漿蛋白質で、その濃度は間質液と比べると高くなっているので、濃度を薄めようと水を血管内に引き込む方向にはたらいています。その力を膠質浸透圧といいます。その濃度は全身の血管内、どこでも同じですから動脈から静脈にかけても圧は下がりません。

　この2つの圧の差し引きで、水分が毛細血管から出るのか入るのかが決まります。一般に、毛細血管の動脈側では血圧のほうが高いので液体は血管から出ていきます。一方、静脈側では膠質浸透圧のほうが高いので、動脈側から出て行った液体は再び血管内に戻ってきます。動脈側から出て行く液体の

COLUMN

浮腫の原因

静脈側から水分を戻すための膠質浸透圧が低下したり、押し出す圧である静脈圧が上昇すると間質液が増加し浮腫になります。膠質浸透圧は血漿蛋白質がつくり出しますが、その中で半分以上を占めるアルブミンが膠質浸透圧をつくる主役になっています。血漿蛋白質のほとんどは肝臓で生成されるので、肝機能障害により工場が正常に機能しなかったり栄養失調のように材料不足になると低蛋白血症になります。また、ネフローゼ症候群のように尿中に蛋白質が喪失しても低蛋白血症になり、浮腫になります。心不全により心臓のポンプ機能がうまくはたらかず、血液が心室内に残っていると静脈からの血液は心臓に戻れずにいるので静脈圧が上昇し、浮腫になります。また、リンパ管への回収がうまくいかなくなると浮腫になります。乳がんなどでがんを摘出するときに転移予防のために周辺のリンパ節を切除することがあり、リンパの流れが障害され、間質液（組織液）がリンパ管に吸収されずに浮腫になります。

> **MEMO**
> **左右の心不全と浮腫の場所**
> 右心不全では拍出できなかった血液が右心室に残っているので、上・下大静脈からの血液が心臓に戻れずに末梢にたまり静脈圧が上昇するので全身に浮腫が起こります。一方、左心不全では血液が左心室に残っているので、肺からの血液が心臓に戻れずに肺静脈圧が上昇するので肺水腫になります。この場合はガス交換が円滑に進まないので呼吸困難という症状が出現します。

すべてが静脈側に戻ってくるわけではありません。もし戻ってくる量が少なければ血管内の水分量、つまり血液量はどんどん減ってしまいます。しかし、静脈側に戻れなかった水分はリンパ管を介して鎖骨下静脈を経由して血流に合流することができます。何らかの原因で間質液（組織液）に戻れなかった水分が蓄積した状態を浮腫といいます。

10 生体を流れるもうひとつの川；リンパ管

血管から漏れた水分をすくうリンパ管

血管を流れる血液は心臓から拍出され、全身を巡り心臓に戻ってきます。このように血管は閉鎖回路を形成しています。ですから、心臓と血管を合わせて循環器系と呼んでいるわけです。しかし、血液の液体成分は常に血管内を流れているのではなく、細胞に酸素と栄養素を届けるために、毛細血管の動脈側で血管から流出します。そして、静脈側で血管に戻れなかった水分はリンパとなり、これを回収して血流に戻してくれるのがリンパ管です。このように、毛細血管から漏れた水分をすくい、血管の静脈系に戻してくれるリンパ管は血液の組織間を起点、血管を終点としたバイパスになっています（図2-13）。

心臓というポンプを中心とした閉鎖系をつくっている血管と違い、リンパ管は開放系となっています。リンパ管の一端は血管と接していますが、他端は血管と接していません。しかし、中を流れる水分、つまり細胞外液に視点を当てると、いったん血管から漏れることはありますが最終的には血管に戻るので循環しており、細胞外液量は一定に維持されています（図2-14）。

> **MEMO**
> **リンパ系とは**
> 細胞と細胞の間にある組織液は、毛細血管を経て血液中に戻ります。しかし、その一部（約10％）は毛細リンパ管に入り、リンパ管を通って静脈に入ります。この循環をリンパ系と呼んでいます。

> **MEMO**
> **水腫・浮腫**
> 組織液がリンパ管の回収容量を超えてたまった状態を水腫といいます。また、この水腫が皮下に起こった場合を浮腫と呼んでいます。

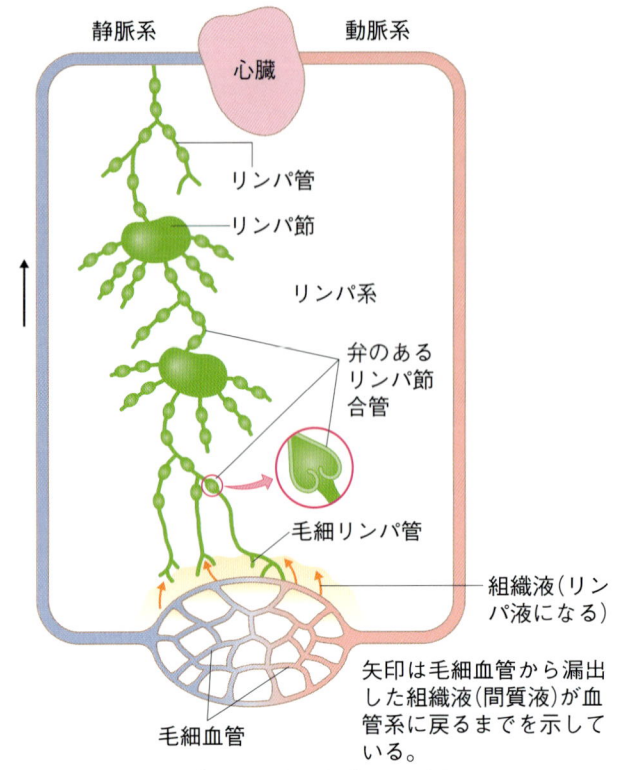

図2-13 リンパ管と心臓血管系との関係

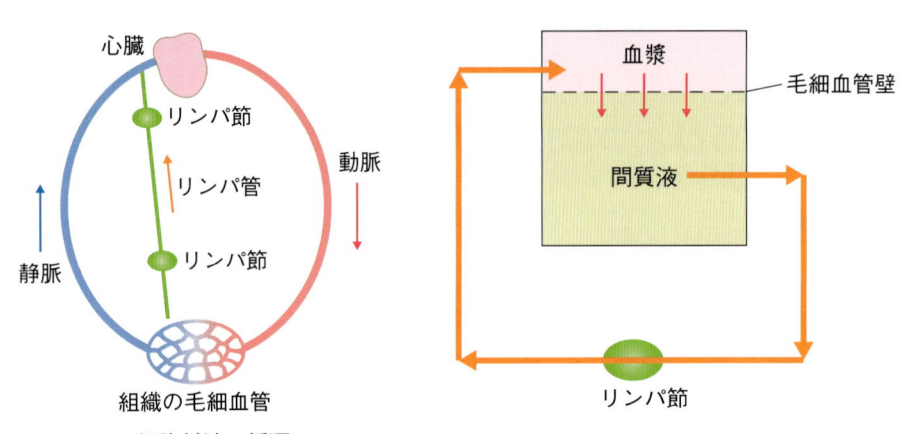

図2-14 細胞外液の循環

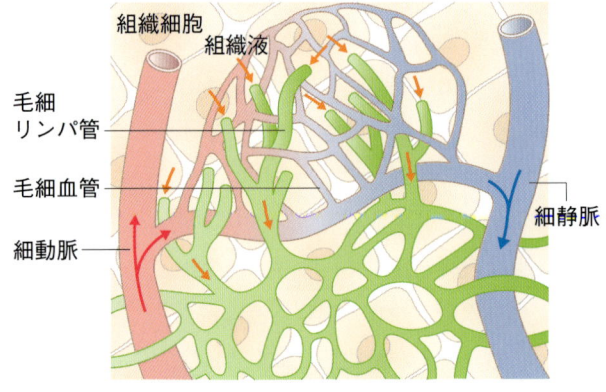

図2-15 リンパ管の分布と特殊な構造

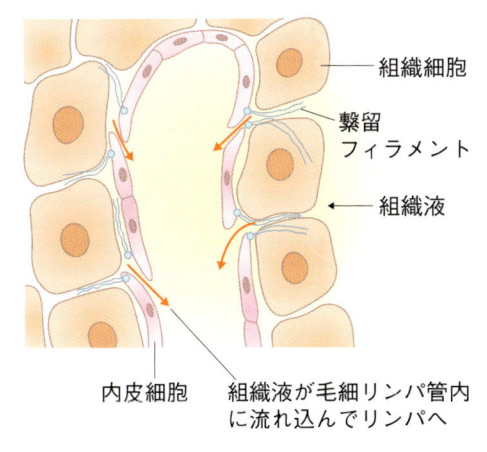

図2-16　毛細リンパ管末端断面

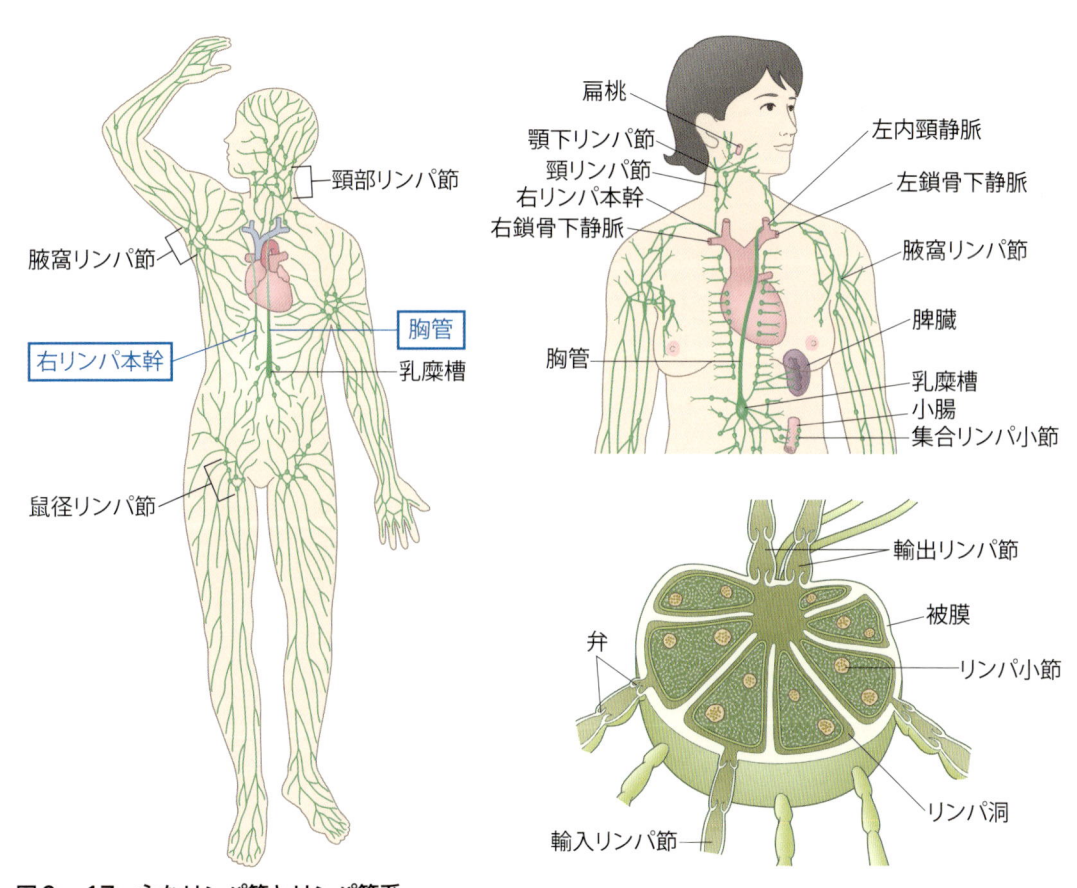

図2-17　主なリンパ節とリンパ管系

　リンパを回収するリンパ管の出発点は毛細リンパ管といい、一端が閉じた管、つまり盲管として各組織内にクモの巣のように分布しています（図2-15）。また、毛細血管の直径は約10μmですが、毛細リンパ管はそれより太く、直径は20～75μmほどあります。
　毛細リンパ管は毛細血管と同じように一層の内皮細胞で構成されていま

す。内皮細胞の結合はゆるく重なり合って、バルブ（弁の一種）のようにはたらいています。組織内の圧力が高まると、重なり合った内皮細胞の隙間から間質液がリンパ管に入り込みます（図2－16）。

　毛細リンパ管が合流して太くなったものがリンパ管です。多くの弁をもち、とくに太いものでは弁のところがふくらみ、数珠状につながってみえます。リンパ管にはところどころにリンパ節というソラマメ状のふくらみがついています。リンパ管はリンパ節を経由しながら、最後はリンパ本幹となって静脈に注ぎます。右上半身のリンパ管は右リンパ本幹に集まり、それ以外からのリンパ管は胸管に集まり、それぞれ左右の鎖骨下静脈に合流します（図2－17）。

リンパはどうやって流れるのか

　リンパ管には逆流を防止する弁がありますが、心臓のようなポンプはありません。しかし、弁の周囲や弁と弁の中間部（分節）には平滑筋が発達していて、リンパ管の収縮・拡張に働く神経が平滑筋層まで進入しています。そのため、リンパ管分節の収縮や蠕動運動によってリンパは常に一定方向に輸送されています。また、以前は平滑筋をもたない毛細リンパ管には神経は分布しないと考えられていましたが、近年の電子顕微鏡の技術向上により神経の存在が観察されています。

　もちろん、静脈内の血液が心臓へ戻るのを助ける骨格筋の筋ポンプや呼吸に伴う胸腔内圧の変化による呼吸ポンプは、リンパの流れも促進します。また、皮膚や筋などへのマッサージなど外部からの刺激でも効果があります。

白い管、乳糜管

　北イタリアのパヴィア大学で解剖学・外科学の教授だったガストロ・アセリは、1622年の夏のある日、神経の走行を調べるためにイヌを開腹して胃と腸を引き出しました。その際、腸間膜に分岐する多数の白い筋をみて、はじめは神経かと思ったそうです。その1本を切断するとクリーム状の液が流れ出たのですが、翌日開腹したイヌには白い管がみられなかったのです。アセリは餌を食べていないからだと直感し、3日後に十分に餌を与えたイヌを開腹し、腸間膜に多数の白い管の存在を確認しました。これが消化管の表面に沿って分布する乳糜管の初めての発見です。

　小腸の絨毛の内部には、消化した栄養素を吸収するために毛細血管と毛細リンパ管が変形した中心乳糜管が走っています。消化された栄養素のうち大きい粒子となった脂肪（カイロミクロン）は毛細血管に入ることができず、この中心乳糜管に入るのです。リンパ管は大きなリンパ管である乳糜槽に合流し、脂肪はそこから胸管に運ばれ血流に入ります。ですから、リンパ管は血管から漏れた水分をすくうと同時に、消化管では脂肪の運搬経路としての

> **MEMO**
> **リンパは白い血**
> 血管から漏れ出たリンパには赤血球は含まれておらず無色あるいは色が薄いため、ヒポクラテスによって「白い血」と呼ばれていました。ですから、古くから理髪店の店頭でくるくる回る赤・青・白の三色の看板は、「動脈血」「静脈血」「包帯」を表すとされていますが、白はリンパを表しているのではないかという見解もあります。

役割も果たしています。

リンパをろ過するリンパ節

　リンパ流は、心臓に近づくまでの間に数千というリンパ節でろ過されます。リンパ節には白血球の一種である単球（マクロファージ）が存在し、リンパの中の細菌やウイルスなどの異物を破壊し、食べつくしてしまいます。また、リンパ節内にはリンパ球も多数存在し、細菌と闘って生体を守っています（図2-24）。

　リンパ管には比較的分子の大きい物質も入りやすいため、こうした生体防御の機構が備わっているのです。

　リンパ節は本来、病原体や腫瘍細胞を取り除くはたらきをしていますが、捕捉した細菌の数が多すぎると、リンパ節は激しい炎症を起こし、腫大します。また、がん細胞もリンパ管を介して転移し、全身に広がることがあります。

> **MEMO**
> **ウィルヒョウのリンパ節**
> 胸管の静脈流入部、左静脈角付近のリンパ節は、ウィルヒョウのリンパ節と呼ばれます。このリンパ節は、胃がんの転移の際に腫れることで知られ、臨床現場では左鎖骨上部の触診が重要視されています。

COLUMN

膠質浸透圧の「膠」

　血漿蛋白質が作る浸透圧を特に膠質浸透圧といいますが、「膠」（にかわ）は動物の皮や骨などから作られる接着剤で、化学的成分はコラーゲンをその母体としています。膠はその特徴である温度差による形態の変化を利用して、洋の東西を問わず、太古の昔から木工など様々な用途に用いられてきました。例えば、書道で使う固形墨も煤を膠で固めたもので、膠のにおいを消すために香料として麝香などが練りこまれ、独特の墨のにおいがするのです。

第2節　物流システムの主役「血液」を知る

1　血液は生体内で唯一の流動性組織体

　血液ほど生体内の組織の中でユニークなものはありません。身体の中を循環し、個々の細胞に酸素と必要な栄養素やホルモンなどを届ける配達業務を行い、さらに代謝によって生じた老廃物を体外へ捨てる回収業務を行うことができるのは、血液が生体内で唯一の流動性をもった組織だからです。つまり体内を絶え間なく流れる川といってもいいでしょう。

2　血液の成分を知る

　血液を構成する成分は大きく、固形成分（血球）と液体成分に分けられます。比率は固形成分が45％、液体成分が55％です。血液の液体成分を血漿といい、細胞外液に分類されます（図2−18）。細胞外液のうち、血漿とリンパ液を合わせると体重の5％を占め、このうち4％が血漿です。血液を大雑把に捉えるとその半分を占める血漿が体重の4％ということですから、血液は体重の8％ということになります。血液内の固形成分とは、白血球、赤血球、血小板を指します。全血量に対する固形成分の比率をヘマトクリット値といい、正常では約45％になります。

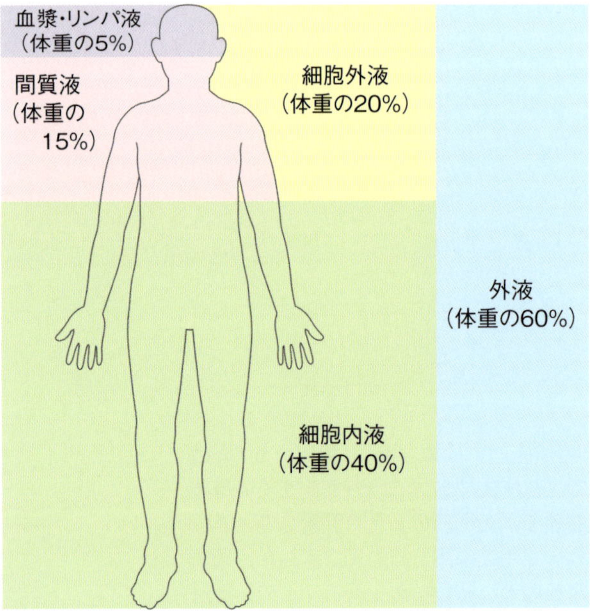

> **MEMO**
> 血液のはたらき
> ①運搬作用：ガス（酸素、二酸化炭素）、栄養素（グルコース、アミノ酸など）、老廃物、イオン、ホルモン、ビタミン、熱などを運ぶ。
> ②身体の保護：体外より入ってきた細菌や毒素、体内の異物を処理する。
> ③止血作用：出血などの際に過剰の血液が損失しないように血液を凝固させる。
> ④内部環境の恒常性維持：体液の浸透圧やｐＨを調節する。

図2−18　体液の区分

血液も、流動的な組織であるというだけで、基本的には生体内の他の組織と変わりません。臨床では、輸血は血液が入ったパックを輸液と同じようなルートと接続して、点滴と同じ操作で行います。また、ほとんどの場合は看護師が行うので、血液型さえ間違わなければ大した医療行為ではないように思われるかもしれません。でも、赤血球をはじめとした血液細胞の集団を人の身体の中に入れるわけですから、臓器を移植するのと同じです。緊張感をもって慎重に行う必要があります。たとえ血液型が同じであっても、臓器移植と同じように拒絶反応が起こることを想定した患者の状態観察が欠かせません。

図2-19に血漿中の蛋白質のうちいちばん多いのはアルブミンで、全蛋白質の約60％を占めています。アルブミンは、分子の大きさが蛋白質の中で最も小さく、さらに量も多いことから、血液の浸透圧を維持するために重要な役割を果たしています。

グロブリンは細かく、α1、α2、β1、β2、γに分類されます。α、βグロブリンは血液中の脂質や脂溶性ビタミン、鉄、ホルモンの輸送にかかわっています。γグロブリンはリンパ組織でつくられ、免疫に重要な役割を果たす抗体に相当します。アルブミンとグロブリンの比をA/G比といい、正常は1以上です。

抗体と蛋白質でできたホルモンを除いて、ほとんどの血漿蛋白質は肝臓で生成されます。ですから、肝臓の機能が障害されると血漿蛋白質の生成も障害され、低蛋白血症になります。ですから、アルブミンの減少による膠質浸透圧の低下で浮腫が症状として現れたり、フィブリノゲンの減少により出血

> **MEMO**
> **血液の特徴**
> 量：体重の8％
> pH：pH7.35～7.45
> 　　　（弱アルカリ性）
> 比重：1.06
> 色：鮮紅色（動脈血）
> 　　暗赤色（静脈血）
> ＊比重は同じ体積の水の重さを1としたときの比率

> **MEMO**
> **血液比重は献血での採血基準の1つ**
> 日本赤十字社では、献血者の健康を第一に考えて採血基準が設けています。その1つにヘモグロビン濃度があります。実際にはヘモグロビン濃度を測定せず硫酸銅法による血液比重で代用しています。これは、これは一定の比重に調整した硫酸銅液（青い液体）に血液を一滴落とし、赤い血液が沈むか沈まないかを見る方法で、安価ですぐにわかり、採血基準に合致するかを簡便に判定できるからです。

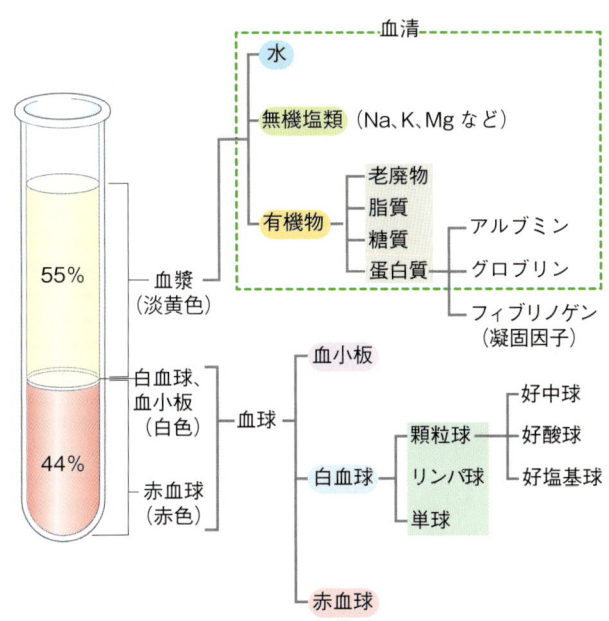

図2-19 血液の構成成分

しやすくなることもうなずけます。

　血液の液体成分のうちフィブリノゲンなどの凝固因子を除いた液体成分を血清といい、血漿と区別しています。血液が生体にあるときの液体成分は血漿でいいのですが、採血した血液は試験管などの異物に触れると固まる性質をもっています。体外に出した血液を放置し、固まったあとの上澄み（上清）を血清といい、これは非生理的あるいは人工的なものです。

❸ 生体防御に必要な白血球

　ここで少し、それぞれの成分の特徴とはたらきをみていきましょう。

　液体成分である血漿の9割は水です。血漿内には100種類もの物質が溶け込み、身体のあちらこちらに運ばれています。ブドウ糖やアミノ酸、蛋白質などの栄養素やホルモン、代謝によって生じた老廃物などといった、水に溶ける物質はすべて血漿が運びます。

　白血球は図2-20をみてわかるように、赤血球や血小板と違って、いくつか種類があります。大きく顆粒をもつ顆粒球ともたない無顆粒球に分けられ、顆粒球はその顆粒の染色の仕方により好中球、好酸球、好塩基球に、無顆粒球はリンパ球と単球に分けられます。白血球の中で最も多いのは好中球です。また、単球は血管外へ遊走すると組織ではマクロファージに分化します。

　白血球は体内に入ってきた細菌と戦ういわば兵隊で、生体防御の役割を担っています。防御の方法は少し変わっていて、細菌を外側から包み込んで細胞内に取り込んでしまうのです。その様子が、細胞が細菌を食べたり、飲み込んだりしているようにみえるため、「食作用」や「飲作用」とよばれています。

　白血球は、破れた組織や感染部位から出される化学因子を察知すると、110番通報でパトカーが現場に駆けつけるように、血流に乗って近くまで移動します。目的の場所にたどりつくと、血管から内皮細胞の隙間をアメーバのようにすり抜けて標的となる細菌を食べ始めます。白血球の中でも食作用の強い好中球は細胞内の顆粒、つまりリソソーム（17ページ参照）の中にある消化酵素で取り込んだ細菌を消化し分解します。だいたい5～25個の細菌を処理すると好中球は死滅し、死滅した好中球と細菌の集団が膿となります。

　白血球の数は血液1mm^{3}当たり4,000～9,000で、容量としては血液全体のわずか1％にすぎません。いったん白血球が動員されると自動的に白血球が増産され、多いときには数時間で2倍もの白血球が流れることもあります。白血球が極端に増加すると、白血球増加症となり、生体内で細菌感染が進行していることを示す指標になります。

MEMO
食作用の盛んな順
好中球＞単球＞好酸球＞リンパ球＞好塩基球

MEMO
化学走性
白血球が血管をすり抜けて異物に到達できるのは、化学物質の導きによるものです。これを化学走性といい、化学物質を発生する源になった物質を化学走性源とよびます。

分類		正常値
血小板	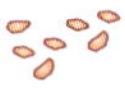	15〜40（万/mm³）
白血球 / 顆粒球	好中球	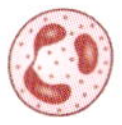 白血球のうち 30〜70%
白血球 / 顆粒球	好酸球	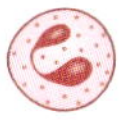 1〜6%
白血球 / 顆粒球	好塩基球	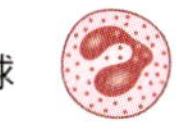 0〜3%
白血球 / リンパ球	Tリンパ球	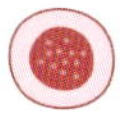 30〜40%
白血球 / リンパ球	Bリンパ球	30〜40%
白血球	単球マクロファージ	3〜10%
赤血球	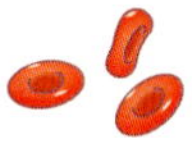	370〜570（万/mm³）

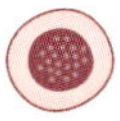

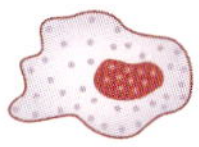

図2-20　血球の種類

4 血液が固まるしくみ

　血液は通常、血管内で固まることはなくスムーズに流れています。しかし、いったん血管が破れると、血液が体外に流れ出てしまわないように、止血機構がはたらいて急速に血液を固めてしまいます。この止血機構で活躍するのが血液細胞である血小板と血漿蛋白質のフィブリノゲンをはじめとする凝固因子です。この血液が固まるしくみには、破れた組織から放出される酵素など16の因子が関係しています。止血の段階は大きく分けて、①血管収縮、②血小板プラグの形成、③凝固、の3段階で行われます（図2-21）。

　血管が破れると、まず血小板が塊になって血管壁に付着します。これを血小板プラグといいます。次に、凝集した血小板からセロトニンが放出され、血管の収縮を助けて血流が低下します。同時に、血小板や破れた組織からトロンボプラスチンが放出され、血漿の中にある凝固蛋白やカルシウムと作用して血漿中のプロトロンビンをトロンビンに変換します（図2-22）。

　さらに、このトロンビンが可溶性（水に溶ける）のフィブリノゲンを不溶性（水に溶けない）のフィブリンに変換します。フィブリンは細長い線維状の分子で、集まって網目構造をつくり、そこに赤血球が絡まるようにして凝血塊ができます。破れた血管壁が再生されるまで、この凝血塊が傷を塞いでくれるのです。血液が固まるまでの時間は通常2〜6分です。

MEMO
血液の状態は場所によって異なる

	血管内	血管外
正常	凝固しない	凝固する
異常	凝固する	凝固しない

止血のしくみ

① 血管収縮

② 血小板プラグの形成（1次止血）

血小板による血栓ができる

③ 凝固（2次止血）

凝固因子（フィブリノーゲン）が糸状の線維素（フィブリン）に変化して，網目状に凝固する

● 赤血球　　● 白血球　　・血小板　　／凝固因子

図2-21　止血のしくみ

> **MEMO**
> **出血に強い人間**
> 血小板の数は血液1μL（mm³）あたり15～40万個あります。数が10万に減少しても出血も起こらなければ、出血時間も延長しません。5万以下になるとささいなことで出血しやすくなり、小さな手術で出血が止まりにくくなります。自然に出血し、皮膚に点状出血が起こるのは2万以下です。凝固因子も必要量の数倍から10倍存在しています。人間は出血に強くできているようです（赤血球数が1/10になったら、なんて考えられません）。

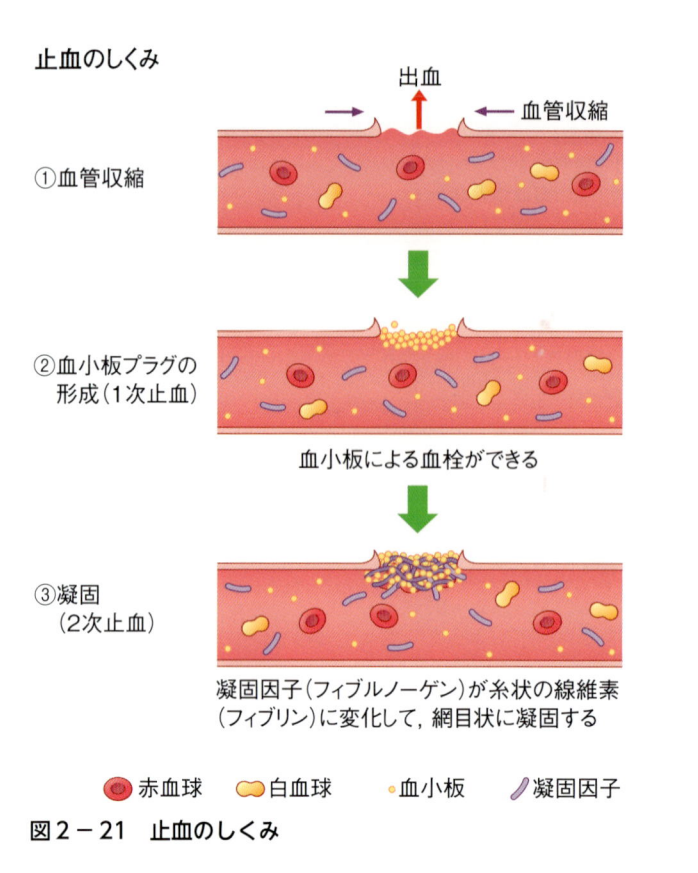

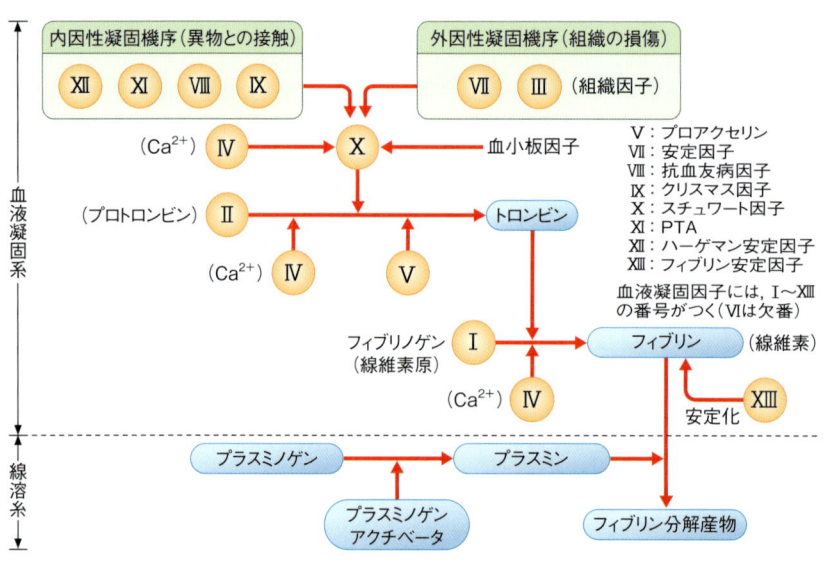

図2-22　血液凝固系と線溶系

内因性凝固機序（異物との接触）：XII, XI, VIII, IX
外因性凝固機序（組織の損傷）：VII, III（組織因子）

(Ca²⁺) IV → X ← 血小板因子
(プロトロンビン) II → トロンビン
(Ca²⁺) IV, V

フィブリノゲン（線維素原）I → フィブリン（線維素）
(Ca²⁺) IV
XIII 安定化

プラスミノゲン → プラスミン
プラスミノゲンアクチベータ
フィブリン分解産物

V：プロアクセリン
VII：安定因子
VIII：抗血友病因子
IX：クリスマス因子
X：スチュワート因子
XI：PTA
XII：ハーゲマン安定因子
XIII：フィブリン安定因子

血液凝固因子には，I～XIIIの番号がつく（VIは欠番）

　このように、血液が凝固する反応は、ある凝固因子を活性化し、活性化された凝固因子がまた別の凝固因子を活性するという、いくつかの反応が次々と連鎖的に起こるもので、これをカスケード反応とよびます。これは、あたかも血管破綻という引き金により凝固因子が連鎖反応（ドミノ倒し、将棋倒し）のように次々と活性化されるものです（図2-22参照）。ですから、途中

56

のドミノ（将棋）が（1つ欠けると最後まで倒れないように、）たった1つの因子が欠けてもストップしてしまいます。遺伝性の血友病では、この凝固因子の1つがつくられないため、正常な血液凝固ができず、小さな傷でも著しい出血を伴うことになります。

血管が破綻したとき過剰の血液を損失しないように、凝固した血液で破綻した血管を塞ぎ、その間に破綻した血管を修復します。でも、血管の修復が終われば凝血塊は血流の邪魔になるので除去する必要があります。

けがによる出血を、堤防が決壊して河川の水が流出する洪水にたとえて考えてみましょう。沿岸の家々では床上・床下浸水になって困るので、決壊した堤防に土嚢を積んで、それ以上水が出ないようにします。そして、堤防の修理が終わるとその土嚢をどかすのと同じです。

凝血塊のフィブリン（線維素）を溶解するのはプラスミンです。プラスミンは血管の修復が終わるとプラスミノゲンがプラスミノゲンアクチベータの作用で活性されてできるものです。この過程を線維素溶解、略して線溶といいます（図2－22参照）。

COLUMN

止血機構の異常に対する治療

正常では、血管内の血液は固まらないようになっています。ただ、正常な状態でも血管内で凝固してしまうことがあります。血管が破綻していないのに血液が固まると凝血塊は血栓となって血管を塞いでしまいます。このように血流が遮断された状態を塞栓といい、これが長引けば細胞は死んでしまいます（壊死）。心臓であれば心筋梗塞、脳であれば脳梗塞を起こすことになります。壊死に至る前に血栓を溶かせば、後遺症を残さずに回復することもできます。実際に患者へ投与されるのは線維素を溶解するプラスミンではなく、プラスミノゲンアクチベータ（plasminogen activator；PA）で、t-PA（組織プラスミノゲン活性化因子）とウロキナーゼ型プラスミノゲン活性化因子（urokinase plasminogen activator；u-PA）があります。

一方、たとえば動脈硬化などで血管の内側が粗くなっていると血小板がそこに凝集しやすくなります。また、寝たきりの患者では血流が停滞しやすく血栓をつくりやすい状態になっています。このように血栓を形成しやすい患者には予防策として抗凝固薬が投与されます。

解熱鎮痛薬のアスピリンの常用量は大人で1.0～4.5g／日ですが、少量（40～100mg／日）では血小板の凝集を阻止します。点滴で針を血管内に留置していると、針は異物となりそこに血液が固まりやすくなるので、トロンビンの作用を阻止するヘパリンが点滴と一緒に投与されます。採血した血液が固まらないように、採血の際には、カルシウムを除去するEDTA（エチレンジアミン四酢酸）やクエン酸ナトリウムがあらかじめ入った採血管を使います。また、凝固因子の大部分は肝臓で生成され、その際にビタミンKが必要なので、ビタミンKの作用を阻止するワルファリンが投与されています。つまり、ワルファリンは試験管では血液凝固阻止作用はもちませんし、投与するまでにつくられた凝固因子があるので、投与して作用を発揮するまでには12～36時間以上かかります。

MEMO

ワルファリンとビタミンKの関係

北米でウシに出血性疾患がみられたので研究したところ、餌の中に混入していた腐ったクローバーに含まれているクマリン誘導体が原因であることがわかりました。クマリン誘導体の構造がビタミンKによく似ているため、ビタミンKの作用を拮抗するのです。クマリン誘導体の中で、最もよく使われている薬物がワルファリンなのです。

5 酸素を運ぶ赤血球

　物流システムの中で重要な役割を担っているのは、赤血球です。赤血球には呼吸によって取り入れた酸素を全身にくまなく運ぶ役割があります。

　赤血球には、他の細胞と異なり核がありません。また、ミトコンドリアをはじめとする細胞内小器官もほとんどありません。赤血球はヘモグロビン分子をつめ込んだ袋のようなものです。ヘモグロビンは鉄を含んだヘムという血色素とグロビンという蛋白質の合体したもので、酸素は鉄に結合して運ばれます（図2-23）。その際、酸素を使いながら運んでしまっては赤血球の本来のはたらきをしないので、ミトコンドリアがありません。赤血球は酸素を使わずにATPを産生して酸素運搬という仕事をしてくれています。

　形は小さな円盤状で、両側の中央がくぼんでいます。このように変わった構造をしているのは、体積のわりに広い表面積をつくり出し、ガスの交換をしやすくするためです。また、この形態により赤血球は変形能力をもっています。赤血球の直径は7～8μmですが、自分の直径より狭い毛細血管（内径は5μmくらい）でも自由に変形して通ることができます。でも、年をとって柔軟性がなくなると、毛細血管を通ることができなくなり、脾臓や肝臓などの細網内皮系の組織で貪食されて除去されてしまいます。

　血液中に占めるその数は白血球の1,000倍以上で、通常は1mm平方当たり500万個前後といわれています。この数は、身体がどれくらい酸素を要求するかによっても変化し、酸素の薄い高所などでは要求が高まり、その数が増加します。

　赤血球の寿命は約120日で、その生成には材料の鉄やビタミンB_{12}、葉酸が必要です。また、腎臓から分泌されるエリスロポエチンによる刺激が必要です。食物中のビタミンB_{12}の吸収には、胃液の成分（内因子）の作用が必要です。

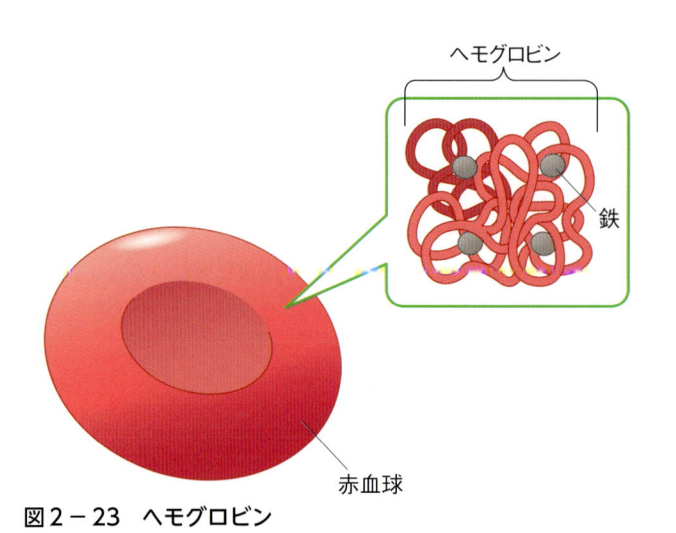

図2-23　ヘモグロビン

> **MEMO**
> **赤血球はタンクローリー**
> 赤血球にはミトコンドリアがありません。赤血球は肺で積み込んだ酸素を使わず嫌気的解糖でATPを作り、細胞に酸素を運搬することができます。これはタンクローリーと同じです。タンクローリーにも自分が走るための燃料タンクがあるので、積荷の燃料を使わずに走ることができ、タンクとつながった構造になっていません。

> **MEMO**
> **腎性貧血とドーピング**
> 主に腎臓で生成されるエリスロポエチンは慢性腎不全になると不足し、貧血になります。医薬品として遺伝子組み換えによるエリスロポエチン製剤があり、腎性貧血の治療に用いられます。一方、エリスロポエチンは赤血球数を増やすので、筋肉への酸素供給量を増やし持久力を高める目的でアスリートに使用されていました（ドーピング）。今は、世界ドーピング防止規程に基づき使用が禁止されています。

6 血液細胞はどこでつくられるか

　血液細胞をつくり出しているのは、骨髄とよばれる部分です。血液細胞のおおもとは幹細胞とよばれ、骨髄でつくり出された幹細胞は赤血球や白血球、血小板に分化し、最終的に成熟したものが血液中に放出されます。血小板は核をもたず、成熟する過程で巨核球の細胞質がちぎれて産生され、正常の場合、数は 1 mm^3 当たり約30万といわれています（図2-24）。

　幹細胞が赤血球に分化するのを刺激するのはエリスロポエチンです。一方、白血球に分化するのを刺激する因子はコロニー刺激因子（colony-stimulating factor；CSF）とよばれ、白血病などの治療で使用されています。また、血小板に分化するのを刺激するのはトロンボポエチンというホルモンですが、現在では詳しいことはよくわかっていません。

　幹細胞は、生後4か月ぐらいまではほぼ全身の骨髄でつくられています。しかし、骨髄での造血活動は加齢とともに徐々に弱くなり、20歳を過ぎると頭蓋骨や骨盤、胸骨、脊柱骨、肋骨など一部だけが造血を続けます。

　活発に血液をつくり続けている骨髄を赤色骨髄、造血をやめて脂肪組織に置き換えられた骨髄を黄色骨髄とよびます。

> **MEMO**
> **2種類のCSF**
> 顆粒球コロニー刺激因子（granulocyte colony-stimulating factor；G-CSF）は、好中球の産生を特異的に促進する造血因子です。再生不良性貧血や白血病など好中球減少症を引き起こす各種疾患の治療に用いられています。また、マクロファージコロニー刺激因子（macrophage colony-stimulating factor；M-CSF）は単球に作用して間接的にG-CSFの産生を促して好中球数を増やします。

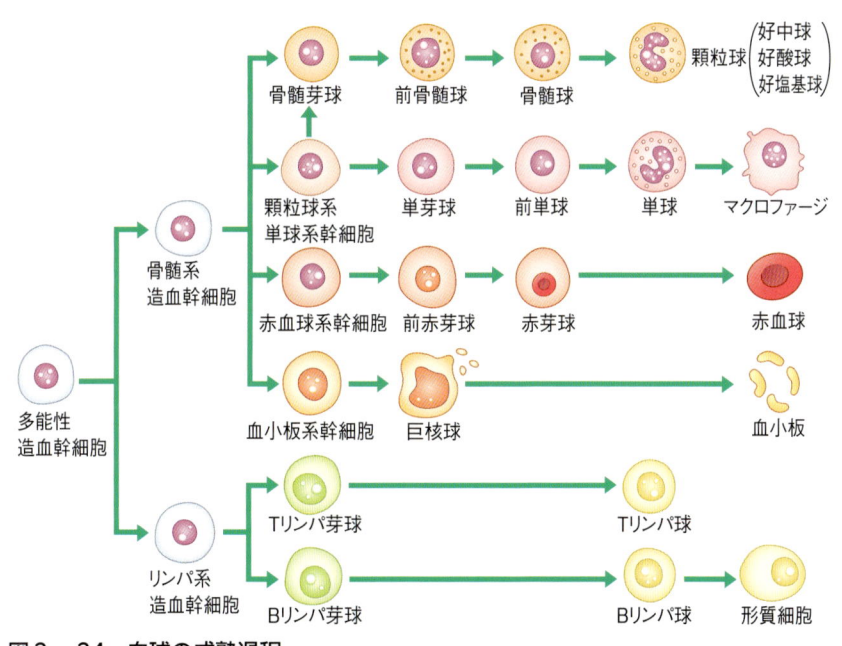

図2-24　血球の成熟過程

COLUMN

貧血を人口動態で考えよう

赤血球という細胞を人の数にたとえると、貧血は人口減少と考えることができます。人口は出生数と消失数のバランスで決まります。ですから、出生数が減少したり、なんらかの原因で消失すると人口は減ります。

● 赤血球の生成量の減少（出生数の減少）

- 細胞分裂（DNA合成）を促進する因子であるビタミンB_{12}や葉酸の欠乏により貧血になります。多くの血球を送り出すためにはDNA合成を促進する必要があり、ビタミンB_{12}や葉酸はDNA合成を促進しています。ですから、これらのビタミンが欠乏すると赤血球だけでなく、白血球や血小板の生成にも支障をきたしてきます。
- ビタミンB_{12}の吸収に必要な内因子は胃細胞が放出するので、がんなどで胃を全部摘出してしまうと内因子欠乏になり、ビタミンB_{12}の吸収が妨げられるので貧血を生じます。こういった患者にはビタミンB_{12}を内服で投与しても吸収されないので、筋肉注射で投与します。
- 刺激因子であるエリスロポエチンは腎臓から分泌されるので、腎臓が障害されると貧血になることがあります（腎性貧血）。
- 赤血球の製造工場である骨髄の機能が、がんや放射線、薬物によって抑制されたり、製造工場自体が破壊されると赤血球が少なくなります。この場合も被害は赤血球だけにとどまらず、白血球や血小板も少なくなります。
- 赤血球の役割である酸素運搬の主役はヘム鉄不足（材料不足）。

● 赤血球の消失量の増加（人口消失の増加）

- 溶血で赤血球が破壊されると貧血になります。人間でいえば、年をとって寿命がきて亡くなるのは自然現象ですが、戦争で若者が多く亡くなったり、若くして事故や流行病で亡くなる場合がこれに相当します。
- 外傷などの出血で血液を失うと貧血になります。人間でいえば、国外へ移住した場合と考えます。外から見えない内臓で少しずつ出血している場合や月経で出血が多いときも貧血になります。

MEMO

溶血
溶血とは、通常、赤血球の崩壊をいいます。臨床上、溶血というと赤血球の早期破壊による溶血亢進を指しています。ただ、血液細胞の死滅・崩壊は必ずしも赤血球のみの現象ではありません。しかし、赤血球以外の血液細胞に関しては、溶血という用語を使用していません。

COLUMN

膠質浸透圧と晶質浸透圧

膠は動物の皮や骨などを水で煮て製造する物質で、古くから固形墨、漆器、仏具、家具などの接着剤として使われてきました。皮を煮て作ったので「にかわ」という言葉が生まれたようで、主成分はコラーゲンなどの蛋白質です。

アルブミンなどの血漿蛋白質は毛細血管を自由に通過できないので、血管内に水を引っ張る浸透圧としてはたらきます。これを膠質浸透圧といいます。膠質の対語は晶質で、固体のときは結晶質で、溶液中で膠質にならない物質を指します。食塩の結晶は水に溶けるとNa^+とCl^-に解離しますが、イオンは細胞膜を自由に通過できないので細胞内外で濃度差があると晶質浸透圧を作ります。

膠質はコロイドともいい、直径は10^{-7}〜10^{-5} cm程度の大きさの粒子をコロイド粒子といいます。これが溶けているコロイド溶液は透き通って見えますが、横から光を当てると通り道が光ってみえます。これの現象をチンダル現象といいます。

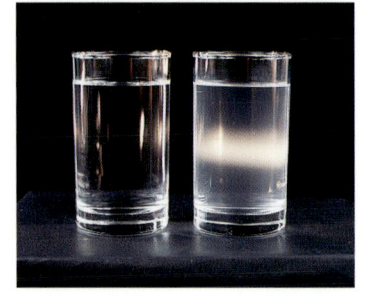

コロイド溶液のチンダル現象（右）

第3章

食物の流れ
から理解する

第1節　食べるとはどういうことか

　食事のあいさつ、「いただきます」の意味を知っていますか。料理をつくってくれた方、野菜をつくったり魚を捕ってくれた方々など、食事に携わってくれた方々への感謝の気持ちを表すためです。そして、食材への感謝です。私たちの生命維持のために他の生命体である植物・動物の命をいただくわけですから、こちらが本意かと思います。

　食物に含まれる栄養素は大きく5つに分けられ、糖質、脂質、蛋白質、ビタミン、無機質（ミネラル）を五大栄養素といいます。小学生のころ、給食の献立に栄養素のはたらきが書かれていましたね。栄養素のはたらきは大きく3つ、「エネルギーのもと」「身体をつくる」「調子を整える（代謝を円滑に進める）」に分けることができます（図3－1）。

　このうち、糖質、脂質、蛋白質を三大栄養素といい、体内で燃焼してエネルギーをつくることができるので、熱量素ともよばれています。この中でエネルギー源として重要なのは糖質と脂質です。蛋白質と無機質は身体の構成成分になり、蛋白質は筋肉、内臓、骨組織などの、無機質は骨組織や体液などの重要な成分となっています。無機質、ビタミン、あるいは蛋白質の一部は体内で代謝を円滑に進め、調子を整える役割があります。この場合の蛋白質は酵素やホルモンとしてはたらき、無機質やビタミンは生理活性物質として代謝に関与しています。いずれも体内では非常に微量ですが、大きな作用をもっています。

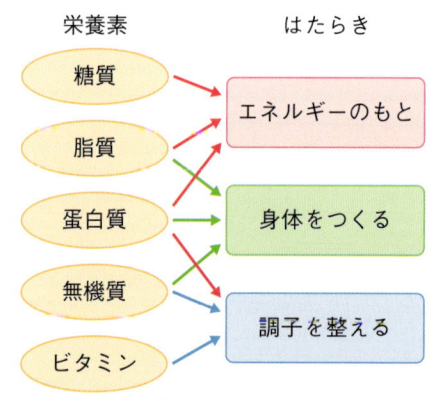

図3－1　栄養素とそのはたらき

1　食物；生体のエネルギー源

　では、どのようにして食物からエネルギーをつくるのでしょうか。
　第1章で、ヒトが酸素と栄養素からエネルギーを取り込むための一連の化

学反応を代謝とよぶと説明しました。これは、自動車が化石燃料であるガソリンを燃やして運動エネルギーに変換し、道路を走っているのと同じです。

$$燃料（有機物）+ O_2 \rightarrow CO_2 + H_2O + エネルギー$$

ヒトの場合、燃料にあたるのが食物です。パン、米、野菜、肉、果物……とさまざまな食物がありますが、これらの食物は体内の消化管を通るうちに、糖質や蛋白質、脂質、ビタミンといった栄養素にまで分解され、血液中に吸収されます。そして、血液の流れに沿って個々の細胞近くまで運ばれます。

ガソリンなどの燃料が燃えるとき酸素を消費し、熱を発生します。食物燃料を体内細胞で燃やしても、これと同じことが起こります。細胞は組織液を介して血液から必要な酸素と栄養分を取り込み、燃焼させてエネルギーに変換します。

三大栄養素が呼吸によって取り込んだ酸素と結びついて（酸化して）生じるエネルギー（熱量）は、炭水化物、蛋白質が1g当たり4kcal、脂肪は1g当たり9kcalです。こうして得た熱エネルギーの多くは、体温維持のために使われます。

しかし、自動車がすべてのエネルギーをその場ですぐ燃やして運動のエネルギーに変えるのと違い、ヒトはこうして得たエネルギーをいったんATP（アデノシン三リン酸）という化学物質の形で蓄えます。そのATPのリン酸分子1個が分裂するときに生じるエネルギーを使って生きているのです。このATPを分解する化学反応に関与しているのが、体内で生産されるさまざまな酵素です。

2　食物；身体をつくるもの

私たち生物体は何でできているか、**表3－1**をみてみましょう。ヒトの場合、成人では体重の半分以上の60％を水が占めています。これを体液とよぶことは、すでに話したとおりです。いちばん多いのが水で、そのあと蛋白質、脂質、糖質と続きます。男性は女性と比べると筋肉量が多いので蛋白質が多くなっています。また、女性は男性に比べ脂質が多いので、そのぶん、水の割合が少なくなっています。

ところが、この生体成分の割合と実際に摂取する食物量の割合とはかなり異なっています。どうも食べた物がそのまま身体の構成成分にはなっていないようです。食形態は時代とともに変化していますが、いまも昔も最も多いのは糖質（炭水化物）です。しかし、糖質が生体の成分として占めるのは体重の0.5％くらいです。つまり、摂取した糖質のほとんどは燃焼してエネルギー源となるので、体内にとどまるのはわずかな量なのです。

表3-1　ヒトの構成物質と構成原子

成分	男	女	構成原子	食物摂取量
水	60.0%	55.5%	H, O	
蛋白質	18.0	14.0	H, O, C, N, S	80g
脂質	16.0	26.0	H, O, C	60g
糖質	0.5	0.5	H, O, C	290g
核酸	少量	少量	H, O, C, N, P	
無機質	5.5	4.5	Ca, Na, Kなど	

・男性と女性では水の割合が違うのはなぜか？
・生体成分の割合は，食物摂取量と比べると，かなり異なるのはなぜか？

あらゆる物質を構成する最小単位は原子ですので、身体を構成する物質を原子まで分けると、糖質、蛋白質、脂質、核酸に共通してあるのが水素、酸素、炭素です。そのうち、炭素を含む物質、つまり炭素化合物（二酸化炭素や金属の炭酸塩などの少数の例外を除く）を総称して有機化合物（有機物）といいます。炭素原子の結合の手は4本あり、炭素原子同士の結合により長い分子をつくったり、分岐状、環状などいろいろな形に変化することができます。残りの手には他の原子が結合することができますが、基本は水素が結合した炭化水素です（図3-2）。

> **MEMO**
> **有機物と無機物の定義の変遷**
> 以前は、生体を構成する物質の多くは炭素原子のつながりを骨組みとして出来上がっているので、生命体から得られる物質を有機物、そうでない物質を無機物に分類してきました。しかし、1828年に、ドイツの化学者ウェーラが試験管で尿素を合成したので、有機物が必ずしも生命体に付属したものに限定されないと考えるようになりました。そこで、いまは便宜上、一部の例外はあるものの炭素化合物を総称して有機物とよんでいます。

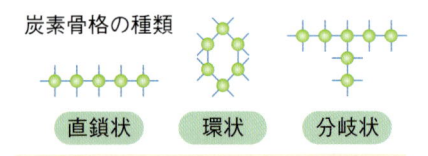

炭素骨格の種類

直鎖状　環状　分岐状

有機化合物とは，炭素を含む化合物（二酸化炭素や金属の炭酸塩などの少数の例外を除く）の総称。基本は炭化水素。
炭素原子からなる骨格を構造の基本として，決まった分子構造をもつ。生物体を構成する重要な要素である。

図3-2　生化学：有機化合物の基本

3 それぞれの栄養素の特徴

糖質（炭水化物）

　糖質は米やパンに含まれ、そのはたらきはエネルギー源になることです。炭素・水素・酸素を有しており、ほとんどの場合、炭素原子に水素原子2に対して酸素原子1という割合、つまり水（H_2O）が結合しているようにみえるので、炭水化物あるいは含水炭素とよんでいました。たとえば、ブドウ糖（グルコース）の分子式は$C_6H_{12}O_6$ですが、$C_6(H_2O)_6$と表すこともできます（**図3-3**）。しかし、水素原子と酸素原子の比率が2：1でない炭水化物も

化学式
$C_6H_{12}O_6$ あるいは $C_6(H_2O)_6$
（炭水化物／含水炭素）

グルコース（ブドウ糖）　ガラクトース　マンノース

(a) 単純糖質（単糖）　グルコース　フルクトース

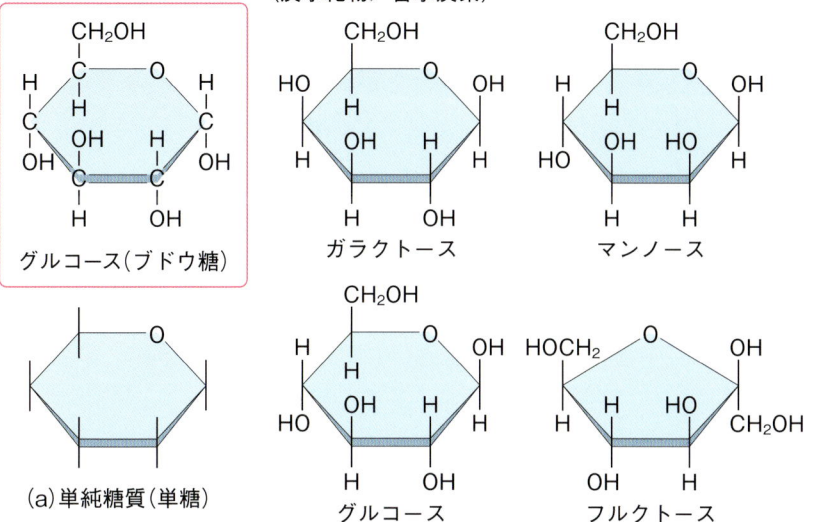

図3-3　単糖の化学構造（炭素同士の結合を線で示し、炭素原子を省略してある）

COLUMN

うるち米ともち米

　お米には約70％の糖質が含まれていますが、そのほとんどはデンプンです。デンプンはその構造によりアミロースとアミロペクチンに分けられます。アミロースは単糖であるグルコースがα1-4結合で結合した直鎖状の分子で分子量も比較的に小さいです。アミロペクチンはα1-4結合の鎖にグルコースがα1-6結合で枝分かれして結合しています。デンプンがアミロペクチンのみでアミロースを含まない米をもち米、それ以外をうるち米といいます。ふだん、ご飯として炊いて食べているお米はうるち米で、アミロースが16～23％含まれています。アミロースの含有量は品種や気温などにより異なります。
　動物の貯蔵糖質であるグリコーゲンはアミロペクチンよりさらに枝分かれが多くなっています。
　一般に酵素の名称には「基質（酵素が作用する相手）の語源＋アーゼ（ase）」になっていることが多いです。デンプンはラテン語でアミラムといいます。これに「アーゼ」がついて「アミラーゼ」となり、これがデンプン分解酵素です。

あり、それらを総称して糖質あるいは糖とよばれることが多くなりました。糖質は大きさによって単糖類、二糖類、多糖類に分類されます。

単糖類は糖質の基本単位で、体内で最も重要な単糖はグルコース、フルクトース、ガラクトース、リボース、デオキシリボースです。グルコースは骨組みとなる炭素を6個もっているので、六炭糖に分類されます。核酸の構成成分となっているリボース、デオキシリボースは五炭糖です。血液中のグルコースを血糖といい、細胞がいちばん使いやすい燃料です。

二糖類は単糖が2個結合したものです（図3-4）。食物中で重要な二糖類は発芽中の種に含まれているマルトース（麦芽糖、グルコース＋グルコース）、サトウキビの糖であるスクロース（ショ糖、グルコース＋フルクトース）、乳汁中のラクトース（乳糖、グルコース＋ガラクトース）です。二糖類は細胞膜を通るには大きすぎるので、消化管の中で単糖に分解されてから吸収されます。

単糖がたくさんつながったものを多糖類といいます。植物は地中の水と空気中の二酸化炭素と太陽光で光合成をしてグルコースをつくることができます。植物は自然界の食物連鎖のなかでは生産者になります。お気づきかと思いますが、この反応は、人間が酸素と栄養素からエネルギーをつくり出す63頁にある反応の逆です。動物は生産者がつくり出した有機物を食べて生きる消費者なのです。

水 ＋ 二酸化炭素 ＋ 太陽エネルギー → 糖質（C、Hの化合物）＋ 酸素

$6H_2O + 6CO_2 +$ 太陽エネルギー $\rightarrow C_6H_{12}O_6 + 6O_2$

植物は光合成により産生したグルコースを多数結合してデンプンという形で根や茎、種に蓄えています。一方、ヒトをはじめとする動物はこれを取り込んで、消化管の中で消化しグルコースにして吸収し、細胞が利用しています。余ったぶんを結合して多糖類のグリコーゲンという形で肝臓や筋肉に蓄えます。食間期に血糖が下がらないように、肝臓はグリコーゲンをグルコースにまで分解して血液中に放出してくれます。筋肉はグルコースにまで分解して運動エネルギーを産生するために燃やします。要するにグルコースはエネルギー源としてすぐ使える現金で、グリコーゲンは余ったときに貯めておく貯金のようなものです（図3-5）。

体内に貯蔵されている糖質は肝臓と筋肉の細胞内に貯蔵されるグリコーゲン、細胞外では血漿など細胞外に少しあるくらいです。体重70kgの人の体内糖質の合計が約350gですから体重の0.5％しかありません。エネルギーとしては345g×4 kcal=1,380kcalしか発生しないので、一日のエネルギーを

名称	構成単糖	所在
(構造式)	マルトース＝ グルコース＋ グルコース	発芽種子中， デンプンの加水分 解産物
(構造式)	スクロース＝ グルコース＋ フルクトース	サトウキビ，甜菜 など多くの植物の 甘味成分
(構造式)	ラクトース＝ グルコース＋ ガラクトース	乳汁中

図3-4　主な二糖類

植物性貯蔵糖質：デンプン

動物性貯蔵糖質：グリコーゲン
肝臓，筋に多量に存在する

グルコース

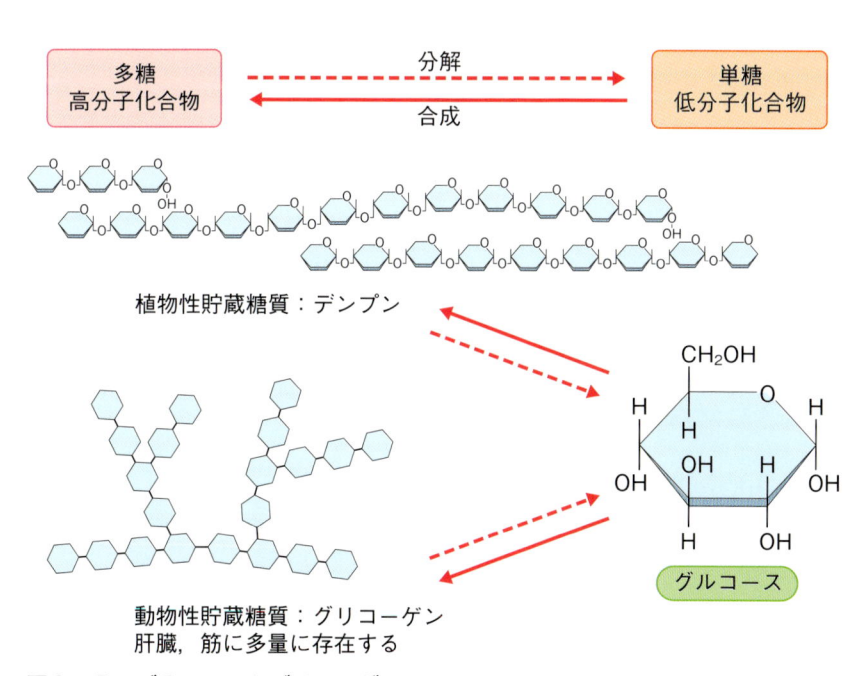

図3-5　グルコースとグリコーゲン

表3-2　70kgの人の糖質貯蔵

	組織含量(％)	組織の重量	体内含量
肝臓グリコーゲン	5.0	1.8kg	90g
筋肉グリコーゲン	0.7	35kg	245g
細胞外のグリコーゲン	0.1	10L	10g
合計			345g

（細胞外液は体重の20％とすると14Lになるので、細胞外＝細胞外液ではないようです）

第3章　食物の流れから理解する

まかなえるほどは蓄えられていません（**表3－2**）。

その他の多糖類としては、フルクトースが多数結合したものがあり、イヌリンといい、キク科の植物がつくります。ガラクトースを多く含む多糖類にはガラクタンがあり、寒天などに含まれています。

アミロース含有量が低い、言い換えるとアミロペクチン含有量が高いとお米を炊いたとき粘性が高くなります。逆に低いと粘性が低くなりパサパサした食感になります。日本人は粘性の高い食物を好むようで、お米もアミロースの少ないほうをおいしいと感じる人が多いそうです。おいしいお米として有名なコシヒカリはアミロースが少なくなるように品種改良したものです。

稲穂が出てからの気温でアミロースの量が異なるそうです。低いほどアミロース含有量が増え、高いほどアミロースが減ります。ですから、自然に任せて栽培すれば北海道や東北ではアミロースの多いお米になってしまいます。北海道や東北でおいしいお米をつくるために多大な努力をはらったことがうかがえます。

COLUMN

食物繊維は第6の栄養素

　ヒトの消化酵素で消化されない食品中の難消化性成分の総体とされている食物繊維は、野菜や果物に多く含まれており、お腹の調子を整える効果があります。食物繊維は食後の血糖の急激な上昇を抑えたり、コレステロールや有害物質を排出するなどのはたらきがあり、糖質、脂質、蛋白質、ミネラル、ビタミンからなる五大栄養素に次ぐ第6の栄養素といわれるほど、その存在は重要視されています。

　食物繊維には水溶性食物繊維と不溶性食物繊維があります。果物に含まれるペクチンやこんにゃくの主成分であるグルコマンナンは水溶性食物繊維です。不溶性食物繊維には植物の細胞壁の主成分であるセルロースや甲殻類の殻の主成分であるキチンなどがあります。セルロースはデンプンと同じグルコースが多数結合した多糖類ですが、結合の形式がデンプンとは異なります。セルロースを分解することができるセルラーゼという消化酵素をもたない人間にとってセルロースは消化できない食物になります。一方、馬、牛、羊などの草食動物も自分でセルラーゼをもってはいません。でも、消化管にセルロースを分解できる微生物を消化管に住まわせ、共同生活しているから草を食べて生きていけるのです。

　食物繊維の所要量として示されている数値は成人で20〜25gです。しかし、近年の日本人では、食生活の変化により、摂取量が減少傾向にあり、平成13年度の国民栄養調査では平均14.6gと所要量を下回っています。

蛋白質

蛋白質は人体を構成する物質の有機物（水と無機物以外）の半分以上を占める重要な成分であり、さまざまな機能をもっています。

蛋白質はアミノ酸が多数結合したものです。図3-6に示してあるように、4つの結合部位をもつ炭素にアミノ基（-NH₂）とカルボキシル基（-COOH）と水素が結合しているのがアミノ酸の基本構造です。残り1つの結合部位R（側鎖）に何が結合するかでアミノ酸の種類が決まってきます。一番単純なアミノ酸はRが水素でグリシンというアミノ酸です。つまり、すべてのアミノ酸には窒素が含まれているので、蛋白質にも窒素が含まれています。Rに硫黄を含むアミノ酸もあります。人体の蛋白質を構成するアミノ酸は約20種類あり、そのうち、体内で合成することができないアミノ酸を必須アミノ酸、合成できるものを非必須アミノ酸といいます。

蛋白質には人体を構成する構造蛋白質となんらかのはたらきをもつ機能蛋白質があります。機能蛋白質には体内のあらゆる化学反応に必須の酵素、生体防御にかかわる抗体、成長ホルモンやインスリンといったホルモン、酸素を運搬するヘモグロビンといった輸送蛋白質があります。

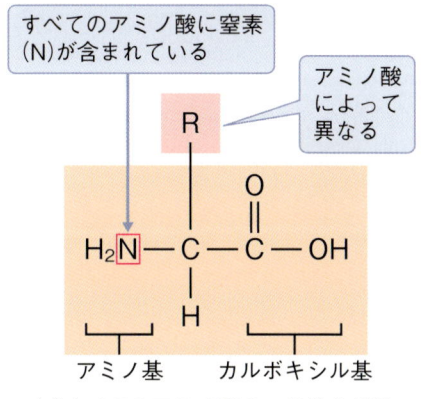

(a)すべてのアミノ酸の一般的な構造

図3-6　蛋白質の構造

MEMO

BCAA
BCAAとはbranched chain amino acidの略で日本語では分枝鎖アミノ酸といいます。アミノ酸のR（側鎖）が枝分かれしているからこの名前がついています。筋肉を構成している必須アミノ酸の約30～40％がBCAAで、活動時にエネルギー源となって燃え、また筋肉を維持するうえで大切なアミノ酸です。このBCAAを含むスポーツ飲料水も発売されています。

MEMO

パーマ
メチオニンとシステインは硫黄をもつ数少ないアミノ酸です。髪の毛を構成する蛋白質であるケラチン蛋白質にはシステインが含まれています。システイン同士が近くにあるとシステイン2分子で、ジスルフィド結合（S-S結合）をつくります。パーマ液は髪の毛のS-S結合にはたらきかけ、髪にウェーブをつくったり、ストレートにしたりします。1液はアルカリ性で、S-S結合を切断します。ロッドに巻かれた状態（＝ウェーブをつける）で、酸性の2液を塗布することで、1液で切れたS-S結合を再び結合させる、その結果、ウェーブが固定されるのです。

COLUMN

必須アミノ酸と非必須アミノ酸

アルギニンは体内で合成できるので非必須アミノ酸に分類されていますが、成長期には必須アミノ酸に分類されます。成長期には細胞分裂が盛んですからDNA合成も盛んになります。DNA（デオキシリボ核酸）は名前のとおり強い酸性を示しています。そのため、塩基性（アルカリ性）の蛋白質であるヒストンに巻きついて格納されています。ヒストンを構成するアミノ酸のうち20％以上が塩基性アミノ酸のリジンあるいはアルギニンです。

必須アミノ酸のリジンは穀類にあまり含まれていないので、かつては栄養強化の目的でリジンが学校給食のパンに添加されていた時期もありました。その後、食品添加物として合成されるL・リジン塩酸塩に発がん物質が含まれる、という指摘があり、現在は添加されていません。

COLUMN

コラーゲンは飲んで効くのか？

　コラーゲンは、真皮、靱帯、腱、骨、軟骨などを構成する蛋白質の1つで、細胞外基質の主成分です。ヒトでは、全蛋白質の約30％を占めています。コラーゲン蛋白質を構成するアミノ酸組成はグリシン50％、プロリンとヒドロキシプロリンが21％、アラニンが11％で、必須アミノ酸はごくわずかで、栄養学的には価値がないものです。

　グリシンが約1/3、プロリンとハイドロキシプロリンが21％、アラニンが11％で、いずれも非必須アミノ酸です。ただ、プロリンをハイドロキシプロリンに変化させるためにはビタミンCという還元剤が必要です。

　ビタミンC欠乏症に壊血病があります。これはビタミンC欠乏により血管を構成するコラーゲンの生成が障害されることで血管がもろくなり点状出血を起こす病気です。

　コラーゲンがサプリメントとして売られています。コラーゲンを摂取してもコラーゲンの形で体内に吸収されるわけではありません。他の蛋白質と同様にアミノ酸にまで分解されてしまうので、これらのアミノ酸がコラーゲンに再合成されるとはかぎりません。バランスのとれた食事をとっていれば、コラーゲンの材料となるアミノ酸は供給されます。むしろ、コラーゲン合成にはビタミンCが必要だということです。ただ、コラーゲンを構成するアミノ酸は特定のアミノ酸にかたよっています。ですから、コラーゲンを摂取することで、材料を直接供給できるので、効果的にコラーゲンを合成することができるかもしれません。

脂質

　人体における脂質のはたらきはエネルギー源となることと細胞膜の主要な構成成分である、ということですが、そのほかにホルモン、胆汁酸などの生理活性をもつ物質の材料にもなっています。

　体内に存在する代表的な脂質は、中性脂肪、リン脂質、ステロイド、そのほか脂肪性物質に分けられます。

　中性脂肪はグリセロールというアルコールに脂肪酸が3つ結合したものなので、トリグリセリド（tri-glyceride）、略してTGとよんでいます（図3－7）。脂肪酸は偶数の炭素からなる炭化水素の鎖でその一端にカルボキシル基本（-COOH）をもっています。脂肪酸は糖質と同じく炭素、水素、酸素原子から構成されていますが、脂肪酸は水素原子の数にくらべ酸素原子が少ないということです。ステアリン酸の分子式は$C_{17}H_{35}COOH$で、水素原子36に対して酸素原子はたった2です。炭素が水素で飽和されて二重結合がないものを飽和脂肪酸といい、二重結合をもっているものを不飽和脂肪酸といいます。

　二重結合をもつ脂肪酸は構造上、直鎖にはならず折れ曲がり、互いに反発しあうので、通常は室温でも液体です。植物油がその典型例です。一方、牛脂（ヘッド）や豚油（ラード）といった動物油は室温では固体なのは、飽和脂肪酸が多いからです。

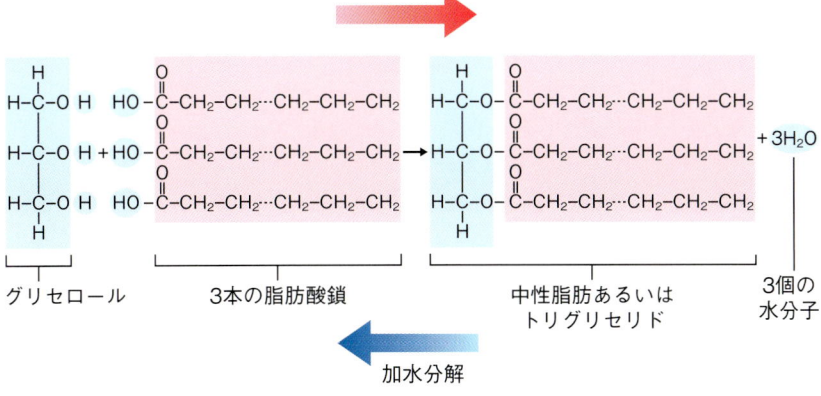

図3-7　中性脂肪（トリグリセリド）の合成と分解

　リノール酸、リノレン酸、アラキドン酸などは、植物性の脂質に多く含まれる不飽和脂肪酸で、体内で合成できないので必須脂肪酸とよばれています。アラキドン酸は体内で代謝されてプロスタグランジンとなり、血管拡張・収縮や血小板凝集などの生理活性をもっています。エイコサペンタエン酸（EPA）やドコサヘキサエン酸（DHA）は魚に多く含まれ、最近は血小板凝集抑制や抗動脈硬化作用といった生理的作用が注目されています。

　リン脂質はトリグリセリドとよく似た構造ですが、3つの脂肪酸のうち1つがリン含有基になっています。脂質は基本的には水になじまない疎水性の

COLUMN

糖脂質

　脂質には糖脂質といって糖を含むものがあります。これは脳神経系の構成成分の1つで、セレブロシドとガングリオシドがあります。セレブロシドはセラミドにグルコースかガラクトースが結合しています。ガラクトースを含むものをガラクトセレブロシドとよばれ、髄鞘の重要な成分になっています。

　初期の胎児の脳を構成する神経細胞（ニューロン）の数は、必要な数よりはるかに多いのですが、余分なニューロンはやがて取り除かれます。誕生後には、神経細胞の数が増えるのではなく、神経細胞の樹状突起や軸索が成長し、シナプスの数が増えることで知能が発達していきます。成長する軸索の周りにはシュワン細胞が巻きつき、髄鞘を形成します。髄鞘は軸索を保護するとともに神経情報である電気信号を絶縁するはたらきをもっています。髄鞘は脂質が非常に多く、コレステロール、糖脂質、リン脂質、糖脂質であるセレブロシドも重要な構成成分です。ですから、赤ちゃんの脳が発達するためには髄鞘の構成成分の1つであるセレブロシドに含まれるガラクトースも重要な栄養素です。ガラクトースは単糖ですが、乳汁中の二糖であるラクトースが分解されて供給されます。

　乳汁分泌が悪いと、赤ちゃんにエネルギー源となるグルコースを与えればいいので、糖水（ショ糖を水で溶いたもの）を与えられます。ショ糖と乳汁中の糖である乳糖の違いは何でしょうか。乳糖にはガラクトースが含まれています。ガラクトースは赤ちゃんの脳を発達させるためには重要な糖質ですから、母乳が出ないときには、ほかの女性から乳をもらって赤ちゃんに飲ませることもあります。

性質をもっていますが、このリン含有基の部分だけは水になじむ親水基になっています。そのため、疎水基同士がくっついて親水基を外に向けた2枚重ねにして細胞膜を構成しています。

ステロイドは基本的には4つの環状の脂質分子が連結した構造をしたステロイド骨格をもっています。最も重要なステロイドはコレステロールで、細胞膜の必須成分です。細胞膜にコレステロールが含まれることで、膜特有のしなやかさをつくり出しています。そのほか、ビタミンDやステロイドホルモン、胆汁酸の材料にもなっています。

ビタミン

ビタミンは、体内で全くまたはほとんど合成されないため、食物などから摂取しなければなりません。ビタミンのはたらきは、体内における栄養素の代謝に欠かせない酵素の補酵素となったり、大切な生理機能に重要な役割をもっているので、欠乏すると重篤な欠乏症状が現れます。食糧事情がよくなったころ、ビタミン不足による疾患は深刻な問題でした。

ビタミンが発見され始めたころは化学構造もはっきりわからず、発見された順番にA、B、C、というようにアルファベットがつけられてきました。しかし、化学構造がわかってくると、違う名前のものの化学構造が同じであ

COLUMN

酵素と補酵素

多くの酵素は補酵素とよばれる非蛋白質でできた有機物と結合して初めて生命維持に不可欠な代謝、すなわち化学反応の触媒として機能することができます。補酵素を除く酵素の蛋白質の部分をアポ酵素といい、これに補酵素が結合して触媒として機能する酵素をホロ酵素といいます。すべての酵素が補酵素を必要とするわけではありませんが、次のような関係が成り立ちます。

$$アポ酵素 + 補酵素 = ホロ酵素$$

ですから、補酵素は酵素に車の両輪のような関係にあり、切っても切れない関係にあります。

水溶性ビタミンはこの補酵素としての役割を果たしています。たとえば、アミノ基転移酵素により、グルコースの代謝の過程でつくられるケト酸は別のアミノ酸のアミノ基をもらってアミノ酸になることができます。非必須アミノ酸はこのように体内で糖からつくることができるのです。たとえば、肝機能の指標になるALT（アラニンアミノトランスフェラーゼ）というアミノ基転移酵素により、ケトグルタル酸というケト酸はアラニンというアミノ酸がもっているアミノ基を受け取り、グルタミン酸というアミノ酸になり、アミノ基を失ったアラニンはピルビン酸になります。

$$アラニン + ケトグルタル酸 \Leftrightarrow ケト酸 + ピルビン酸$$

ALTはアラニンと特異的に認識して結合して反応を触媒しますが、アラニンがもっていたアミノ基を受け取ってケト酸に渡す、つまり実際にアミノ基の運搬を請け負ってやっているのは水溶性ビタミンのビタミンB_6です。

ったものは削除されたり、ビタミンB₅がニコチン酸であることが判明してビタミンB群からはずしたりしました。必須脂肪酸は物質が特定される前はビタミンFとよばれていました。

　ビタミンは化学的な性質から脂溶性ビタミンと水溶性ビタミンに分かれます。脂溶性ビタミンにはビタミンA、D、E、Kが、水溶性ビタミンにはビタミンB₁、ビタミンB₂、ビタミンB₆、ビタミンB₁₂、C、ニコチン酸、葉酸があります。脂溶性ビタミンは「これだけ（DAKE）にしよう（脂溶）」、と覚えればいいでしょう。

無機質

　人体を構成する無機質のうち、比較的多量に存在するものに、カルシウム、リン、カリウム、硫黄、ナトリウム、塩素、マグネシウム、ヨウ素、鉄などがあります。

　カルシウム、リン、マグネシウムなどは骨や歯の成分として存在します。カリウム、ナトリウム、カルシウム、リン、塩素などは体液の主要な電解質として存在し、浸透圧の調節やpHの維持に役立っています。硫黄は蛋白質を構成するアミノ酸の成分として、ヨウ素は甲状腺ホルモンの成分として、鉄はヘモグロビン分子の成分として欠かせないものです。

COLUMN

原発事故後に配布されるヨウ素剤

　2011年3月11日の東日本大震災後に福島第一原子力発電所では3基の原子炉がメルトダウンする事故が起きました。原子力発電は原子核を人工的に破壊する核分裂反応によってエネルギーを取り出すものなので、事故によりヨウ素、セシウム、プルトニウムなど多くの放射性物質が放出されます。そのなかでもヨウ素は184℃で気体になるため、原発事故では非常に放出されやすいのです。

　天然のヨウ素は安定なヨウ素127で、食品中のヨウ素は甲状腺に集められ、甲状腺ホルモンの成分になります。放射性ヨウ素（ヨウ素131）も呼吸や水・食物を通して体内に入ると、ふつうのヨウ素と同じように甲状腺に集まり、崩壊する際に発生する放射線により集中して被爆します。そこで、放射能を持もたないヨウ素を前もって摂取し、体内のヨウ素濃度を上げておくと放射性ヨウ素が取り込まれず、放射線障害を予防・低減することができると言われています。放射性ヨウ素の被曝による甲状腺の障害は、甲状腺の機能が活発な若年者、特に甲状腺の形成過程である乳幼児においてに顕著なのでヨウ素剤の投与は40歳未満の者に対して行われます。

　チェルノブイリ原発事故の際にはポーランドで児童にヨウ素剤が配布された反面、チェルノブイリ周辺では配布されず、被害の拡大につながったようです。福島の原発事故でも、ヨウ素剤の配布が地域に偏りがあったようです。

MEMO

放射性物質と放射線のちがい

放射性物質は放射線の発生源となる物質で、放射線が細胞に当たると酵素のはたらきを抑えることで細胞の機能を低下させたり、DNAを傷つけ、線量が多ければ細胞は死にます。放射能とは放射性物質が放射線を発生する能力のことです。

第2節　食物の旅

「腹が減っては戦ができぬ」、とはよくいったもので、腹が減っては勉強も仕事もできません。そもそも私たちは仙人ではありませんから、霞を食べて生きていくこともできません。まあ、冗談はさておき、私たちが生きていくために必要不可欠なエネルギーを生成するためには栄養素と酸素を外部環境から取り込まなければなりません。

栄養素は植物・動物を食物として摂取しています。ヒトを含む生物体の構成成分の糖質、脂質、蛋白質、核酸は非常に多くの原子が結合してできた高分子化合物なので、毛細血管を通ることができません。細胞は生命活動に必

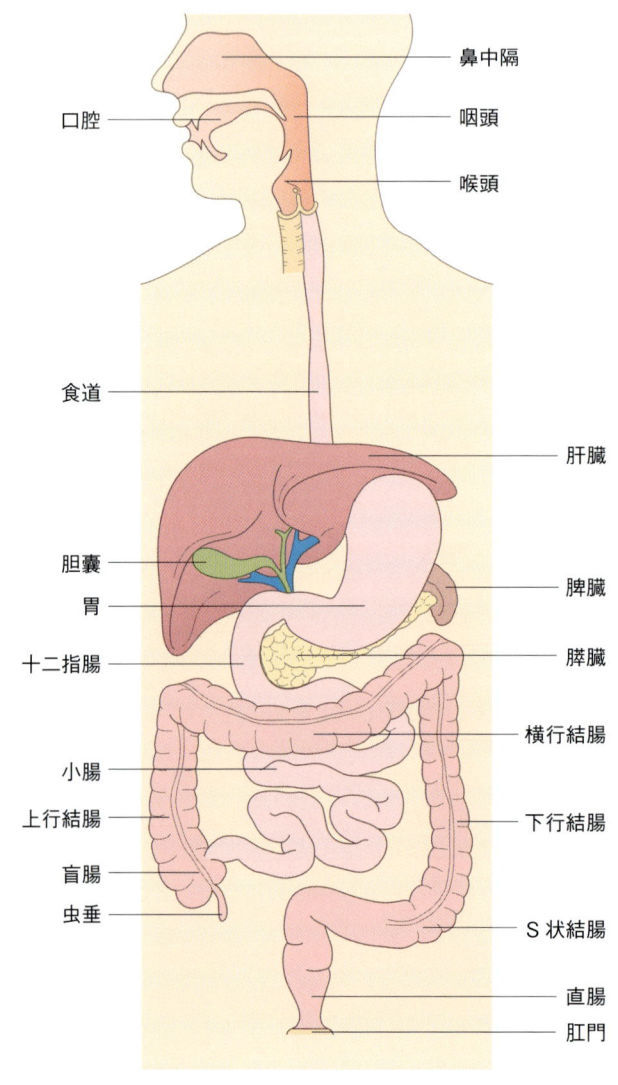

図3－8　消化器系

COLUMN

消化管の運動

　消化管の運動には蠕動運動と分節運動があります。たとえば、小腸では収縮する部分が口から肛門に向って移動することで、食物が移送されます。また、小腸のある部分が収縮と弛緩を交互に繰り返すと、食物は前後に動きます。その結果、食物は消化管に沿って移動することにより、食物に消化液が混和され、消化を助けます。このときに音が発生し、身体の外から聞くことができます。お腹がすいてお腹が鳴ることがありますね。これは、お腹がすくと食物のことを想像しますよね。すると、実際に食事をしていなくても、胃はもうすぐ食物がくるぞ！　と思って早めに動いてスタンバイしているんです。

　看護師は患者の下腹部に聴診器を当てて、腸が動いているかを確かめます。そのとき、グルグルと聞こえるので、グル音といったりもします。

　よく、虫垂炎の術後におならが出ると食事ができる、といいます。手術で消化管が麻酔からきちんと醒めていないと食事をとっても食物が先に進みません。おならが出るということは、消化管が動いて中の空気が出ているわけですから、食事が許可されるのです。必ずしもおならが出るとはかぎりません。でも、蠕動運動の音を聞くことができれば、消化管がちゃんと動いていることがわかります。

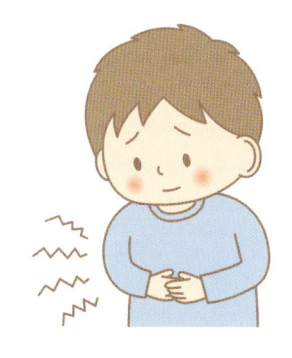

要な物質を毛細血管から取り込んでいるので、このままの状態では細胞が取り込むことすらできません。そこで、まず、①外部環境から取り込んだ食物を毛細血管に入れる大きさにまで小さく分解し、②それを血液の中に入れる必要があります。前者①を消化、後者②を吸収といい、消化・吸収のはたらきを担当しているのが消化器系です。

　図3－8にあるように、消化器系は消化管と付属器から構成されています。消化管は食物が通る道で、口から肛門まで貫かれており、その長さは約9ｍあるといわれます。消化管は平滑筋でできており、収縮と弛緩の繰り返しにより食物を口から肛門に向かって移送するとともに、食物と消化液を混ぜ合わせて消化を助けています。付属器は唾液腺、肝臓、胆嚢、膵臓で、消化酵素などを含む消化液を消化管に出します。

　それでは、食物が消化管を通過する間に、消化酵素により毛細血管に入れる大きさまで小さく分解され毛細血管から血液の中に入るまでの道のりをたどっていくことにしましょう。

1　口腔から食道

　とてもお腹がすいているとき、目の前にあなたの大好物の料理が運ばれてきました。さて、身体はどんな反応を示すでしょうか。

　そうです。口の中が唾液腺から分泌される唾液でいっぱいになりますね。この唾液にはアミラーゼという消化酵素が含まれ、この酵素のはたらきで多

MEMO

消化器系とは
消化器系は、食物を摂取し、それを腸管から吸収できる程度にまで分解し、吸収して血液中に送るはたらきを担います。吸収されずに残った食物のカスを排泄するのも、消化器系の役割です。

MEMO

唾液のはたらき
・食物をやわらかくし、噛み砕きやすくするための水分を与える。
・α-アミラーゼ（プチアリン）によって、デンプンをマルトース（麦芽糖）にまで分解する。
・口腔内の殺菌・抗菌作用にはたらく。
・口腔内の酸性状態を中和させる（pH緩衝作用）
口腔内の乾燥を防ぐための保湿作用や食物など外部からの刺激から口腔粘膜を保護する作用がある。

消化液	唾液(pH6.6〜6.8)	胃液(pH1.5〜2.5)	膵液(pH8.5)	小腸粘膜
おもな消化酵素	アミラーゼ（プチアリン）	ペプシン	アミラーゼ, ペプチターゼ, 膵リパーゼ, トリプシン	ジペプチターゼ, マルターゼ, グルコアミラーゼ, スクラーゼ, ラクターゼ, ペピチダーゼ, アミノペプチターゼ

栄養素の消化過程

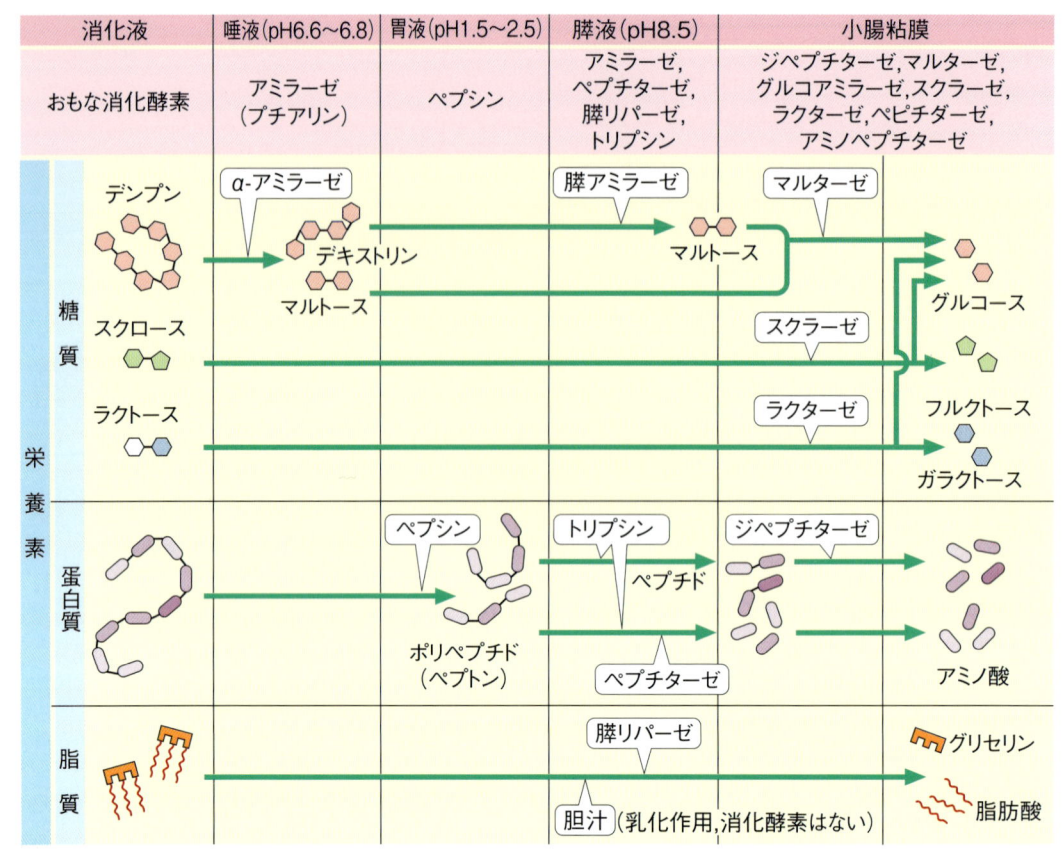

糖質:
- デンプン → (α-アミラーゼ) → デキストリン、マルトース → (膵アミラーゼ) → マルトース → (マルターゼ) → グルコース
- スクロース → (スクラーゼ) → グルコース、フルクトース
- ラクトース → (ラクターゼ) → ガラクトース

蛋白質:
- → (ペプシン) → ポリペプチド（ペプトン） → (トリプシン) → ペプチド → (ジペプチターゼ) → アミノ酸
- (ペプチターゼ)

脂質:
- → (膵リパーゼ) → グリセリン、脂肪酸
- 胆汁（乳化作用,消化酵素はない）

図3－9　栄養素の消化過程

糖類（デンプン）はマルトース（麦芽糖）とよばれる二糖類にまで分解されます。これが消化の始まりです。

口での消化をはじめとする栄養素の消化過程が図3－9に示してあります。口では糖質だけが消化を受けることがわかります。

消化とは、食物を血液などの体液に吸収される形にまで細かく分解することをいいます。消化には、咀嚼のように、物理的にこまかく噛み砕いたりする機械的消化と、消化酵素によって分解する化学的消化の2種類があります。

こうした消化に関係する身体の器官を消化器系といいます。

私たちが最初に食物を取り込む口は、この消化管の入り口です。解剖学では口腔とよんでいます。

食物が口腔内に入ると、耳下腺、顎下腺、舌下線の3つの唾液腺から唾液が分泌されます（図3－10）。歯によって細かく噛み砕かれた食物は、唾液と混ざってドロドロの状態になり、咽頭（のど）のほうへ送られます。このとき、食物と唾液を混ぜ合わせるのに活躍するのが舌で、甘味や酸味、苦味などの味覚を感じるのも舌のはたらきです。

咽頭は、鼻腔から気管へつながる空気の通り道と、口腔から食道へつながる食物の通り道の交差点で、交通の混乱と停滞が起こらないよう、通路を切

> **MEMO**
> **消化管の流れ**
> 口腔→咽頭→食道→胃→小腸（十二指腸、空腸、回腸）→大腸（盲腸、虫垂、上行結腸、横行結腸、S状結腸、直腸）→肛門

> **MEMO**
> **耳下腺、舌下腺、顎下腺**
> 唾液腺には図3－10に描かれている左右3対の大唾液腺（耳下腺、舌下腺、顎下腺）と、口腔内に散在する小唾液腺があります。耳の前方の皮下にある耳下腺が最も大きく、小児が罹患するおたふく風邪は、この耳下腺が炎症で腫脹する疾患です。舌下腺は口腔底の粘膜下に、顎下腺は下顎骨の下にあります。

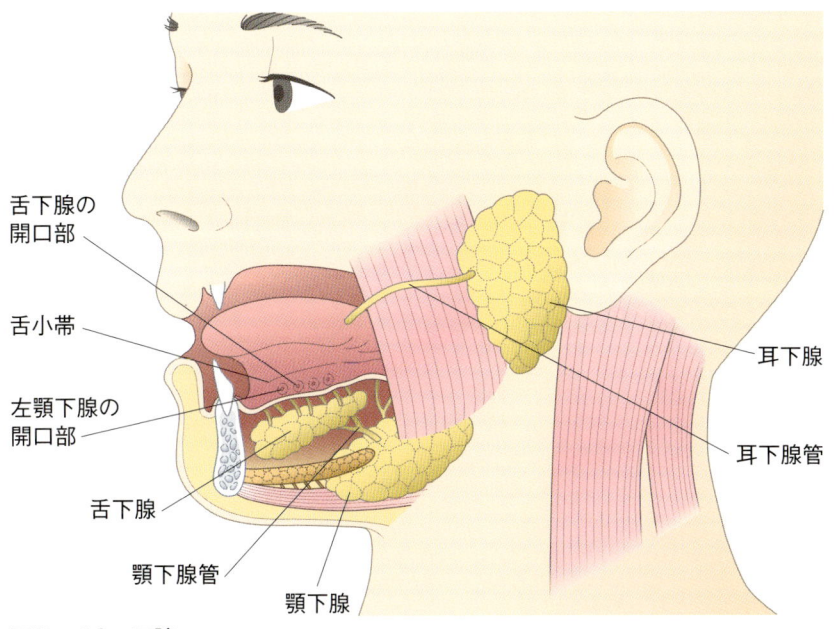

図3-10　口腔

（図中ラベル：舌下腺の開口部／舌小帯／左顎下腺の開口部／舌下腺／顎下腺管／顎下腺／耳下腺／耳下腺管）

り換える信号機のように重要な役割を担っています。

　咽頭を抜けると、食道に入ります。食道は、長さ約25cm、直径2cmの管で、気管の裏側を通り、心臓の裏を抜けて胃に通じています。食道はふだん閉じていて、食塊が通るときだけ広がります。そのため呼吸時に空気が胃に流入したり、食塊が胃から逆流しないようになっています。

　食物が食道の入り口にさしかかると、食道の内側にある輪状筋が蠕動運動を始めます。この蠕動運動は頭に近いほうから始まって、その波動が次第に胃のほうへ寄せていくため、食物もその動きに沿って下のほうへと押し下げ

> **MEMO**
> **食道狭窄部**
> 食道には生理的に狭くなっている部位があります。そのため、とくに異常がなくても、ときに胸のつかえを感じることがあります。
> ①起始部（輪状軟骨部）：第6頸椎位
> ②気管分岐部：第4～5胸椎位
> ③終末部（横隔膜貫通部）：第10胸椎位

COLUMN

誤嚥性肺炎

　嚥下反射の中枢は延髄にあるので、脳卒中や脳性麻痺、神経難病などの中枢神経系疾患などで延髄あるいはさらに上位の大脳の病変により、嚥下反射がスムーズにいかなくなります。そのため、食塊が気管へ入ってしまい誤嚥をまねき誤嚥性肺炎を起こしやすくなります。高齢者は加齢により嚥下反射が低下しているので、食事のときだけでなく、口腔内の細菌が唾液と一緒に肺へ流れ込み誤嚥性肺炎を起こしやすくなっています。

　2012年の厚生労働省より発表された人口統計によると、死因統計で平成22年までは脳血管疾患が第3位でしたが、23年からはそれまで第4位だった肺炎が第3位になりました。この肺炎による死亡者数の約97％が65歳以上の高齢者によるものです。そして、高齢者の肺炎は、誤嚥性肺炎が多いといわれています。

　特別養護老人ホームなどの福祉介護施設などで、介護を受ける高齢者にも誤嚥性肺炎の発生が多いので、認知症の高齢者を介護する人たちにとって、気の抜けない病気の1つです。

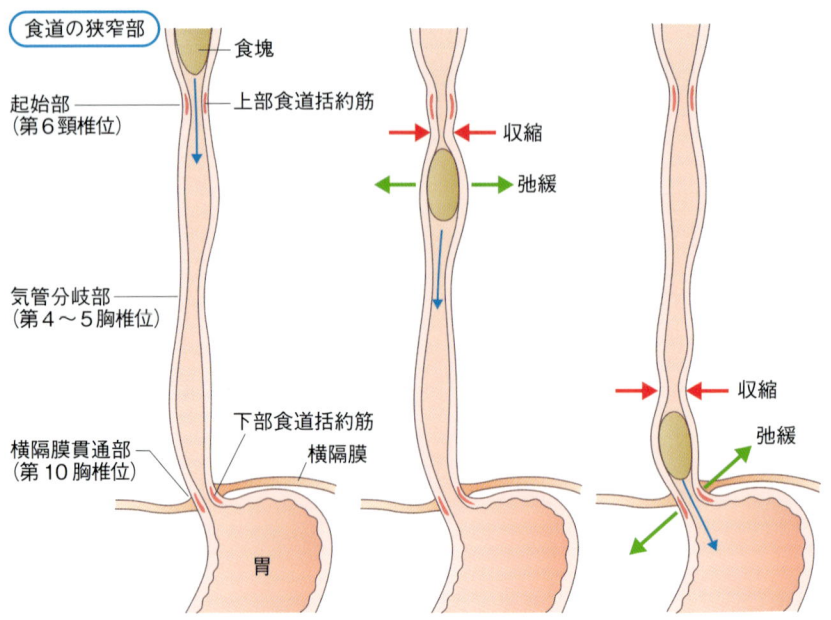

図3－11　食道での蠕動運動

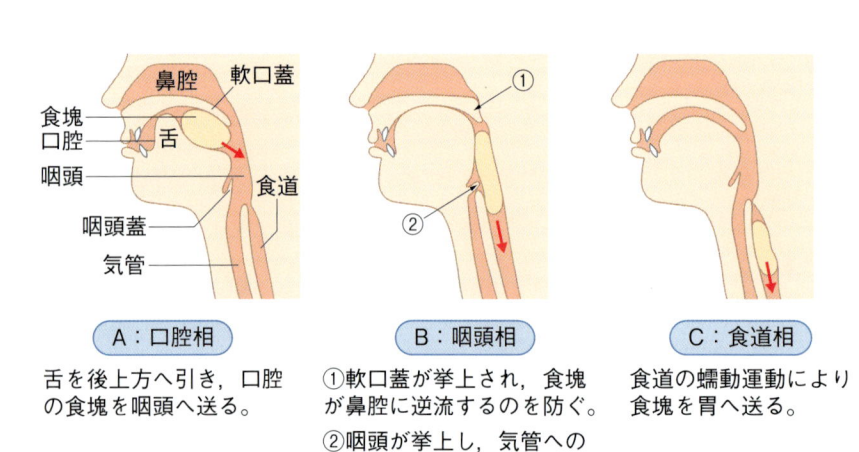

図3－12　嚥下

A：口腔相
舌を後上方へ引き，口腔の食塊を咽頭へ送る。

B：咽頭相
①軟口蓋が挙上され，食塊が鼻腔に逆流するのを防ぐ。
②咽頭が挙上し，気管への入口を喉頭蓋というフタで閉鎖する。

C：食道相
食道の蠕動運動により食塊を胃へ送る。

MEMO

口＋燕＝嚥
嚥下は英語でswallowingといい、動詞の「飲み込む」swallow（スワロー）にingをつけて名詞化したものです。「スワロー」というと、野球好きの方なら東京ヤクルトスワローズを思い出すでしょう。この球団はJRの前身である国鉄ととても関係が深く、「スワローズ」の名称は、球団がつくられた当時の国鉄では唯一の特急列車で日本最速だった「つばめ」号に由来するそうです。つまり、swallowにはもう1つ、ツバメという意味があります。ツバメは漢字で書くと「燕」で、これに「口」がつくと「嚥」になります。大昔、中国人は子燕が口を大きく開けて親燕から餌をもらって飲み込む様子をみて、嚥という字をつくったのではないでしょうか。それは英語を話す人も同じだったのでしょうね。

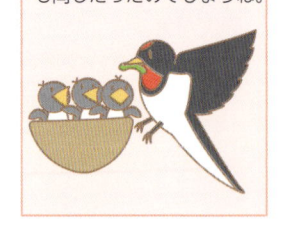

　られていきます。この蠕動運動によって、通常、逆立ちしても食べた物が口に戻ることはありません（図3－11）。

　食物や飲み物が、口腔から咽頭へ送られ食道を下って胃に至るまでの過程を嚥下といいます。図3－12の咽頭相において、軟口蓋が鼻との通路を塞ぎ、喉頭蓋が気管との通路を塞ぐことで、食塊が胃へ送られます。食塊が咽頭粘膜に触れると、これらの動きが意識されることなく反射的に行われるので、嚥下反射といいます。その中枢は脳幹の延髄にあります。このとき、空気の通路が遮断されるので、ほんの一瞬ですが、無呼吸になります。

　食物が食道を通過するのに要する時間は、液体で約1～6秒、唾液とよく混ぜ合わせられた固形物で約30～60秒です。

COLUMN

消化管は身体の外？

身体をごく単純に描くと、中央を口腔から肛門へ抜ける1本の消化管が貫通している格好になります。ある意味で、消化管は身体の外であり、消化管の壁を通過して物質が内部に入るときに初めて身体の中に入ったといえるのです。

2 胃

胃の位置と構造

食道を通った食物は、次に胃に入ります。胃は食物をさらに細かく砕く役割と同時に、一時的に蓄える貯蔵庫の役目も担います。

胃の位置は胸部と腹部の境である横隔膜の下、やや左寄りあります。右側にはやはり大きな肝臓が位置し、横隔膜の下のスペースはほとんど胃と肝臓が占めています。

胃の形を正面からみると（図3－13）、大きな縦長の袋が横たわっているような感じで、その容量はゴム袋のように、どれだけの内容物を詰め込んだかで変わりますが、満杯に食物を詰め込んだ場合、1.3～1.4Lほどの食物を収納することができます。

食道と胃の境目の部分を噴門といい、発達した筋肉によってふだんは閉じられています。そのため正常な状態では、いったん胃に入った食物が食道に逆流することはありません。

> **MEMO**
> **胃腺**
> 胃粘膜には無数のくぼみがあり、その中に胃液を分泌する管状の胃腺があり、3種類の細胞から構成されています。
> ①噴門腺：粘液を分泌
> ②胃底腺：
> ・主細胞：ペプシノゲンを分泌
> ・壁細胞：塩酸を分泌＊
> ・副細胞：粘液を分泌
> ③幽門腺：アルカリ性の粘液やガストリンを分泌
> ＊壁細胞は小腸でビタミンB_{12}の吸収に必要な内因子も分泌します。胃全摘出術の術後には内因子の欠乏によりビタミンB_{12}の吸収が障害され欠乏症として貧血を生じます。

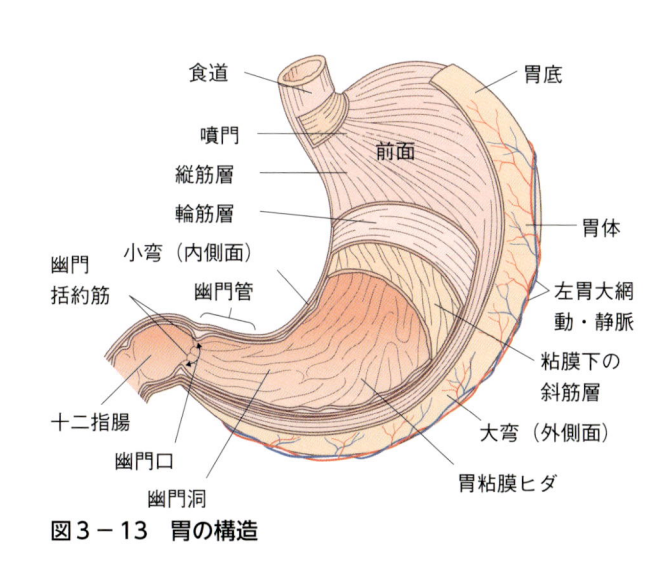

図3－13 胃の構造

胃のはたらき

　胃のはたらきは、食物を胃液とよく混ぜ合わせる「撹拌器」としてよく知られています。これとは別に、胃にはもう1つ大事な役割があります。食道から下りてきた食物を一時ため、その先の十二指腸での消化の進み具合に合わせて送り出す「貯蔵倉庫」の役割です。胃の主なはたらきは、この撹拌と貯蔵の2つです。

　食物が胃に入ると、胃の粘膜から胃液が分泌されます。胃液の主な成分は、塩酸、蛋白質を分解する消化酵素のペプシン、粘液で、塩酸はpH1.0～2.5という強酸です。塩酸はペプシノゲンとして分泌された消化酵素を活性化してペプシンにします。強い酸性の胃液が通常、胃壁にダメージを与えることがないのは、粘液が胃の粘膜を保護しているからです。つまり、胃液が消化できるのは蛋白質だけです。

　胃液の分泌は、神経とホルモンの2つの要因によってコントロールされています（図3－14）。私たちが食物を見たり、においをかいだりして「おいしそうだな」と感じると、それが副交感神経を刺激し、反射的に胃液が分泌されます。また、食物が胃の中に入って内部のpHが上昇すると、これが胃の細胞を刺激し、ガストリンという局所ホルモンが出てきます。これが胃腺を刺激して胃液の分泌を促すのです。

　胃液が分泌されると、胃は3層からなる筋肉を使って収縮や弛緩を繰り返し、食物と胃液を混ぜ合わせます。このとき、消化酵素によって蛋白質は分解され、消化が始まります。塩酸には、食物を殺菌して腐敗を防止するはた

> **MEMO**
> **乳児に必要なレンニン**
> 乳児の場合、乳汁が早く胃を通過してしまうと消化ができません。凝乳酵素レンニンは、カルシウムがあると乳汁中の蛋白質カゼインを不可逆的にパラカゼインに凝固させてしまいます。その後、ペプシンがパラカゼインを消化するのです。このことにより、乳汁は胃にとどまり、すぐに出ていかなくなります。レンニンは成人の胃にはありません。

> **MEMO**
> **胃は夜中にもはたらく**
> 一般に夕食をとって5～6時間もすると、1～2時間の間隔で胃の空腹期収縮が起こります。これはいわば消化管の清掃作業で、朝、目が覚めたときにこの掃除がすんでいれば、胃はすっきりとして適度な食欲がわきます。夜遅く食事をするなどして、なかなか清掃作業に取りかかれないと、朝起きたとき、いわゆる「胃もたれ」を感じることがあります。

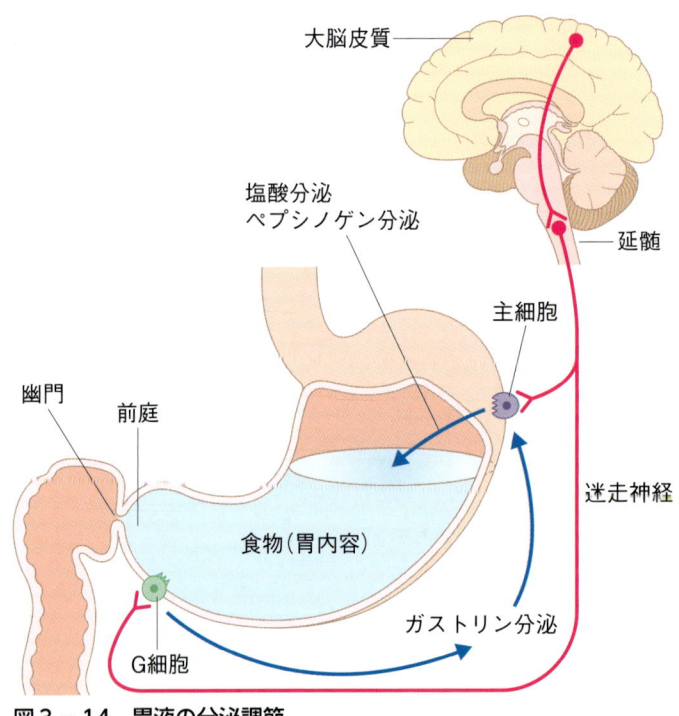

図3－14　胃液の分泌調節

> **COLUMN**
>
> **消化性潰瘍ヒスタミン受容体拮抗薬**
>
> 　消化性潰瘍とは、胃腺の壁細胞から分泌される塩酸や、その塩酸により活性化された消化酵素ペプシンによって胃粘膜が消化される状態です。ですから、胃潰瘍を治療するには粘膜を損傷する塩酸の分泌を減らす必要があります。
>
> 　胃粘膜には物理的刺激などに反応してヒスタミンを分泌する細胞があります。分泌されたヒスタミンは壁細胞のヒスタミン受容体（H_2受容体）と結合して塩酸の分泌を促進します。そこで、胃潰瘍の治療の１つとして、ヒスタミンの代わりにこの受容体に結合して塩酸の分泌を抑制する薬物としてヒスタミン受容体（H_2受容体）拮抗薬が投与されます。ちなみに、ヒスタミン受容体には胃壁細胞にあるH_2受容体とは別に、気管支や血管平滑筋に存在するH_1受容体はあります。この場合、ヒスタミンが分泌されると気管支収縮と血管拡張が生じて、いわゆるアレルギー反応を起こします。
>
> 　そこで、アレルギー疾患の場合に投与される拮抗薬はH_1拮抗薬です。この拮抗薬は血液脳関門を通過し鎮静作用もあるので、眠くなるという副作用がありますが、それを逆手にとった睡眠導入薬があります。最近は眠くなりにくい薬物も開発されています）。

らきもあります。

　胃壁では、アルコールと水以外の物質が吸収されることはなく、十分に撹拌された食物は、蠕動運動によって次第に十二指腸へと送られます。その間、脂っこい食物ではやや長くなりますが、だいたい４時間程度です。

3　小腸

小腸の構造

　胃で粥状になった食物は、次に小腸に入ります。小腸は、食物の流れに沿って十二指腸、空腸、回腸の３つの部分に分けられます。直径２cm、全長３mのこの曲がりくねった細長い管は消化器系の主役です。多くの食物は、この管の中を４〜８時間かけて旅をするうちに消化・吸収されていきます。

　小腸の内側は粘膜と筋層でできていて、いちばん外側を腹膜が包んでいます。粘膜には、輪状になったヒダがあり一面に絨毛が生えています（図３-15）。さらに、粘膜表面の細胞の１つひとつに、１個当たり平均600本の微絨毛があります。これによって小腸内の実質的な表面積は驚くほど広くなり、多くの栄養素を吸収することができます。

　また、腸を腹腔後壁に結びつけているのが腸間膜で、その中を血管、リンパ管、神経などが通っています。小腸で吸収された栄養分は、この中の血管を通じて肝臓へと運ばれていきます。

　ヒトは手術などで胃を全部摘出しても、小腸が残っていれば栄養素を取り込むことができます。仮に小腸を摘出してしまったら、栄養素を取り込むことができず、やせ細って死んでしまうでしょう。

> **MEMO**
>
> **小腸の粘膜表面積**
> 管腔内縁の表面積：3,300平方センチメートル
> 輪状襞により増加：１万平方センチメートル
> 絨毛により増加：10万平方センチメートル
> 微絨毛により増加：200万平方センチメートル
> 微絨毛まで計算すると、みた目の表面積の600倍にも達します。

図3-15　小腸の構造

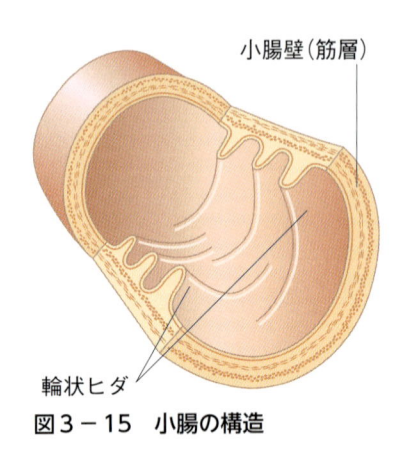

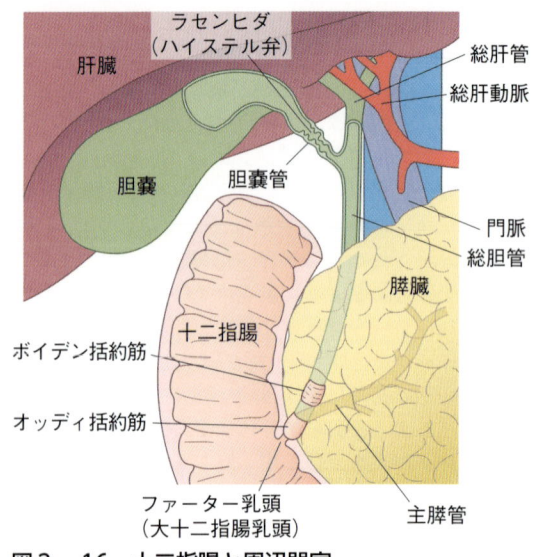

図3-16　十二指腸と周辺器官

小腸のはたらき

　小腸での消化を助けるのは、肝臓でつくられて胆嚢に蓄えられた胆汁と、膵臓でつくられた膵液です。この両者が流れ込むのが十二指腸です。小腸の入り口になる十二指腸は、ちょうどローマ字の「C」のような形をしていて長さは30cmほどです。

　胆汁が流れる総胆管と膵液が流れる膵管は合流し、ファーター乳頭で十二指腸に開口しています（**図3-16**）。ここから出る胆汁は、脂肪を消化・吸収しやすい形にしたり、脂溶性のビタミンの吸収を助けたりします。また、図3-9で示すように膵臓はさまざまな消化酵素を出し、糖質や蛋白質、脂肪を分解します。

　空腸と回腸は粘膜上皮に消化酵素があり、消化の「仕上げ作業」が行われます。小腸の末端に到着するころには、蛋白質はアミノ酸、炭水化物は単糖類（グルコース、ガラクトース、フルクトース）、脂肪はモノグリセリド、脂肪酸、コレステロールといった小さい分子に分解されています。このうち、アミノ酸とブドウ糖は血液、脂肪は主にリンパ管に入って全身に運ばれます。

> **MEMO**
> **小腸の絨毛内部**
> 絨毛内部には、毛細リンパ管と毛細血管が走り、消化された栄養素を吸収しています。

胆汁を蓄える胆嚢のはたらき

胆汁というと、胆嚢でつくられると思いがちですが、実は、胆汁そのものは肝臓でつくられ、胆嚢はそれを蓄えているにすぎません（図3－17）。

肝臓で胆汁がつくられるとまず、胆管を通ってその下にあるナスのような形をした胆嚢に運ばれます。胆嚢の長さは約7～9cm、幅は2～3cmで30～50mLほどの容量があります。肝臓でつくられた胆汁の約半分をここで蓄えることができます。

胆嚢では胆汁から水分や塩分を吸収して5～10倍に濃縮したあと、粘液を加えます。食物がやってきたのを察知すると、十二指腸や空腸からホルモン（コレシストキニン）が分泌され、これが胆嚢を収縮させて胆汁をしぼり出し、十二指腸へと送り出します。

胆汁の97％は水で、ほかには胆汁酸、胆汁色素（ビリルビン）、コレステロールなどが含まれます。胆汁酸は脂肪の分子をバラバラにして、その周りを取り囲み、よく混ざったドレッシング状（乳化）にすることによって消化を助けます（図3－18）。また、ビリルビンやコレステロールは、水に溶けない脂溶性のビタミンを溶かし、吸収を助けるはたらきがあります。

こうしてはたらいた胆汁の大部分は小腸から吸収され、ほかの栄養分と一緒に肝臓に戻り、再利用されます。これを腸肝循環といいます。

MEMO
乳化とは
水と油のように、互いに溶け合わない液体を、界面活性剤を加えて激しく振ると、まとまるようになります。これが乳化です。界面活性剤は、水になじむ親水基と、油になじむ疎水基からできています。水に溶けているときは、親水基を外に向けた集合体（ミセル）をつくります。中心部は疎水性なので、油性の物質を内部に取り込むことができるのです。

MEMO
間接ビリルビンと直接ビリルビン
赤血球が壊されてつくられたばかりのビリルビンは遊離ビリルビンといい、水に溶けないで、アルブミンと結合して肝臓に運ばれてきます。肝臓でグルクロン酸が結合され（グルクロン酸抱合）、水に溶けるようになります。グルクロン酸の抱合により水に溶けるようになったビリルビンを抱合型ビリルビンといいますが、水溶性なので試薬と直接反応させて測定できるので直接型ビリルビンともいいます。一方、で遊離ビリルビンは水に溶けないので、試薬と反応させて測定する前に水溶性にするという作業を必要とするため、間接型ビリルビンともいいます。

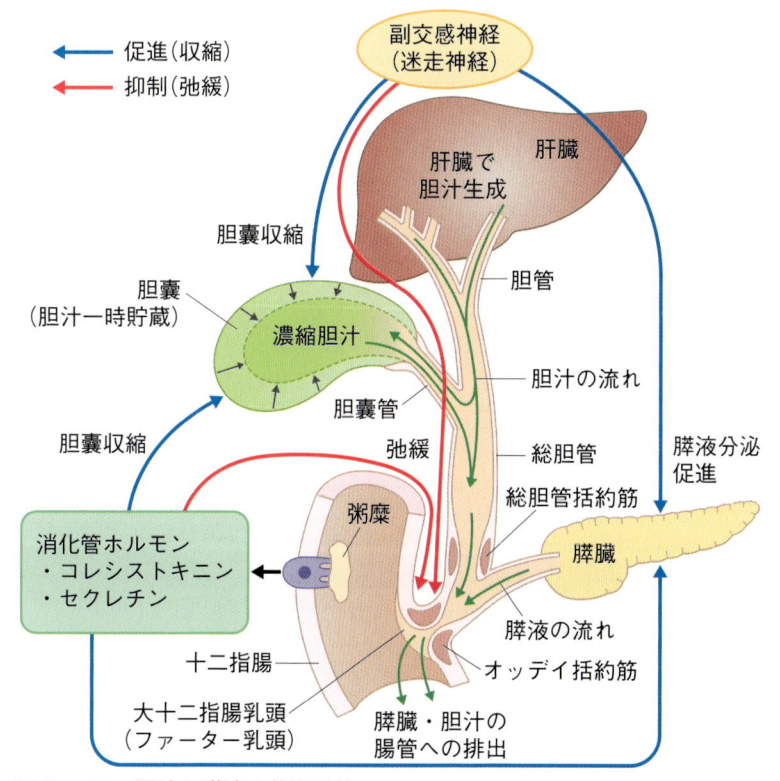

図3－17　胆汁と膵液の分泌調節

図3－18　胆汁の乳化作用

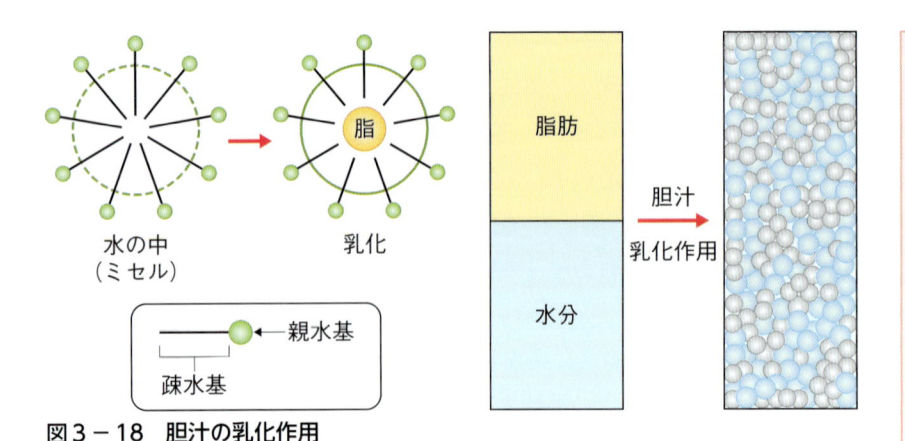

MEMO

新生児黄疸の光線療法

胎児は胎盤を介してガス交換しており肺でのガス交換より効率がよくないので、より多くの酸素を取り入れるために赤血球数は多くなっています。胎児期のなごりで新生児の赤血球数も多く赤くみえるのが、新生児を赤ちゃんといわれるゆえんのようです。出生後には肺呼吸を始めると酸素を十分に取り込むことができるの、余分な赤血球は壊されます。また、出生後はビリルビンを処理する肝臓の機能が未熟なため、一時的に血中ビリルビン濃度が高くなり皮膚が黄染する黄疸を発症します。治療法の一つである光線療法は、医師と看護師が窓際に寝かせた新生児が日光に当たると、黄疸が改善することに気づいたのがきっかけです。

COLUMN

胆嚢の隠れたはたらき

　脂肪の消化・吸収には胆汁による助けが大切で、胆汁は肝臓でつくられ、胆嚢は胆汁を蓄積・濃縮しているだけです。胆汁の成分の中で最も多く、脂肪の消化・吸収に関与するのは胆汁酸です。次に多い成分は胆汁色素で主体はビリルビンです。

　第2章で述べたように、古くなった赤血球は主として脾臓や肝臓で壊されます。中身のヘモグロビンはヘムとグロビン蛋白に分解され、グロビン蛋白はアミノ酸に分解され、蛋白合成に再利用されます。ヘムは鉄がはずされビリルビンに変換され、鉄は骨髄に運ばれ、ヘモグロビンの合成に再利用されます。寿命が来て古くなった赤血球は絶え間なく壊されるので、ビリルビンが絶え間なくつくられ、胆汁も絶え間なくつくられます。しかし、これはもう再利用できないゴミなので処理しなければなりません。そこで、胆汁の成分として排泄しようとしたわけです。つまり、胆汁は赤血球の死骸の排泄経路になっています。肝臓はビリルビン以外にも毒物を処理して胆汁成分として排出しています。

　肝臓で胆汁が絶え間なくつくられるということは、脂肪の消化にはあまり意味がありません。胆汁は常に必要なものではなく、脂肪の消化の際にリパーゼの助っ人をするわけですから、十二指腸に脂肪がきていないときにもだらだら胆汁が出ていても無駄になるだけです。むしろ脂肪が十二指腸にきたときにだけ集中して放出されたほうが効率がいいことがわかります。肝臓にその機能があればよかったのですが、肝臓はほかにも重要な役割を担っていて、これ以上は無理だと神様が思ったのかもしれません。

　肝臓から排出されるはずのゴミを含んだ胆汁が十二指腸に脂肪がきたときだけしか排出されないとしたらどうでしょうか。もし、脂肪がこなかったら、ゴミを出すことができなくなります。脂肪がきたときに合わせてゴミ捨てというのは危険ではないでしょうか。そこで、神様は胆汁を必要なときまでためておくという機能を胆嚢に任せたのだと思います。というか、せっかくつくった胆汁酸を無駄にせず、かつゴミを確実に捨てる方法として進化したのでしょうね。

　肝臓で1日700～1,000mLもつくられる胆汁は、このままでは胆嚢に入りきれなくなります。そこで、濃縮して貯蔵しているのです。肝臓でできたてほやほやの胆汁を肝胆汁、胆嚢で貯蔵されている胆汁を胆胆汁といい、色や組成が違います。要するに、胆嚢のおかげで肝臓は絶え間なく胆汁をつくり続けることができ、しかもそれを必要なときだけ放出することが可能になっているのです。

膵臓の内分泌と外分泌

　膵臓（図3-19）でつくられる膵液は、一日当たり500〜1,000mLといわれます。この中には、図3-9に示してある糖質、蛋白質、脂質の三大栄養素だけでなく核酸をも分解してしまういくつかの強力な消化酵素が含まれています。これらの消化酵素は十二指腸、つまり身体の外側に向かって分泌されます。胃液の塩酸を中和する重炭酸イオンも含まれています。これを外分泌といいます。

　一方、膵臓にはホルモンを血液中に分泌（内分泌）するはたらきもあります。内分泌にかかわる部分は、外分泌部分の中に島のように分散していることから、発見者の名をとって、ランゲルハンス島とよばれます（図3-20）。

　個々の消化酵素とホルモンのはたらきは、以下のとおりです。

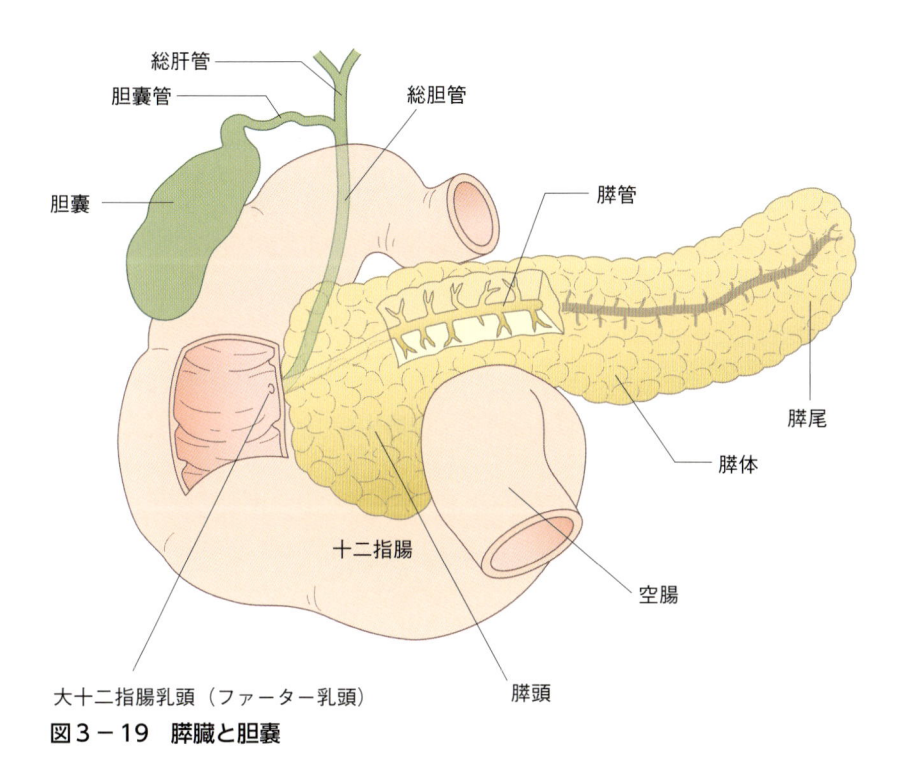

図3-19　膵臓と胆嚢

図3-20　ランゲルハンス島

外分泌（消化酵素の種類）

①糖質分解酵素：アミラーゼ
②蛋白質分解酵素：トリプシン、キモトリプシン、エンテロキナーゼ、カルボキシペプチターゼ
③脂肪分解酵素：リパーゼ
④核酸分解酵素：ヌクレアーゼ

　十二指腸への膵液の分泌は、自律神経と消化管ホルモンによって刺激されます（図３－17参照）。自律神経の副交感神経（迷走神経）の刺激により膵液の分泌が刺激されるとともに、胆嚢の収縮とオッディ括約筋の弛緩により胆汁の分泌が刺激されます。

　小腸に入った内容物は小腸上皮細胞を刺激して、コレシストキニンとセクレチンを分泌させます。これらは膵液と胆汁の分泌を促します。

内分泌（ホルモンの種類）

①**インスリン**：ランゲルハンス島のＢ細胞から分泌される。ブドウ糖の細胞への取り込みを促し、血糖値を下げる。余分なブドウ糖を脂肪組織では脂肪に、肝臓ではグリコーゲンに変えて蓄える。
②**グルカゴン**：ランゲルハンス島のＡ細胞から分泌される。肝臓に蓄えたグリコーゲンを分解してブドウ糖に戻し、血糖値を上げる。

消化管ホルモンのはたらき

　消化器系のはたらきは神経系としては迷走神経、ホルモンとしては消化管ホルモンによってコントロールされています。消化管ホルモンは胃、十二指腸および小腸上部の消化管の内面にある粘膜に散在する内分泌細胞で産生されています。覚えたい消化管ホルモンは、ガストリン、セクレチン、コレシストキニンの３つです（図３－21）。

　ガストリンは迷走神経の刺激や食物が胃に入ってくると、胃の幽門部にあるガストリン細胞（Ｇ細胞）から分泌されます。ガストリンにより胃液の分泌が促進されます。内容物が胃から出て十二指腸にやってくると、十二指腸・空腸からはコレシストキニンとセクレチンが分泌されます。ここまできても、脂肪は全く消化されていません。内容物に含まれる脂肪はコレシストキニンの分泌を促進します。コレシストキニンは膵液の成分のうち、消化酵素の分泌を促すとともに、胆嚢を収縮させ胆汁の分泌も促します。

　一方、内容物の中の塩酸はセクレチンの分泌を刺激します。セクレチンは膵液の消化酵素が作用するために塩酸を中和する重炭酸イオンの分泌を促します。また、小腸に内容物がきているということは、もう胃液を出す必要がないということでもあり、これ以上胃液を出すと潰瘍を引き起こしかねないので、胃液の分泌を抑制します。

MEMO

膵炎の原因

膵臓は三大栄養素すべてを消化する酵素だけでなく核酸の分解酵素まで産生し・貯蔵し、必要に応じて十二指腸に分泌しています。これらの消化酵素は十二指腸に分泌されてから活性化されるのですが、膵管内圧の上昇や分泌の過剰刺激などにより、貯蔵されている消化酵素が膵臓内で活性化され膵臓自体の自己消化が生じた状態が膵炎で、そのため腹痛を引き起こします。これが膵炎です。原因としての胆石は膵液の流れを阻止するのでわかりますが、原因で最も多いのはアルコールです。そのしくみはアルコールが膵液の分泌を刺激し消化酵素を活性化するとか、膵液と胆汁の出口に浮腫が起こり、膵管が狭くなるなど、まだわかっていないようです。

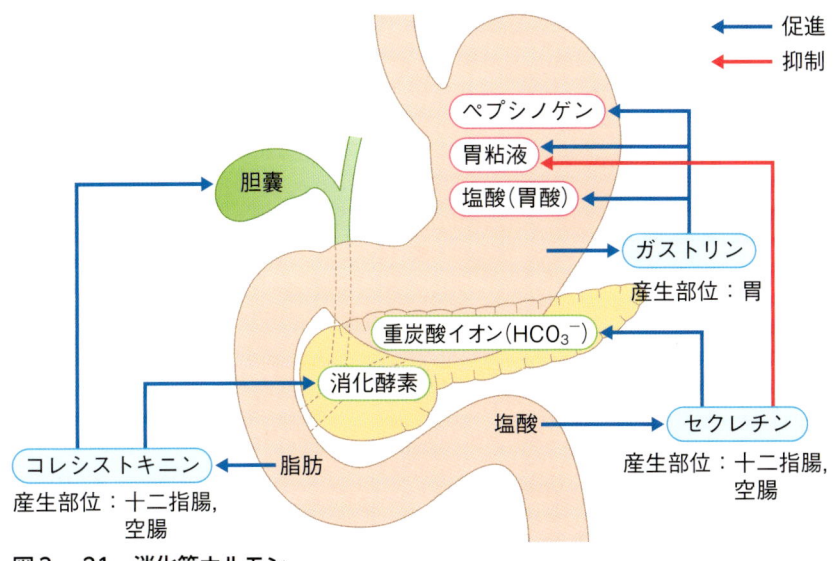

図3-21 消化管ホルモン

小腸での吸収

アルコールは胃でも吸収されますが、ほとんどの食物の吸収は小腸で行われます。小腸の上皮細胞の微絨毛の膜が最終的な消化吸収の場所です（図3-15）。微絨毛は、細胞膜の小さな突起で、ブラシ（刷子）の毛に似ているので刷子縁ともよばれます。細胞膜には細胞膜には蛋白質と糖質を消化する酵素（刷子縁酵素）が存在します。

唾液と膵液に含まれているアミラーゼはデンプンを単糖のグルコースにまで分解せず二糖類のマルトースまでです。また、食事で調味料として摂取するショ糖や乳汁中の乳糖も二糖類です。これら二糖類は刷子縁にある二糖類分解酵素であるマルターゼ、スクラーゼ、ラクターゼにより分解されながら細胞内に入っていきます。生成された単糖類は絨毛の毛細血管に入り、門脈を経て肝臓に運ばれます（図3-22）。

胃液と膵液に含まれる蛋白質分解酵素は蛋白質をアミノ酸が2つないし3つ結合した状態まで分解します。二糖類と同じように刷子縁にある酵素でアミノ酸にまで分解されながら細胞内に入ります（図3-23）。

胆汁で乳化された中性脂肪は膵液に含まれるリパーゼの作用でグリセロールと脂肪酸に分解されます。小腸の上皮細胞に吸収されたグリセロールと短鎖の脂肪酸は毛細血管に入りますが、大部分の脂肪酸はグリセロールと結合し、中性脂肪となります。このまま血液の中に入ると大きな脂肪粒になって血管をつまらせてしまいます。そこで、胆汁酸が脂肪を乳化するように、蛋白質が脂肪の分子をバラバラにして周囲を包んで脂肪の小さい粒子を形成します。

これをリポ蛋白質といい、小腸でつくられる食物由来の中性脂肪を運搬するリポ蛋白質を、とくにカイロミクロン（キロミクロン）といいます。こう

> **MEMO**
> **牛乳を飲むとお腹ゴロゴロ**
> 乳糖（ラクトース）はガラクトースとグルコースが結合した二糖類で、母乳や牛乳などに含まれる栄養素です。口から摂取された乳糖は小腸粘膜に存在する乳糖分解酵素であるラクターゼによって分解されて小腸粘膜より吸収されます。乳糖不耐症では、この乳糖分解酵素が欠乏あるいは活性が低下することにより乳糖が分解されず、腸の中に残ることで、腸管内の浸透圧が上がり、浸透圧性下痢症を起こすものです。

図3−22　二糖類の分解と吸収

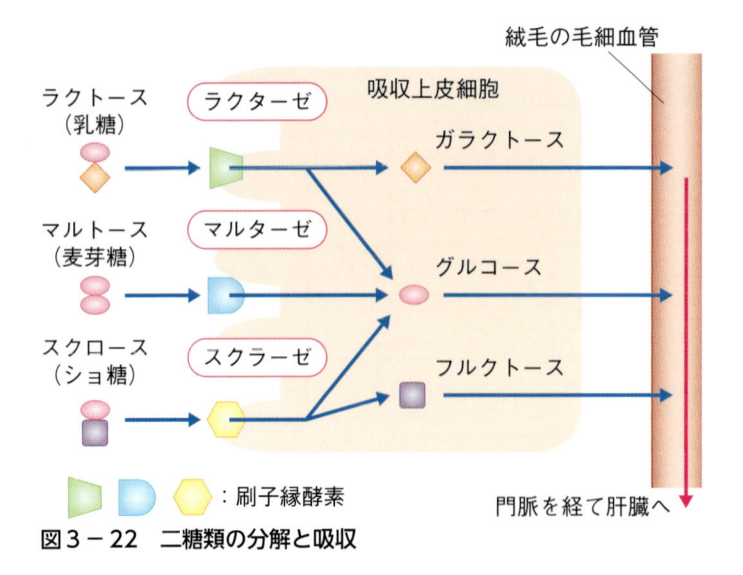

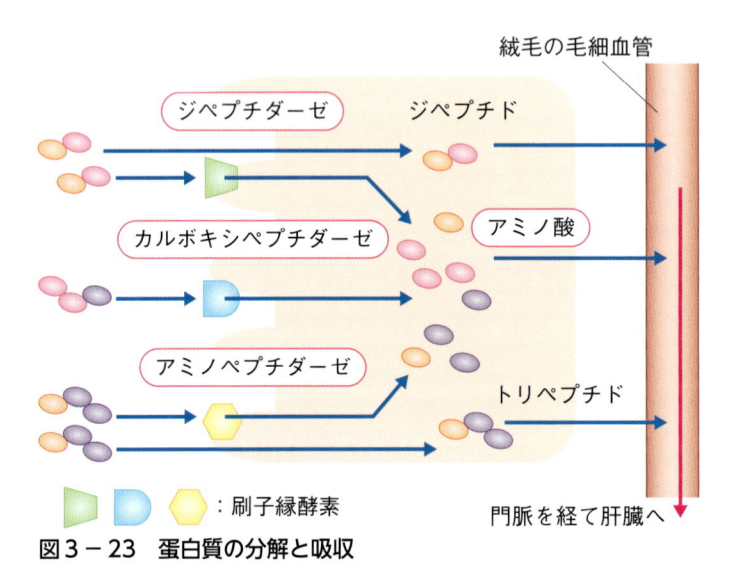

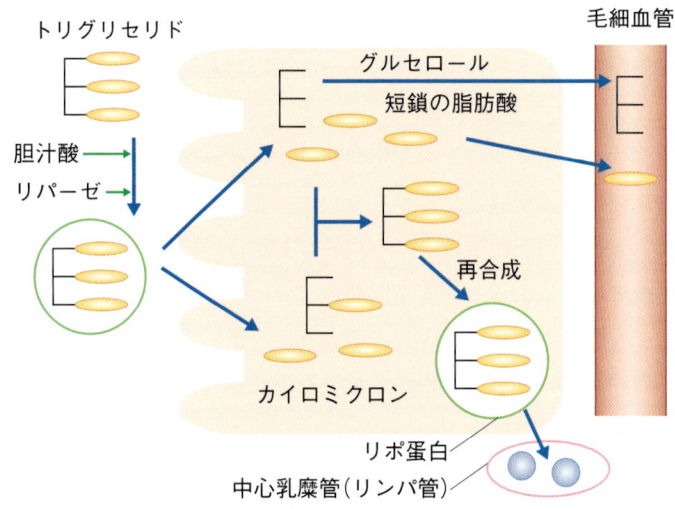

図3−23　蛋白質の分解と吸収

図3−24　脂質の分解と吸収

なると毛細血管の壁を通ることができないのでリンパ管（中心乳糜管）に入ります（図3-24）。リンパ管に入ったカイロミクロンは乳糜槽、胸管を経て左の鎖骨下静脈を介して血流に合流します。

4 旅の終わり

大腸の消化吸収と排便

通常、糞便はS状結腸で待機しており、直腸は空です。食事をして胃の中に食物が入ると、反射的に大きな蠕動運動（総蠕動）が起こり、糞便は直腸に移動すると直腸内圧が上昇し、直腸壁が伸展します。これが刺激となって排便反射が起こります。刺激は求心性神経線維を経て脊髄の仙髄にある反射中枢に入ると、遠心性神経線維を経て直腸を収縮させるとともに、肛門括約筋を弛緩させ、糞便が排出されます。このとき弛緩するのは内肛門括約筋で、自分の意思で調節することができない平滑筋です。直腸壁の伸展刺激は大脳皮質にも伝わり、便意として認識されます。そのため、いま排便すべきかどうかを決め、自分の意思で収縮と弛緩を調節する外肛門括約筋に指令を出します。

排便反射は食事をするたびに起こることがわかります。いちばん大きな蠕動運動が起こるのは朝食時で、たいていの人は朝食後に排便しています。なかには3度の食事のたびに排便する人もいます。もちろん、赤ちゃんもミルクを飲むたびに排便反射が起きています。でも、直腸の伸展刺激を便意として認識できないのと、自分の意思で外肛門括約筋を収縮させて排便阻止もできないので、いつ排便するか見当がつかず、おむつを当てています。母親が食後にタイミングを見計らってオマルに座らせ、そのあと排便を繰り返していくうちに、便意を伝えることができるようになります。

糞便が消化管の最後である直腸まで到達すれば、排出するというのが自然

COLUMN

油断できない虫垂炎

盲腸にぶら下がっている虫垂は通常はねじれているので、細菌がたまりやすくなっています。また、虫垂は多くのリンパ小節を含んでいて、扁桃腺が腫れるのと同じように炎症を起こしやすい部位です。なんらかの原因により虫垂内部で細菌が増殖して感染を起こした状態が虫垂炎です。炎症が盲腸にまで及ぶと盲腸炎になります。昔、なかなか診断がつかなかったころ、開腹したときにはすでに虫垂での炎症が盲腸炎まで進行していたため、両者の区別がつかなかったのだと思われます。虫垂炎は炎症が進行し虫垂が穿孔すると膿汁が腹腔内に流出し、腹膜炎を起こすので油断できません。

でしょう。でも、それをすれば社会人としての生活が成り立ちません。そこで、自分の意思で排便をコントロールしているのです。ですから、脊髄損傷のように、排便中枢から大脳皮質との間の経路が途絶えてしまうと、社会生活が営めなくなることはわかると思います。

第3節 栄養素の代謝

1 肝臓

代謝の中枢

　さて、いよいよ肝臓です。人間が生命を維持していくうえで、肝臓は欠かせない大切なはたらきをしています。それは消化管からの吸収された栄養素が門脈を経て肝臓に入るからです。

　たとえば皆さんが我が家の家計を考えるとき、生活にまわすお金と貯蓄にまわすお金を分け、お金が余ったら貯金をし、足りなくなったら貯金をおろすという作業をしていますね。肝臓がしている重要な役割の1つが、この仕分け作業です。小腸で吸収された栄養分のうち、いますぐ身体に必要な栄養分だけを体内にまわし、余分な栄養分をいざというときのために蓄えているのです。

　では、いったい何のためにこんなことをしているのでしょう。

　私たちが貯金をするのは、いざというときに備えるためです。ヒトの身体でいう「いざというとき」というのは、私たちが栄養分を取り込めないとき、つまり、働いたり、スポーツをしたり、勉強したり、夜間にゆっくり眠って身体を休めているときなどのことです。

　細胞は24時間、栄養素と酸素を必要としますから、血管には常に血液が流れていて、必要な物質をせっせと細胞に運び続けています。もし、肝臓が栄養分を貯めておかなかったら、食べた栄養素はすぐに使い果たされてしまい、またすぐに栄養分を取り込まなければなりません。これでは、人間は年がら年中食べることばかり考えて、働くことも、考えることも、夜間おちおち眠ることさえできません。

　それに、肝臓がなかったら、食べた直後と食べて時間が経ってからでは血糖値が大きく上下して内部環境が大きく変化し、細胞にとっても非常に住みにくい状態になってしまいます。

　肝臓はこのほかにも、吸収した栄養分を同化したり解毒したりするなど、大きな化学工場の役割も担っています。

> **MEMO**
> **インスリンと糖尿病**
> 血糖値を下げる効果があるホルモンは、インスリンだけです。余分なグルコースを脂肪へ合成し、他方でグルコースの消費を促します。体内のインスリンが不足すると糖尿病になることで知られます。

肝臓の位置と構造

　肝臓は、人体で最も重い臓器で、横隔膜の下で右側に片寄って位置しています（図3－25）。その重さは成人で1,400gほどにもなります。その構造は、肝鎌状間膜を境に、右葉と左葉に分かれます（図3－26）。大きさは左葉の

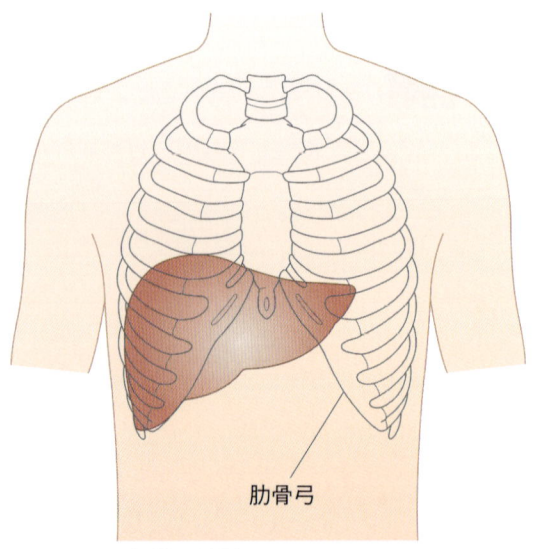

図3-25 肝臓の位置

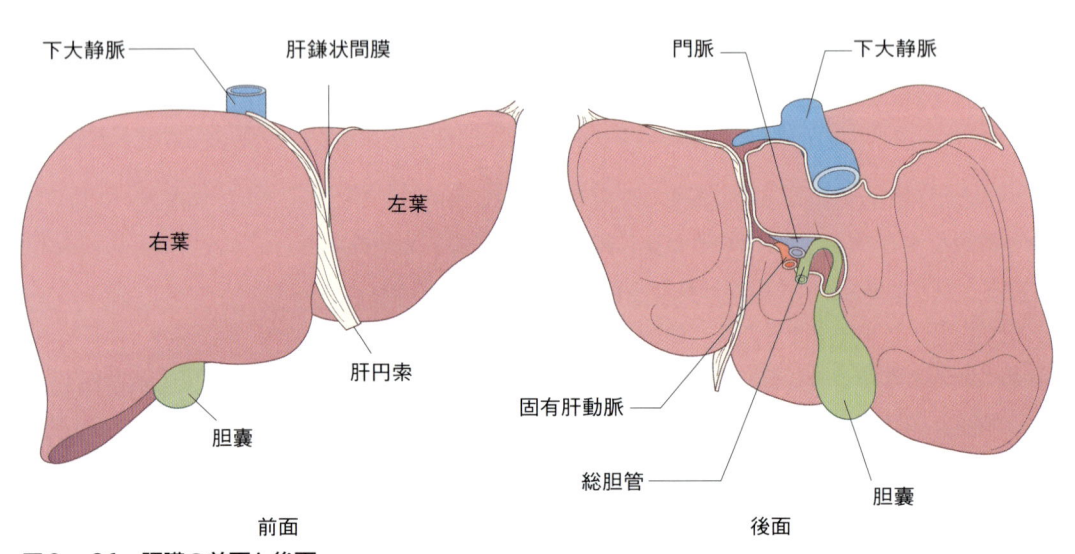

図3-26 肝臓の前面と後面

ほうが一見して小さく、ほぼ全体の3分の1から6分の1程度といわれます。肝臓を顕微鏡で覗くと、1～2mmほどの小さな六角柱が無数に集まっているのがみえます。これは肝小葉とよばれます（**図3-27**）。

　肝小葉には、2つの血管系から異なった性質の血液が流れてきます。その1つは肝動脈で、腹大動脈の枝の1つである腹腔動脈がさらに枝分かれしたものです（**図3-28**）。ですからこの血管は、心臓から送られる酸素に富んだ血液を運びます。

　一方、胃や小腸からの栄養に富んだ血液と脾臓や膵臓などの血液を集め、肝臓に送り込む静脈を、特別に門脈とよんでいます。この2種類の血流は、肝小葉の周辺で一緒に並び（小葉間動脈、小葉間静脈）、肝小葉の組織内を流れて処理されたあと、中心静脈から肝静脈を経て下大静脈に導かれ、心臓

> **MEMO**
> **肝臓の血管**
> **固有肝動脈**：肝臓に酸素に富んだ血液を供給する動脈
> **門脈**：胃や腸からの栄養に富んだ血液と、脾臓や膵臓の血液を集め肝臓に送り込む静脈
> **肝管**：肝臓で分泌された胆汁を集めて運ぶ管。胆嚢からの胆嚢管と合流し、総胆管となって十二指腸に注ぐ。

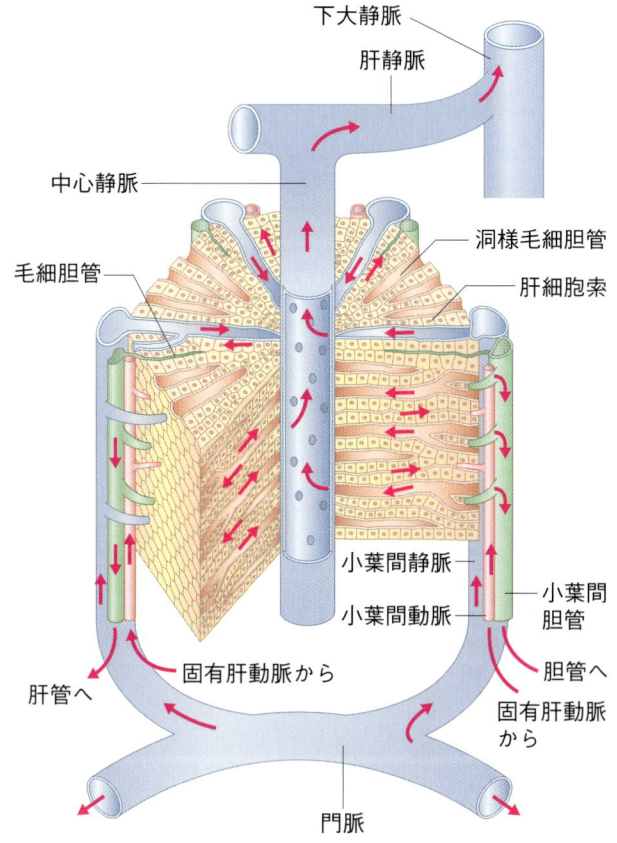

図3-27 肝小葉：肝臓の血流と胆汁の流れ

　門脈循環の静脈血は，腹腔内の消化器官，脾臓，膵臓からの静脈血をすべて集めて肝臓に運んでいる。門脈の血液には，食後すぐに大量の栄養物が取り込まれる。肝臓は，適当量の糖質や脂質，蛋白質が血液中に維持されるようにはたらいている重要な器官の1つである。

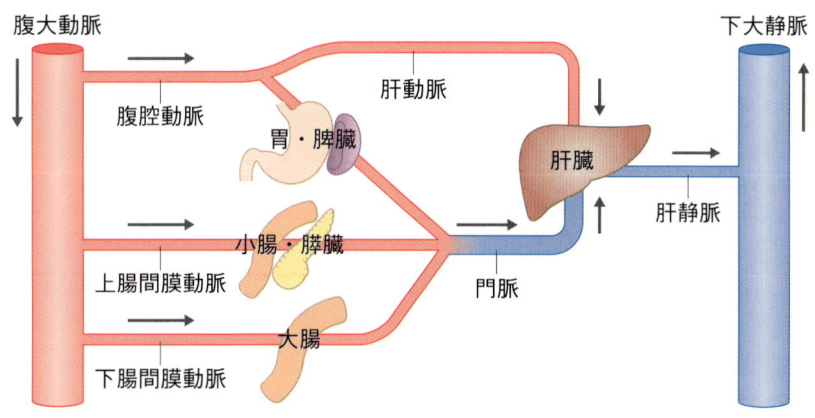

図3-28 肝臓を出入りする血管系

に戻ります。
　肝臓を1日に通過する血液量は約2,160L、一升瓶にして1,200本分といわれます。そのうち、7～8割は門脈から入り、残りは肝動脈から入ります。肝臓が暗い赤味を帯びているのは、こうして常に大量の血液がそこに集まっ

ているからです。

　肝小葉には血液の流れとは逆に、中心部から周辺に向かって胆汁が流れています（図3-27参照）。肝細胞で生成された胆汁（肝胆汁）は毛細胆管に入り、小葉間胆管となり、右葉・左葉のそれぞれ右肝管・左肝管は肝門部で1本の総肝管となり肝臓から出ます。胆汁の貯蔵器である胆嚢へ、その導管である胆嚢管を通り、胆嚢へ入り濃縮されます。胆嚢からの胆汁（胆胆汁）は胆嚢管を通り、総胆管を経て、膵液とともにファーター乳頭で十二指腸に送り出されます（図3-17参照）。

肝臓で起こる化学反応

　肝臓は、消化器系に広く分布する静脈から、必要な材料を集め、同化・異化といったさまざまな化学処理を施し、一部を蓄えたり、再び身体の各部分に送り出したりといったはたらきをしています（図1-3参照）。

　小腸で吸収されたブドウ糖の一部は、肝臓でグリコーゲンにつくり変えて蓄えられます。このグリコーゲンは、ブドウ糖分子が集まってできた構造をしており、必要なときには再びブドウ糖に分解され、血液によって体内に送り出されます。

　また、胃や腸で消化されたアミノ酸も、肝臓で再びアルブミンとフィブリノゲン（凝固因子の1つ）といった蛋白質に再合成されます。

　脂肪もまた、肝臓でコレステロール、リン脂質、中性脂肪などの人間が活用しやすい形に変えられ、再び血中へ送られます。コレステロールは、細胞膜や性ホルモン、ステロイドの材料にもなります。

　このように、肝臓は人体という社会を成り立たせるための巨大な化学工場であり、貯蔵庫でもあります。したがって、病気によって肝臓の機能が弱ま

> **MEMO**
> **コレステロールとは**
> コレステロールは、細胞膜の構成成分で、代表的なステロイド化合物です。血液中では、リポ蛋白質と結合した状態で存在し、このうち、低密度リポ蛋白質（LDL）はコレステロールを50％含み、血管壁に沈着して動脈硬化を引き起こす一因になります。そこで、卵などコレステロールを多く含む食品の摂取を控えるようにいわれることがあります。でも、体内のコレステロールは食事から入る量より体内で合成される量のほうが多いのです。コレステロールの合成は主として肝臓で、そのほか小腸、副腎皮質、性腺でも行われます。そして、食事からコレステロールが取り込まれると、肝臓でのコレステロール合成を取り仕切っている酵素（HMG-CoA還元酵素）を阻害し体内での合成を低下させます。高コレステロール血症の治療にはこの酵素の阻害薬が使われています。

表3-1　肝臓の主なはたらき

糖代謝	・糖からグリコーゲンを生成して貯蔵する ・糖から脂肪を作って貯蔵する ・糖が不足した場合に、アミノ酸から糖を作る
蛋白質代謝	・アルブミン、フィブリノーゲンを作る ・不要になったアミノ酸のアミノ基を尿素に変える ・アミノ基転移酵素のはたらきで、アミノ酸を別のアミノ酸に合成し直す
脂肪代謝	・リポ蛋白を作る ・中性脂肪、コレステロール、リン脂質を作る ・脂肪酸をケトン体に分解する
ビリルビン代謝	・間接ビリルビンを直接ビリルビンに変えて胆汁の中に放出する
無機質（鉄など）やビタミンの代謝	
解毒作用	・有害物（アンモニア）、不要になったホルモン、薬物などを無毒化、または不活化する
胆汁を生成する	

ると、必要な物質を十分につくり出せなくなり、人体の各所に影響を及ぼします（表3－1）。

肝臓の解毒作用

化学工場としての肝臓には、もう1つ血液中の有毒な物質を無害な形にして体外へ出す解毒のはたらきがあります。

たとえば、体内に入ったアルコールの20％は胃で吸収されますが、残りの80％は肝臓へ送られます。肝臓ではまず、アルコールをアルコール脱水酵素のはたらきでアセトアルデヒドに分解します。すると今度は、アセトアルデヒド脱水素酵素により、それを酢酸に変え、最終的には水と二酸化炭素に分解します。また、異物、主に水に溶けない脂溶性の物質を毒性の少ない水溶性の物質に変え、尿中や胆汁中に排泄させるはたらきもあります。

不要なアミノ酸が分解される過程ではずれたアミノ基は有毒なアンモニアになります。肝臓はこれを無毒な尿素につくり変える尿素回路をもっており、尿素は尿中に排泄されます。

肝臓疾患などで尿素回路が障害されるとアンモニアの処理ができなくなり、高アンモニア血症に陥ります。アンモニアは脳組織において、TCA回路におけるATP生成を停止させる毒性をもっています。血中濃度が高くなると、意識障害や昏睡（肝性昏睡）に陥り、呼吸抑制が出現したりします。

> **MEMO**
> **肝臓の食細胞：クッパー細胞**
> 肝小葉の血管（類洞）壁にあるクッパー細胞は、ドイツ人のクッパーが墨汁粒子を取り込み黒く染まる細胞の存在から発見された食細胞です。消化管から送られてくるあらゆる物質は肝臓を通るので、ここで有害物質や異物が処理されるのです。クッパー細胞は古くなった赤血球を破壊し、ヘモグロビンのヘム色素をビリルビン（胆汁色素）に変えてくれます。

2 栄養素の代謝

炭素原子を主とする化合物を有機物（有機化合物）といいますが、その母体となるのは炭素と水素からなる化合物、炭化水素です。炭化水素を燃焼すると、水素は酸素と結合して水になり、このときエネルギーが生成されます。一方、炭素は酸素と結合して二酸化炭素になり、これは老廃物として呼息として体外に排出されます。要するに栄養素の代謝によりエネルギーが生成されるのは、分子の中の水素が燃料として燃えるからです。

石油や天然ガスなどは化石燃料ともよばれ、動植物などの死骸が地中に堆積し、長い年月をかけて地圧・地熱などにより変成されてできた化石となった有機物です。つまり、これらは炭化水素やその混合物であり、石油化学工業の原料として今日の社会基盤を支える資源として欠くことのできない物質です。しかし、炭化水素をエネルギー源として利用すると副産物として生成される二酸化炭素は、地球温暖化に関与しています。

この二酸化炭素は植物による光合成で酸素と有機物に変換されるのですが、森林の伐採により、地球温暖化が加速しているのです。

血液中の糖質の行方

糖質は生体にとって重要なエネルギー源です。しかし、食事により大量のグルコースが吸収されると使いきれないので、肝臓や筋肉では、それをグリコーゲンという多糖にして貯蓄しておきます。

肝臓のグリコーゲンは消化管からのグルコースの供給が途絶えたときに、グルコースに分解して血液中に放出してくれます。一方、筋肉のグリコーゲンは、グルコースに分解し、筋収縮のエネルギー生成のためだけに使います。血糖が下がったからといって、筋肉のグリコーゲンをグルコースとして血中に放出しつくしてしまったら、食物を探すために動けなくなります。

細胞に取り込まれたグルコースは酸素で燃焼されると、二酸化炭素と水、そしてエネルギーとしてATPが生成されることは、すでに述べたとおりです。

$$C_6H_{12}O_6 + 6O_2 \rightarrow 6CO_2 + 6H_2O + ATP$$

反応を少し分けてみていきましょう（図3-29）。

細胞に取り込まれた炭素6個のグルコース1分子は、細胞質でいくつかの反応を経て、炭素3個のピルビン酸2分子に分解されます。このとき少量のATPが生成されます。この反応では酸素を必要としないので、嫌気的解糖といいます。激しい運動をすると筋細胞ではピルビン酸を経て炭素3個の乳酸2分子になります。

ピルビン酸はミトコンドリアの中に入ると、炭素1個が二酸化炭素となり出ていき、炭素2個のアセチルCoAになり、炭素4個のオキザロ酢酸と結合して、炭素6個のクエン酸になります。クエン酸はいくつかの反応を経て、2個の炭素が二酸化炭素として出ていき、炭素4個のオキザロ酢酸に戻ります。この一連の反応経路をクエン酸回路といいます。クエン酸は3個のカルボン酸からできているのでトリカルボン酸回路（TCA回路、tricarboxylic acid cycle）、Krebs（1937年）が提唱したのでクレブス回路ともよばれます。

この回路がまわる過程では水素も抜き取られ、ミトコンドリアの膜にある電子伝達系で水素イオン（H$^+$）と電子（e$^-$）に分かれ、電子がバケツリレーのように次々といろいろな蛋白質に手渡されます。最終的には、細胞から取り込まれた酸素が水素イオンと電子を受けとめて水になります。このときに大量のエネルギーはATPとして生成されます。

図には示してありませんが、クエン酸回路から水素を抜き取って電子伝達系に運ぶのは補酵素のNADとFADです。これらの補酵素はそれぞれナイアシン、ビタミンB$_2$からつくられるものです。エネルギー生成にこれらのビタミンが必須であることがわかります。

まとめると、炭素、酸素、水素からできているグルコースは、クエン酸回

> **MEMO**
> **筋肉のグリコーゲンは血糖になれない**
> グリコーゲンの分解は、ホスホリラーゼという酵素でグリコーゲン分子の枝の端からリン酸を付加しながらグルコースを一つずつはずしていきます。グルコースを血糖維持のために細胞の外に出すためにはグルコース-6-ホスファターゼという酵素でリン酸をはずす必要があります。この酵素は肝臓にはありますが筋肉にはありません。ですから、筋肉のグリコーゲンは血糖維持に使うことができません。

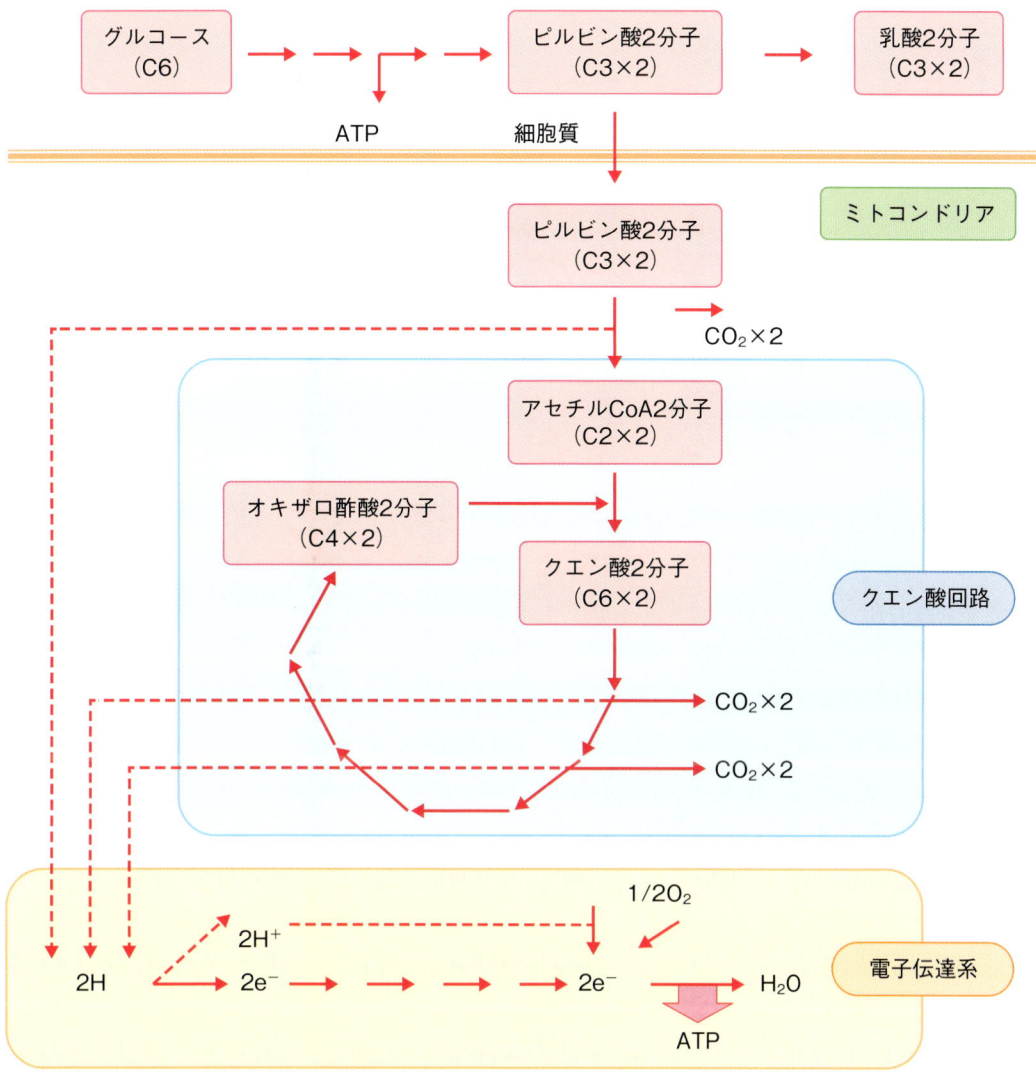

図3-29 嫌気的解糖とクエン酸回路

COLUMN

燃料電池の原理

　水に外部から電気を通すと水素と酸素に分解します。この逆の原理で、水素と酸素を反応させて電気をつくるのが燃料電池です。
　水の電気分解　　　$H_2O + 電気 \rightarrow H_2 + 1/2O_2$
　燃料電池　　　　　$H_2O + 電気 \leftarrow H_2 + 1/2O_2$
　燃料電池では、酸素は空気中にあるものを利用し、水素は都市ガスの原料である天然ガスなどから取り出します。水素と酸素が反応して発電した結果、生成される物質は水だけなので、環境にやさしいといわれています。

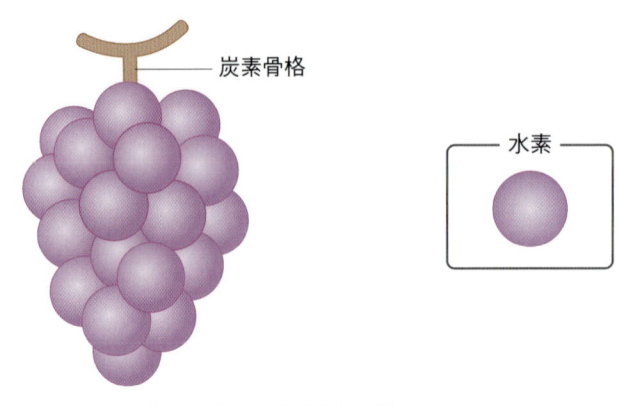

図3-30　炭化水素とブドウ糖の関係

路をまわる過程で炭素と水素が抜き取られます。炭素は酸素と結合し二酸化炭素として排出され、水素は電子伝達系に送り込まれ、酸素と反応させて水にする過程で大量のATPが産生されます。つまり、水素が燃料になっていることがわかります。この原理を利用して発電するのが燃料電池です。

生体では水素だけを取り込むことはできないので、有機化合物（炭素骨格に水素を結合させた炭化水素）として取り込みます。炭化水素をブドウにたとえると、炭素骨格に相当するのが枝で、水素が食べられる房の部分です（図3-30）。

血液中のアミノ酸の行方

通常、消化管で分解され吸収されたアミノ酸が細胞に取り込まれ、エネルギー源として燃えることはありません。糖質や脂質が不十分だったりするとATP産生に使われることがあります。

基本的には、血液から取り込んだアミノ酸は結合組織の線維や筋肉蛋白質のように生体の構成成分になるか、酵素や抗体といった機能蛋白質を合成するために使われます。

すべてのアミノ酸にはアミノ基があるので、分解される過程でこのアミノ基がはずされます。アミノ基を失うと、クエン酸回路の一員であるケト酸になり、クエン酸回路の中で燃えることができます。逆にケト酸はアミノ基をもらうとアミノ酸になれます。たとえば、ピルビン酸はアミノ基をもらうとアラニン、オキザロ酢酸はアミノ基をもらうとアスパラギン酸というアミノ酸になります。これのアミノ酸はグルコースが代謝される過程で生成される物質からつくることができるので、非必須アミノ酸とよばれるのです。

エネルギー産生のためにアミノ酸を酸化すると、はずれたアミノ基がアンモニアになります。肝臓は有毒なアンモニアを無毒の尿素に変換して解毒しています。

> **MEMO**
> **肝機能を測るASTとALT**
> ASTもALTもアミノ酸をつくるのに関係する酵素です。正常では、ASTが1〜35、ALTは4〜40の範囲内にあります。肝臓に障害が起こると、これらの値が高くなり、急性肝炎では100から多い場合で2000を超える値を示す場合があります。このように、生体内の特定の酵素量を測定することは、それが関連する部位の疾患を見極める重要な目安になります。

血液中の中性脂肪の行方

中性脂肪はグリセロールに3個の脂肪酸が結合したものです。血液中の脂質の主成分である中性脂肪は、小腸の上皮細胞でリポ蛋白質のカイロミクロンになって運搬されています。カイロミクロンは組織にあるリポ蛋白リパーゼによりグリセロールと脂肪酸に分解され、細胞に取り込まれます。グリセロールと結合していない脂肪酸は遊離脂肪酸(free fatty acid；FFA)ともよばれます。

グリセロールは炭素3個の炭化水素なので、グルコースからピルビン酸までの嫌気的解糖の途中から合流して、エネルギー源として燃えます。言い換えれば、中性脂肪を合成するために必要なグリセロールはグルコースから供給できるといえます。

脂肪酸を分解するときはカルボキシル基のほうから炭素2個目のところから2つずつ切って(酸化)アセチルCoAになります。2番目の位置(β)にあるので、β酸化といいます。アセチルCoAは糖質の代謝経路で紹介したクエン酸回路に合流してエネルギーを生成します。1本のステアリン酸($C_{17}H_{35}COOH$)は18個の炭素からできているので、β酸化により9個のアセチルCoAができることになります(図3−31)。

一方、脂肪酸を合成するときは、β酸化の単純な逆反応ではありませんが、アセチルCoAを土台にして2炭素ずつ炭素の鎖を長くしているので、ヒトでは、たいていの脂肪酸の炭素数は偶数になっています。グリセロールと同様に、脂肪酸もグルコースから供給されるということです。

グルコース($C_6H_{12}O_6$)の分子量はC(原子量12)×6個+H(原子量1)×12個+酸素(原子量16)×6個=180、つまり1モルで180gです。このうち、燃料に相当する水素の割合は、12/180×100=6.7(％)です。

一方、ステアリン酸($C_{18}H_{36}O_2$)の分子量はC(原子量12)×18個+H(原子量1)×36個+酸素(原子量16)×2個=284、つまり1モルで284gです。このうち、水素の割合は、36/284×100=12.7(％)

栄養素が燃焼して発生するエネルギー量は、糖質と蛋白質は1g当たり4kcalなのに対して脂質は1g当たり9kcalで、糖質の約2倍であることからもわかります。

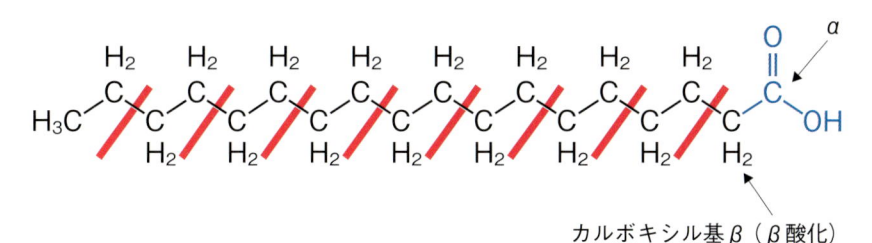

図3−31　鎖式炭化水素基

また、グルコース分子の中には酸素原子が6個も含まれており、全重量の53％（96/180×100）を占めています。一方、脂肪酸の酸素は2個で、ステアリン酸の場合、全重量の11％（32/284×100）しか占めていません。

　生物が進化の過程で陸に上がってきたことで、酸素を何不自由なく得ることができるようになったので、あえて酸素を蓄える必要もないのです。そういう意味で脂質は酸素を必要最低限にして燃料の水素を凝縮した形になっています（中性脂肪はグリセロールという港に着岸している3艘のタンカーみたいなものです）。言い換えると、糖質は酸素がなくてもエネルギーを得ることができますが、脂質は酸素の供給がないと燃えないということもわかります。ダイエットで痩せるには有酸素運動で脂肪を燃やさなければならないこともわかります。

　エネルギー源としてはグルコースと脂肪では長所、短所があります。グルコースからピルビン酸までの嫌気的解糖で少量のATPが短時間に生成することができるので、瞬間的な運動でのエネルギー源になりますが長くは続きません。クエン酸回路で酸素を使えば、大量のATPが生成されるので長時間運動には向きますが、ちょっと時間がかかるので速くは動けません。筋肉内のグリコーゲン量もたいしたことないので、さらに長時間の運動をする場合には有酸素運動で脂肪を燃焼するしかありません。

　貯蔵エネルギー源としてのグリコーゲンは分子内に酸素をもっているので場所をとり、肝臓は腹腔内にありスペースも限られています。一方、脂肪は余分な酸素を取り除いているので場所をとりませんし、さらに皮下脂肪に関していえば、身体の外へ外へとスペースは無限にあります。

　ここから先は、なぜ、糖尿病で代謝性アシドーシスになるのか、ケトン体が生成されるのかを理解するためのものです（図3－32）。
・脂肪組織内の中性脂肪の量が変わらないのは代謝が行われていないからと思われていました。しかし、実は合成される脂肪量と同じ量の脂肪が分解されているため、非常に代謝の盛んな臓器だということです。
・中性脂肪は分解するとグリセロールと脂肪酸に分かれます。

COLUMN

薬の解毒

　口から摂取された薬物は、肝臓を通って解毒されます。肝臓のはたらきが悪いと、薬の解毒がうまくいかずに薬の効き過ぎを引き起こします。
　通常、肝臓は薬の終着点で、薬剤はここから尿と一緒に体外に排出されます。しかし、肝機能に障害があると十分な量の尿をつくることができず、薬物が体外に排出されないため、ここでも薬物の効き過ぎが起こることになります。

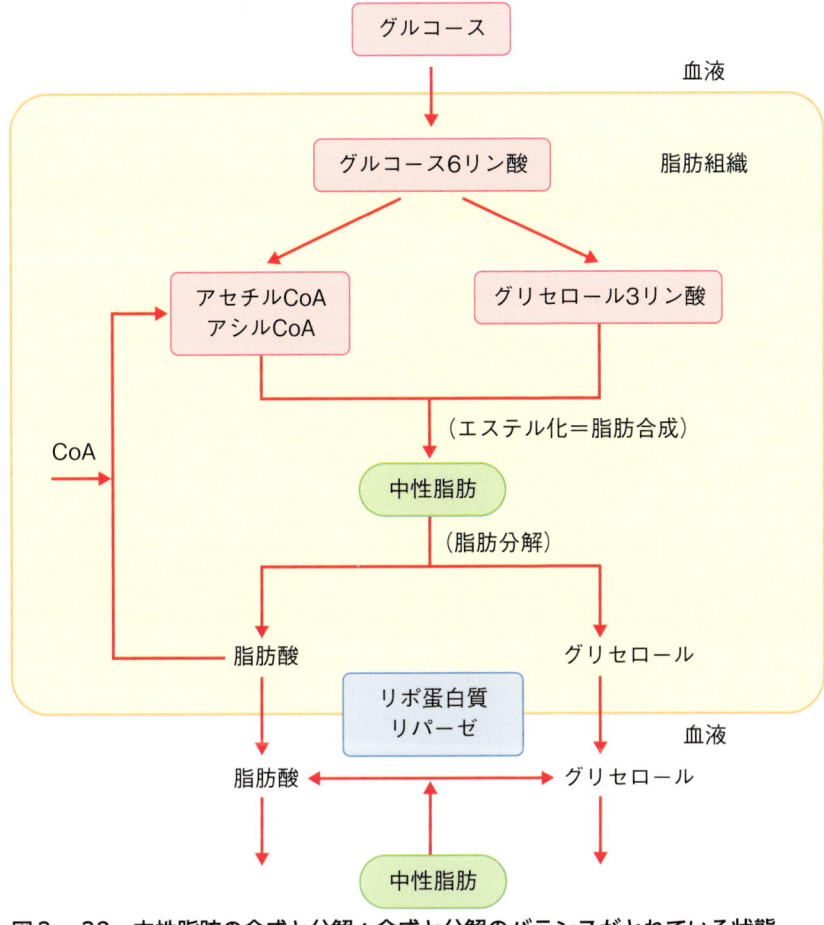

```
          グルコース
              │
              ▼                        血液
    ┌─────────────────────────────────────────┐
    │     グルコース6リン酸          脂肪組織    │
    │        ╱      ╲                          │
    │       ▼        ▼                         │
    │  アセチルCoA   グリセロール3リン酸        │
    │  アシルCoA                                │
    │       ╲        ╱                         │
    │        ╲      ╱  （エステル化＝脂肪合成） │
    │         ▼    ▼                           │
    │        中性脂肪                          │
    │           │                              │
    │           │（脂肪分解）                  │
    │         ╱  ╲                             │
    │        ▼    ▼                            │
    │      脂肪酸  グリセロール                 │
    │        │      │                          │
    │     ┌──┴──────┴──┐                       │
    │     │リポ蛋白質  │                       │
    │     │リパーゼ    │         血液          │
    └─────┴────────────┴───────────────────────┘
         脂肪酸 ◄──── グリセロール
            │
            ▼
         中性脂肪
```

図3－32　中性脂肪の合成と分解：合成と分解のバランスがとれている状態

- 中性脂肪が分解して生成されたグリセロールと脂肪酸は、そのままでは反応しないので中性脂肪に再合成されません。
- グリセロールリン酸（リン酸のついたグリセロール）とアシルCoA（CoAがついた脂肪酸）が反応して中性脂肪が合成されます。
- 脂肪細胞の中には、中性脂肪が分解されてできた脂肪酸が脂肪合成に再利用できるようにCoAをつけることができます。もちろん、グルコースが供給されれば、グルコースからもCoAつきの脂肪酸を供給することができます。
- 脂肪細胞には、中性脂肪が分解されてできたグリセロールが脂肪合成に再利用できるようにリン酸をつけることができません。グリセロールリン酸はグルコースからしか供給できません。
- 糖尿病は細胞にグルコース取り込みを促進するインスリンが不足する病気です。細胞に入れないグルコースが血液中に余ってしまい血糖が上がります。
- 細胞にグルコースが入らないと、中性脂肪を合成するためのグリセロールリン酸とアシルCoAの供給が止まり、脂肪分解が進みます。

- 脂肪分解により生成された脂肪酸に、アシルCoAがつけば脂肪合成できます。しかし、相方のグリセロールリン酸がいないので、脂肪合成には使われません。
- グルコース1分子は細胞内でグリセロールリン酸2分子になります。したがって、グルコース1分子が細胞内に入らないと、グリセロールリン酸2分子が不足することになり、これにより、結合する相方を失った脂肪酸6分子があふれてしまいます。つまり、血液中に脂肪酸が増えて代謝性アシドーシスになります。
- もちろん、グルコースが入らないので、脂肪酸がβ酸化によりアセチルCoAになってクエン酸回路でエネルギー生成に使われるのですが、あまりに多くのアセチルCoAができるので、余ってしまいます。脂肪酸がステアリン酸（9個のアセチルCoAになる）の場合、6分子のステアリン酸から54個のアセチルCoAができます。使いきれない脂肪酸は血液中に出ていきます。
- 血液中に増加した脂肪酸は肝臓にいきますが、肝臓でも使いきれません。一部、脂肪合成に利用されますが、かなりの脂肪酸はアセチルCoAとなり、

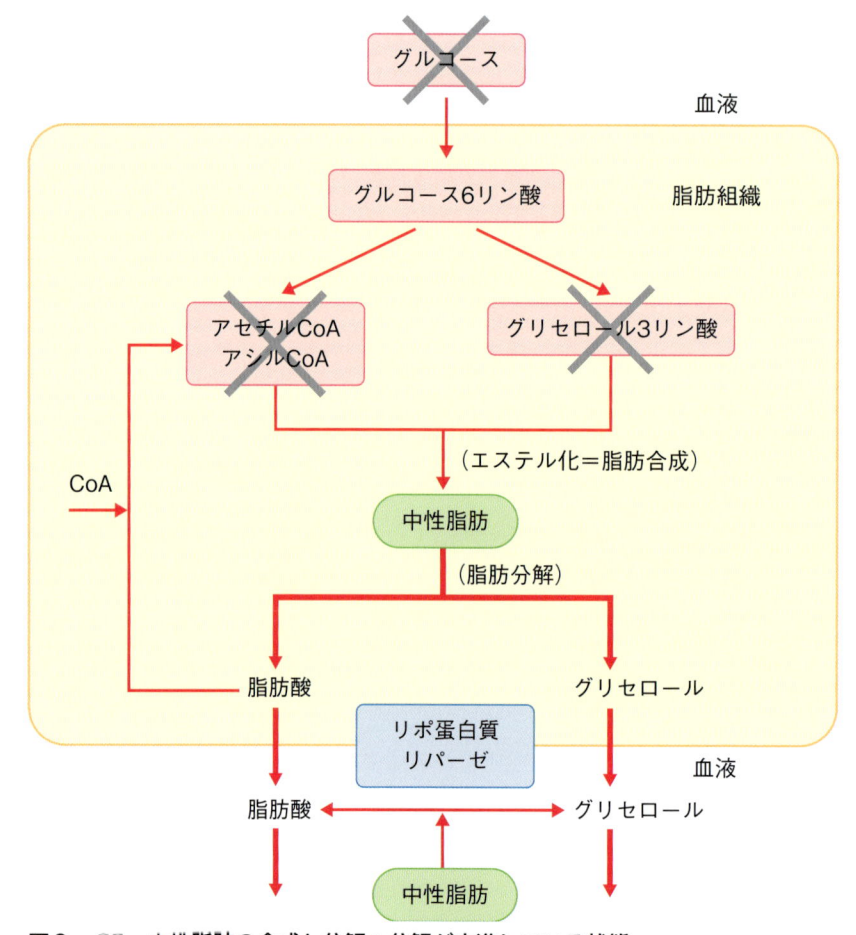

図3-33 中性脂肪の合成と分解：分解が亢進している状態

さらにケトン体になります。ケトン体はアセトン、アセト酢酸、βヒドロキシ酪酸を総称したもので、筋肉などの肝臓組以外の組織に入り、アセチルCoAとなって、クエン酸回路で燃料として利用されます。ケトン体はグルコースが入らなくなった組織にとっては重要なエネルギー源となります。

・栄養失調（飢餓状態）もある意味、十分なグルコースが細胞に供給されない状態であり、インスリン不足状態と同じなので脂肪組織の分解が盛んになり、脂肪酸が増え、ケトン体が生成されます（**図3-33**）。

三大栄養素の代謝経路の相互関係

まず、糖質がエネルギー源として燃焼（代謝）される経路としてクエン酸回路を紹介しました。その後、蛋白質、脂質の経路を読んでわかったと思いますが、糖質も蛋白質も脂質も最終的にはクエン酸回路でエネルギー生成に使われるということです。

生命維持に必要なエネルギーを生成するには、酸素が必要です。酸素が豊富にある陸上に生活し、呼吸器が酸素を取り込み、血液がそれを積み込み、心臓と血管がその運搬をサポートすれば何の問題もありません。栄養素は貯蓄ができますが、酸素はためることができないので、これらのいずれかが障害されればただちに酸素不足によるエネルギー不足になり、細胞の生活も危機的状態に陥ります。

COLUMN

お酒を飲むと顔が赤くなるのは？

アルコールを分解して生じるアセトアルデヒドはアセトアルデヒド脱水素酵素により酢酸に分解されます。この酵素のはたらきが弱い人は分解されないセトアルデヒドには血管を拡張させるはたらきがあり、お酒を飲むと顔が赤くなるのはこのためです。また、二日酔いで吐き気や頭痛をもよおすのも、大量のアルコールを飲んだためにアセトアルデヒドを肝臓で十分に分解できないために起こる症状です。

3 大腸から肛門へ

さて、長かった食物の旅も終着駅を迎えました。人間が活動すれば必ずゴミが出るように、人体の代謝のしくみにも必ずゴミがつきものです。代謝の老廃物のうち、水に溶ける物質は血液となって腎臓へ運ばれ、最後は尿となって体外へ排泄されます。しかし、消化酵素で分解されない物質は大腸に運ばれ、肛門から便となって体外へ排泄されます（図3－34）。

大腸の構造

大腸は小腸に続く消化管の終末部で、腹腔の周りを取り囲むように走っています。大きく、盲腸、結腸、直腸に分けられ、全長は1.5m、太さは小腸の2～3倍もあります。大腸の役割は、小腸で吸収された残りのものから水分を吸収し、便をつくることです（図3－35）。

盲腸

右下腹部で回腸と連結しています。左後壁からはミミズのような虫垂が垂れ下がっています。

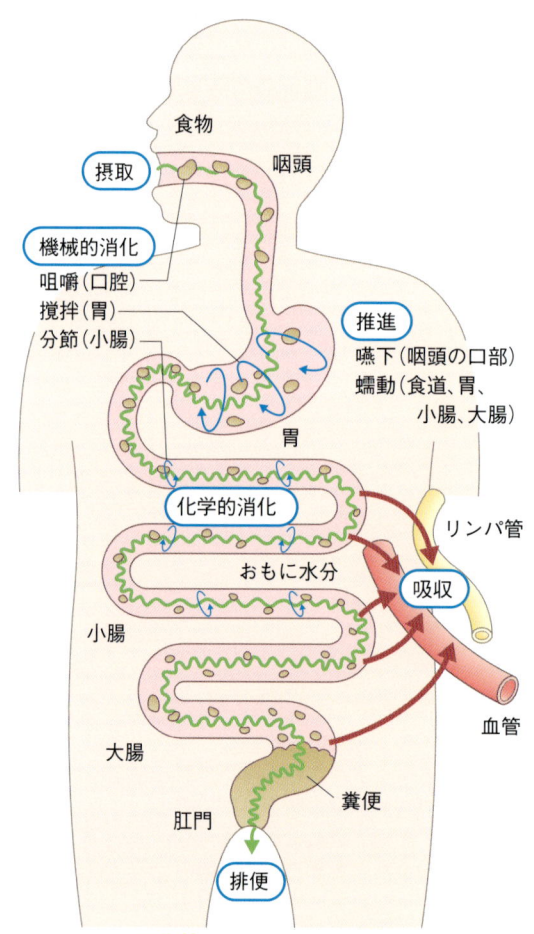

図3－34　消化管のはたらきの模式図

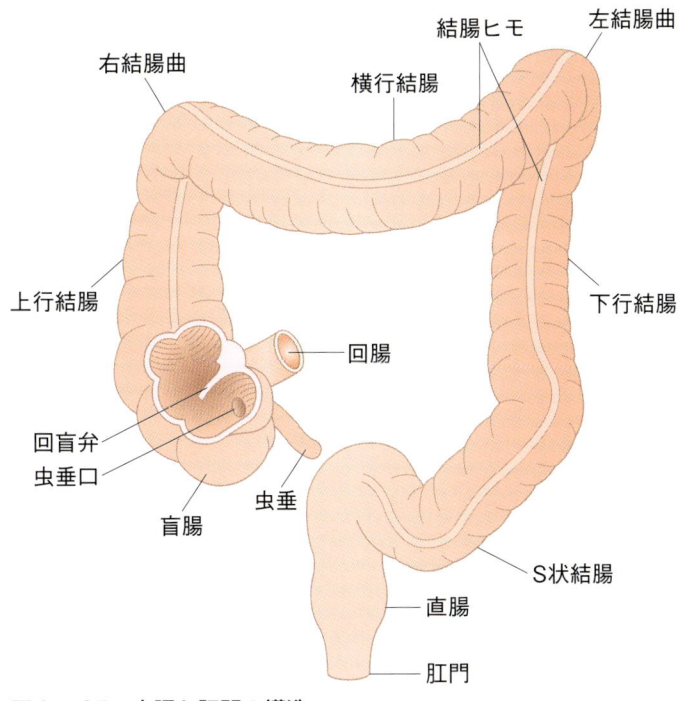

図3-35　大腸と肛門の構造

結腸

　上行結腸、横行結腸、下行結腸、Ｓ状結腸に区分されます。上行結腸と小腸の末端にあたる回腸はＴ字型につながっていて、回盲弁の働きで大腸の内容物が小腸に逆流するのを防いでいます。結腸には縦走筋でできた幅8 mmほどの縦の筋が3本走っていて、これを結腸紐といいます。

直腸

　消化管の最終部にあたります。長さは約20cm。第3仙椎上縁からＳ状結腸に続き、骨盤腔内を下って肛門に至ります。3つの横ひだがあり、これは一種の弁としてはたらきます。

COLUMN

便秘と下痢はなぜ起こる？

　大腸の役割は水分を吸収することですが、大腸の運動機能が低下するとこの水分の吸収が過剰になり、横行結腸で内容物が固まってしまいます。これが便秘です。
　一方、運動が活発すぎると水分吸収が追いつかず、内容物が大量の水分を含んだまま排泄されてしまいます。下痢は、消化不良や病原性細菌によっても起こります。

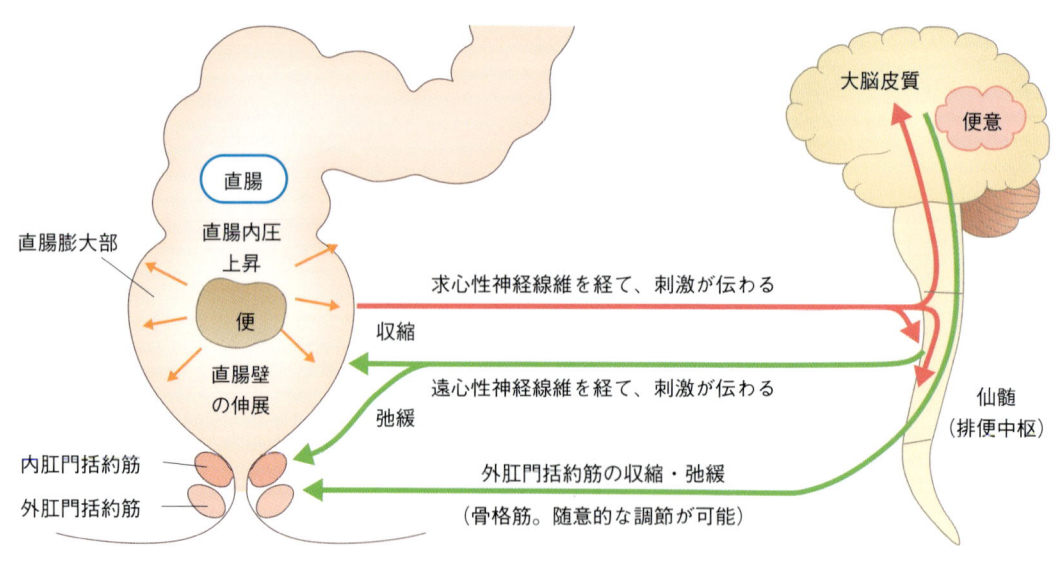

図3-36 排便のしくみ

> **大腸の消化吸収と排便**

　小腸から送られたドロドロの内容物は、大腸の前半部分で水分と電解質を吸収し、後半部分で糞便につくられます。便の予備軍はＳ状結腸に待機し、1日に数回起こる総蠕動で、直腸に移ります。すると、便意をもよおし、排便反射が起こって肛門筋のはたらきで体外に排泄されます（**図3-36**）。

第4章

ガスの流れ
から理解する

第1節 呼吸のしくみ

　私たちは日ごろ、意識しなくても息を吸ったり吐いたりして呼吸を繰り返しています。呼吸の目的は、エネルギー生成に必要な酸素を大気から血液に取り込み、細胞の代謝により産生され血液に排出された二酸化炭素を体外に出すことです。しかし、呼吸のこの機能を果たすためには血液と循環系の協力が不可欠であることも忘れてはいけません。

　呼吸の役割は、4つのステップを経て行われます（図4−1）。まず、①大気と肺胞との間での空気の入れ換えを換気といいます。窓を開けて空気の入れ換えをするのと同じで、あえていうなら「肺胞換気」です。②肺胞では吸気とともに入ってきた大気中の酸素が血液に、血液中の二酸化炭素が肺胞に拡散します。つまり、酸素と二酸化炭素という2種類のガスが交換されているので、ガス交換といいます。肺胞と血液との間のガス交換を「外呼吸」といいます。③肺胞から血液に拡散した酸素を細胞まで運んだり、細胞から出された二酸化炭素を肺胞まで運ぶ、といった「ガスの運搬」は血液と循環系の協力が不可欠です。④細胞まで運ばれた酸素は細胞内に取り込まれ、その代わりに二酸化炭素が血液に出されます。血液と細胞との間のガス交換を「内呼吸」といいます。

> **MEMO**
> 呼吸数
> 成人呼吸数：
> 　　15〜17回/分
> 新生児呼吸数：
> 　　40〜50回/分

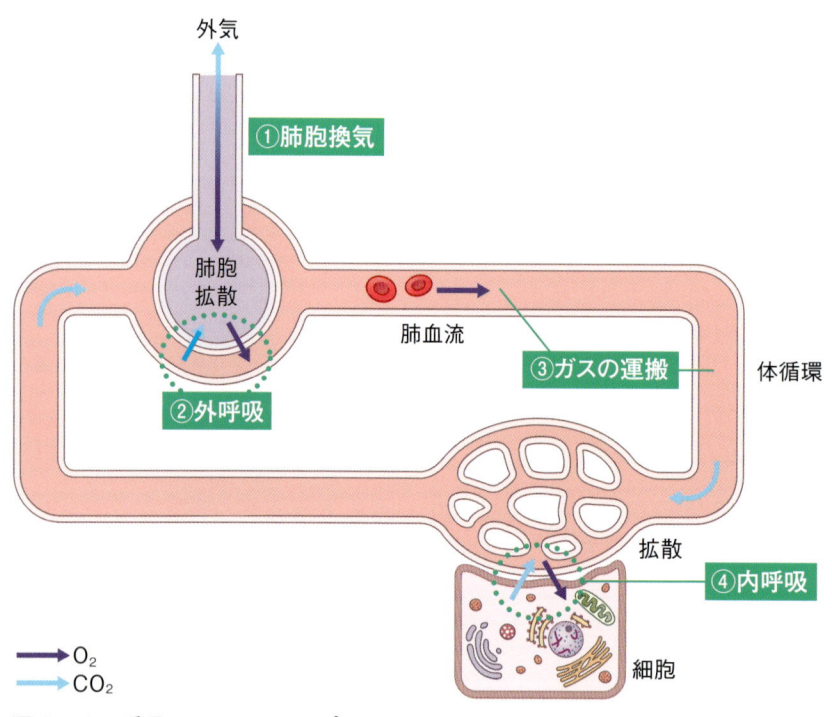

図4−1　呼吸の4つのステップ

1 呼吸運動のしくみ

　私たちは肺を膨らませて息を吸っているように思いますが、肺自体には膨らむ能力はありません。肺はゴム風船のような弾力性組織で、自らの弾性で縮まろうとしています。ですから、肺は、外から引っ張るか（自発呼吸）、外から機械（人工呼吸器）を使って空気を入れるかしないと膨らみません。

　肺は横隔膜と肋間筋に囲まれた胸郭の中（胸腔）にあり、肺の動きは胸腔容積の変化によるものです。胸腔は外界とは区切られた閉鎖空間です。ですから、容積が増えると内圧は低下し、逆に容積が減ると内圧は上がります（ボイルの法則）。胸腔容積を変えるのが、横隔膜と肋間筋で、これらの筋肉は呼吸運動にかかわるので呼吸筋といいます。ですから、呼吸筋がはたらかなくなったら自発呼吸ができなくなるということです。

　吸息時には、延髄にある呼吸中枢から横隔膜と外肋間筋に収縮命令が出されます。横隔膜は膜とはいっていますが実は筋肉で弛緩して伸びているとき

> **MEMO**
> **ボイルの法則**
> イギリスの化学者・物理学者であるボイル（Robert Boyle 1627～1692）は、1662年、温度一定の空気にはたらく圧力と体積は、反比例することを発見しました。一方、フランスの物理学者・数学者であるシャルル（Jacques Alexandre Cesar Chaeles 1746～1823）は1778年、圧力を一定にしたとき、体積と気体の絶対温度が比例することを発見しました。両者の発見を組み合わせると、気体の圧力は体積に反比例し絶対温度に比例する、となり、これをボイル・シャルルの法則といいます。

第4章　ガスの流れから理解する

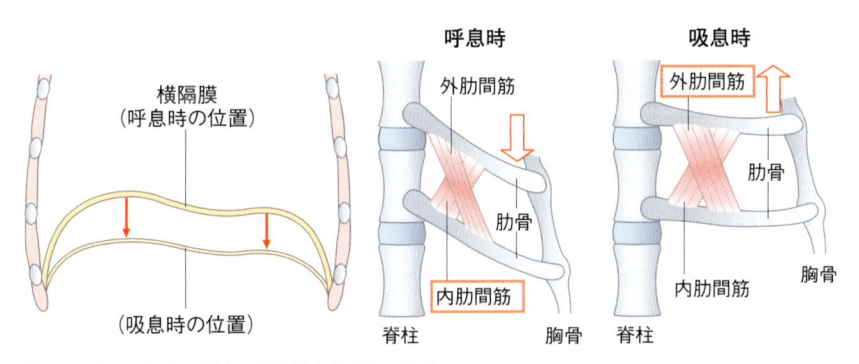

図4－2　呼吸に伴う呼吸筋と胸郭の動き

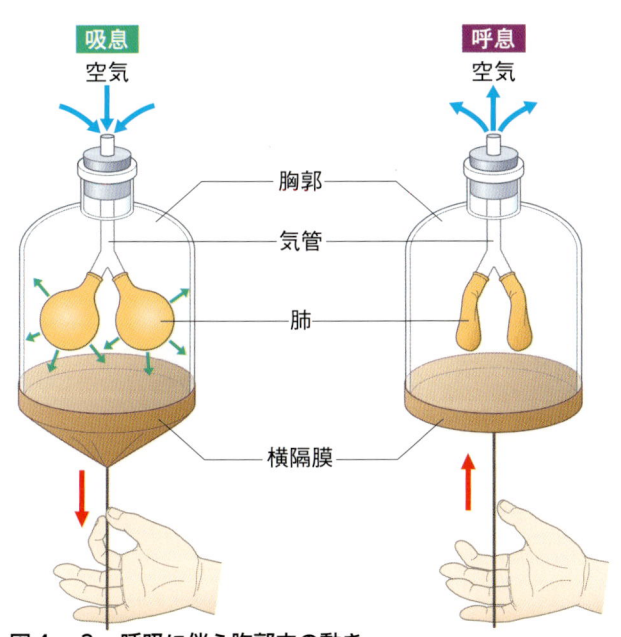

図4－3　呼吸に伴う胸郭内の動き

は腹部の臓器に押され上に上がっています。しかし、収縮指令により短くなると下に下がるので、胸郭容積が縦方向に増えます。一方、外肋間筋が収縮すると肋骨がもち上がり、胸郭容積は左右前後方向に増えます（**図4－2**）。このように、胸腔容積が増えると内圧が低下するので、圧を戻すために肺を引っ張って容積を減らそうとします。すると、肺が膨らまされて空気が入ります（**図4－3**）。

呼息時には、横隔膜が弛緩すると上にもち上がり、外肋間筋が弛緩すると肋骨が下がるので胸郭容積が減少します。肺を引っ張る力がはたらかなくなると、ゴム風船のように縮みます。もちろん、胸腔内圧が上昇するので肺を圧迫して中の空気を押し出します。さらに、頑張って吐き出したいときは、内肋間筋が収縮して肋骨をさらに押し下げます。ただ、胸腔内圧が上昇するとはいっても大気圧よりは常に低いので（陰圧なので）、どんなに頑張って吐いても肺の中に空気は残ります。

吸（呼）気と吸（呼）息の使い分け
吸（呼）気：息を吸い込む（吐き出す）こと。また、吸い込んだ（吐き出した）息。
吸（呼）息：息を吸い込む（吐き出す）こと。
吸息は息を吸い込むこと、であり、吸気にも息を吸い込むこと、という動作が含まれています。しかし、吸気は吸い込んだ息そのものも指しているので、ここでは動作を示すときは吸息に統一したいと思います。吸気（呼気）は、吸い込む（吐き出した）空気中の酸素濃度というときに吸（呼）気中の酸素濃度というように使います。

2　肺から出入りする空気の量；肺気量

呼吸の際に出入りする空気の量、つまり肺気量は次のように定義されており、肺の機能を検査する際に用いられます。

検査にはスパイロメータという機器を用います。測定された結果を**図4－4**に示してあります。まず、基本量として4つに分けられます。①1回換気量（tidal volume；TV）、これは、1回の呼吸で肺に入る、あるいは出る空気量です、約500mLです。②予備吸気量（inspiratory reserve volume；IRV）、これは安静吸気のあと、努力して吸い込める空気量です。③予備呼気量（expiratory reserve volume；ERV）、これは、安静呼気のあと、努力して吐き出せる空気量です。そして、④残気量（residual volume；RV）、これは努力して吐いても肺に残る空気量です。残気量は肺の中に残っているのでスパイロメータでは測定できないので、別の方法で測定します。

これら4つの基本量を組み合わると、まず、①＋②＋③、つまり予備吸気量＋1回換気量＋予備呼気量を⑤肺活量（vital capacity；VC）といいます。さらに、これに④残気量を加えた量、つまり肺活量＋残気量を⑦全肺気量（total lung capacity；TLC）といいます。また、⑥機能的残気量（functional residual capacity；FRC）といいます。これは安静呼吸で息を吐いたときに肺内に残っている空気量を意味しています。呼気時に肺胞に流れる血液もガス交換を行えるので、この名称がつけられています。

1回換気量は、1回の呼吸で吸い込まれる（吐き出される）空気量ですが、実は吸い込んだ500mLの空気のすべてが肺胞に達することはありません。鼻腔や気管・気管支にたまったままなので、ガス交換に関与することはありません。そこで、細胞が死んでいるわけではありませんが、ガス交換という機能をはたしていないので、この空気量を死腔量といいます。これは気道の容積に相当し、約150mLです。したがって、肺胞に到達してガス交換に関与できる空気量は500－150＝350mLとなり、これを肺胞換気量といいます。

この場合、肺胞換気量は1回換気量の70％がガス交換に関与できることになります。浅い呼吸で1回換気量が250mLしかなくても死腔量は150mLなので肺胞換気量は100mLとなり、1回換気量の40％しかガス交換に関与できないことになります。

一方、深呼吸で1回換気量が1,000mLのときでも死腔量は150mLなので肺胞換気量は850mLとなり、85％がガス交換に関与することになります。より深い呼吸のほうがより効率よくガス交換できることがわかります。

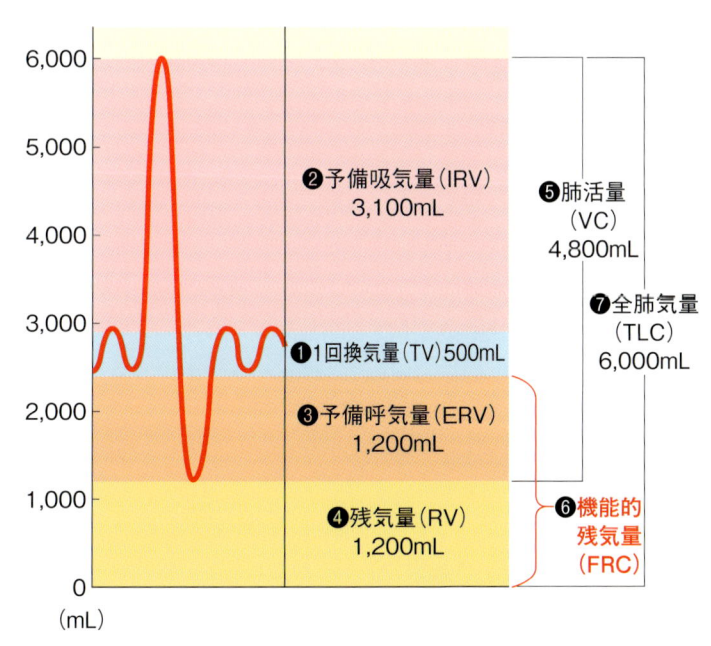

図4－4　スパイロメータによる肺気量分画

COLUMN

換気能力の評価とその障害

　換気能力は、①空気が気道をスムーズに出入りできるか、②必要な空気を取り込めるように肺が膨らむか、の2つの視点で評価します。

　①を調べるためには、最大の速度で強制的に肺活量をすべて呼出したときの肺活量を測定します。この肺活量は努力肺活量といいます。そして、呼出開始後1秒間の呼出量として1秒量を調べます。1秒量の努力肺活量に対する百分率（1秒量／努力肺活量×100％）を1秒率といいます。正常では70％以上あります。つまり、吐き始めて最初の1秒間で吸い込んだ空気の7割以上を吐き出せるということで、これが下がるということは、気道に狭窄があり、吐き出しにくいことを意味しています。呼息時に気道が閉塞して吐き出しにくくなった肺気腫や気道の浮腫やけいれんで呼息が困難になる喘息では70％未満になり、このような状態を閉塞性換気障害といいます。

　②を調べるには肺活量を調べてよいのですが、性別や年齢、体格によって肺活量は異なるので、測定値そのもので評価することができません。肺活量は測定しなくても、性別、年齢、体格から計算して肺活量を予測することができます。これを予測肺活量といいます。実測肺活量の予測肺活量に対する百分率（実測肺活量／予測肺活量×100）を％肺活量といいます。同じ体格の人でも水泳をしたり吹奏楽で肺活量が多くなっている人は、100％を越えることもありますが、80％以上が正常です。一方、肺線維症のように肺が伸展しにくくなったり、片肺を摘出した人は80％未満になり、このような状態を拘束性換気障害といいます。

　1秒率と％肺活量の組合せで換気障害を分類することができます（図4－5）

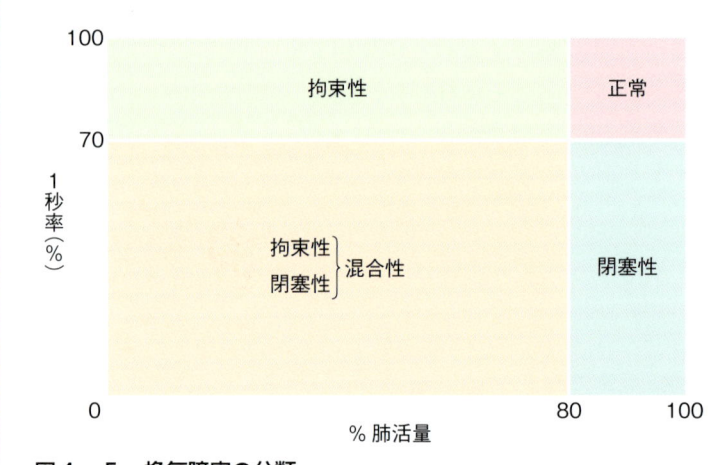

図4－5　換気障害の分類

3　空気の通る道筋をたどる

　さて、吸い込まれた空気（酸素）の最終目的地は個々の細胞です。それでは、空気（酸素）は個々の細胞までいったいどのような道筋を通ってたどり着くのでしょうか。

鼻から気道、そして肺へ

呼吸によって吸い込まれた空気はまず、鼻を通ります。呼吸器系の全体像を図4-6に示してあります。鼻の中は鼻腔とよばれ、粘膜で覆われています。空気はこの粘膜を通る血流によって適温に温められます。さらに粘膜から出る粘液によって加湿されます。

空気中のほこりなどの異物は粘膜に付着し、線毛の運動によって粘液とともに鼻腔の後方にある咽頭に押し出されます。こうして飲み込まれた粘液は、やがて胃液によって消化され、体外へ排出されます。異物の刺激が強い場合は、せきやくしゃみによって送り出されることもあります。冬の寒い日などは、この線毛のはたらきが鈍って粘液が鼻腔にたまり、鼻水となって出されることもあります。

鼻から取り込まれた空気は、咽頭、喉頭を通って気管へと送られます。気管にも線毛のはたらきによって、ほこりや塵を含んだ粘液を咽頭のほうに押し戻すはたらきがあります。

このように、粉塵などの異物は肺に入ることはなく、飲み込まれたり、吐き出されたりするしくみになっています。

気道で十分に浄化されて調節された空気は、気管支を通って肺門に入ります。気管は長さ約10cm、太さ約2cmで、食道の前方にあり、左右の主気

> **MEMO**
> **キーゼルバッハの部位**
> 鼻中隔の前下部にある血管に富んだ部位を、キーゼルバッハの部位とよびます。鼻出血を起こしやすい場所です。

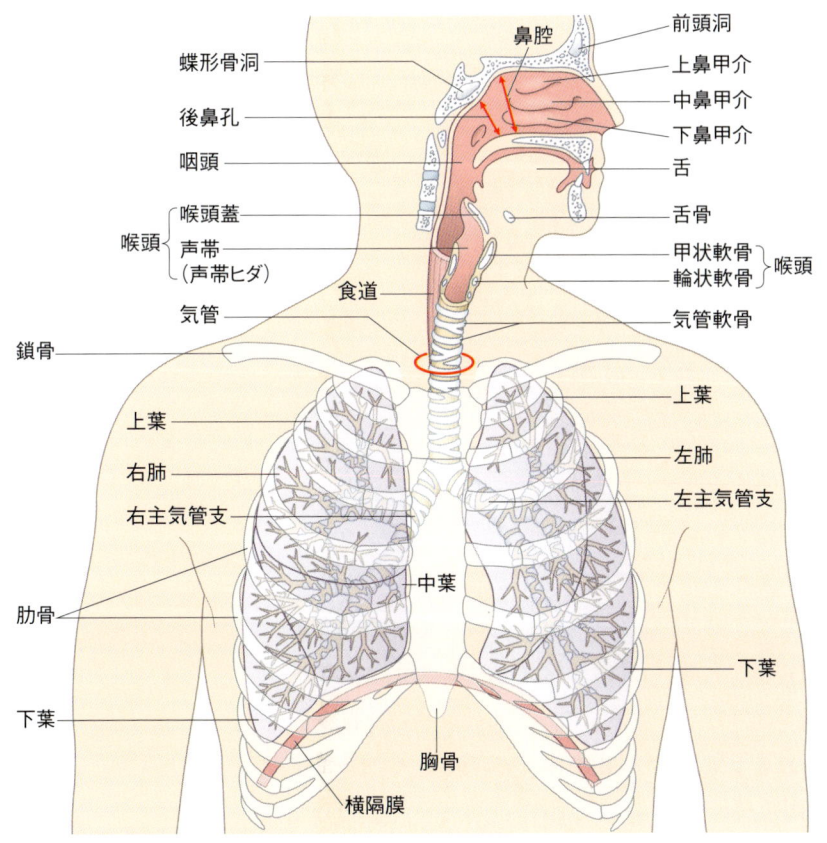

第4章 ガスの流れから理解する

図4-6 呼吸器系の全景

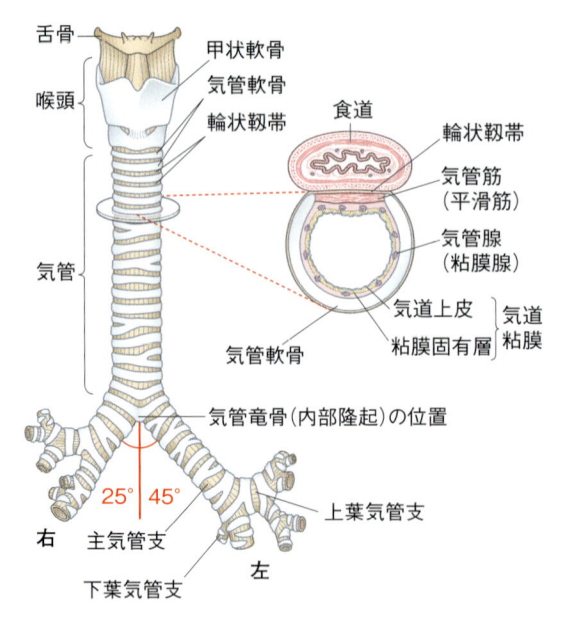

図4-7 気管と気管支の構造

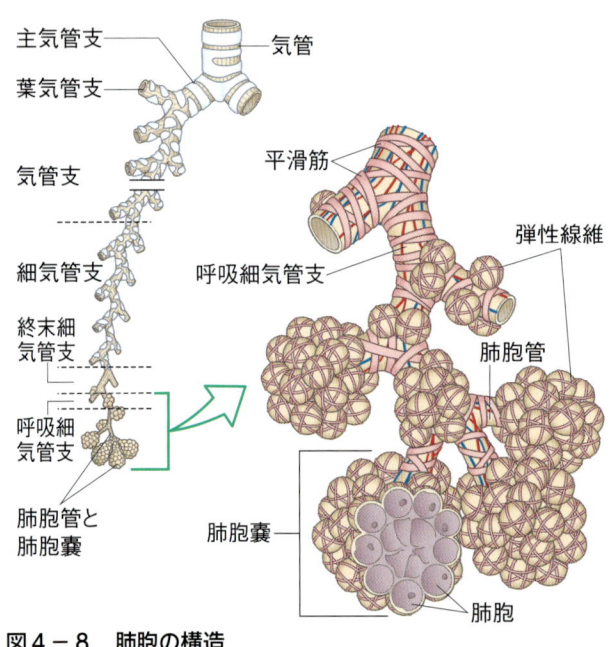

図4-8 肺胞の構造

管支に分かれます。図4-7をみてわかるように、左右の主気管支を比べると、右気管支のほうが太く、短く、傾斜が急になっています。ですから、誤嚥した異物は一般に右気管支を経て右肺に入りやすくなっています。1本の気管はここから2つずつ分岐を繰り返し、その先のブドウの粒状の肺胞へと向かいます。この肺胞が寄り集まってブドウの房のような形をしている部分全体を、肺胞嚢と呼びます（図4-8）。

呼吸によって取り入れられた酸素と、代謝によって生じた老廃物である二

酸化炭素のガス交換は、この肺胞と肺胞を取り囲む毛細血管の間で行われます。肺胞を広げた表面積は、全体で80m²ほどにもなります。これは、3LDK～4LDKのマンションほどの広さに相当します。これをみても、酸素が生体活動を維持していくうえでいかに重要かがよくわかります。

拡散を利用した肺でのガス交換

肺胞と毛細血管との間の酸素や二酸化炭素の受け渡しは、拡散によって行われます。拡散とは、液体や気体の成分の濃度が均一でない場合、均一になるように、中の成分が移動するという自然の原理です。

ガスが移動する方向は膜の両側のガス分圧差によって決まります。つまり、圧力の高いほうから低い方へ、圧が均一になるまでガスは拡散していきます。

体内を巡って酸素を運び終えた毛細血管内の血液には、老廃物である二酸化炭素がたくさん含まれています。肺胞近くの静脈血の酸素分圧は40mmHg、二酸化炭素分圧は46mmHgといわれます。これに対し、肺胞の中には呼吸によって取り込まれた酸素がたっぷり含まれています。ですから、肺胞内の酸素分圧は100mmHgと高く、反対に二酸化炭素分圧は40mmHg程度です。

拡散の原理に従って、双方の内容成分は両方の分圧の差を埋めようとする方向に物質が移動します。酸素は分圧100mmHgの肺胞から分圧40mmHgの静脈血に向かって移動し、肺胞と同じ圧の100mmHgになるまで拡散して動脈血になります。ただ、肺胞に立ち寄って酸素を受け取らずに静脈血に合流するシャント（肺を通らない迂回路）があるので、実際の動脈血は95～97mmHgです。一方、二酸化炭素は分圧46mmHgの静脈血から分圧40mmHgの肺胞に向かって移動し、肺胞と同じ40mmHgになるまで拡散して動脈血になります。血液が細胞に酸素を運び、老廃物の二酸化炭素を取り込むこと

COLUMN

危険な血液の酸欠

血液中の酸素が不足していたり、細胞への酸素の供給が十分でないと、人体に致命的な影響を及ぼすことがあります。とくに、脳は15秒の無酸素状態が続くと失神を起こし、3分以上では回復不能な障害をもたらすといわれています。無酸素状態が5分続くと、いわゆる脳死に至ります。

酸素不足を引き起こす原因はさまざまですが、「気道が炎症を起こして狭くなっている」「赤血球の数が不足している」「肺胞の炎症で酸素の取り込みが不足している」「毛細血管の血流が減少している」「血液による酸素輸送に障害が起きている」、などが考えられます。

また、火事などによって生じやすい一酸化炭素は、酸素よりも約250倍赤血球に結合しやすく、一酸化炭素が肺胞内に入ってしまうと、酸素とヘモグロビンの結合が妨げられて酸欠状態を引き起こします。

酸素を十分に取り込んだ血液は鮮紅色をしていますが、酸素が不十分な血液は暗赤色をしています。血液中の酸素が不足している低酸素症の場合、皮膚や唇の色が青紫変色するチアノーゼを生じます。

MEMO

皮膚呼吸より肺胞呼吸
広範囲の熱傷では皮膚呼吸ができなくなるので、死亡すると聞いたことがあるかもしれません。しかし、体表面積は大人での1.5～1.6m²程度で、肺胞のほうがはるかに広いのです。熱傷で危険なのは表皮の損傷による水分の蒸発で、脱水による体液の大量損失によるショックと細菌感染による敗血症のほうが重要です。

ドルトンの法則
イギリスの化学者で、物理学者でもあるドルトン（John Dalton, 1766～1844）は、各種元素の原子の重量を測定した最初の人物として知られています。彼はまた、数種の気体が混合しているとき、それらの間に化学変化が起こらないならば、混合気体の圧力は、それぞれの気体が単独の場合に示す圧力（分圧）の和に等しいことを発見しました。

血液の色は鉄の色
酸素が付着している鉄は赤く、放出すると青黒い感じの色にみえます。前者が動脈血、後者が静脈血の色になります。床屋さんのシンボルで、赤、青、白の帯がクルクル回っている看板。これも赤が動脈、青が静脈、白は包帯を表しています。これは、もともと西洋では外科医が床屋さんを兼ねていたことに由来しています。

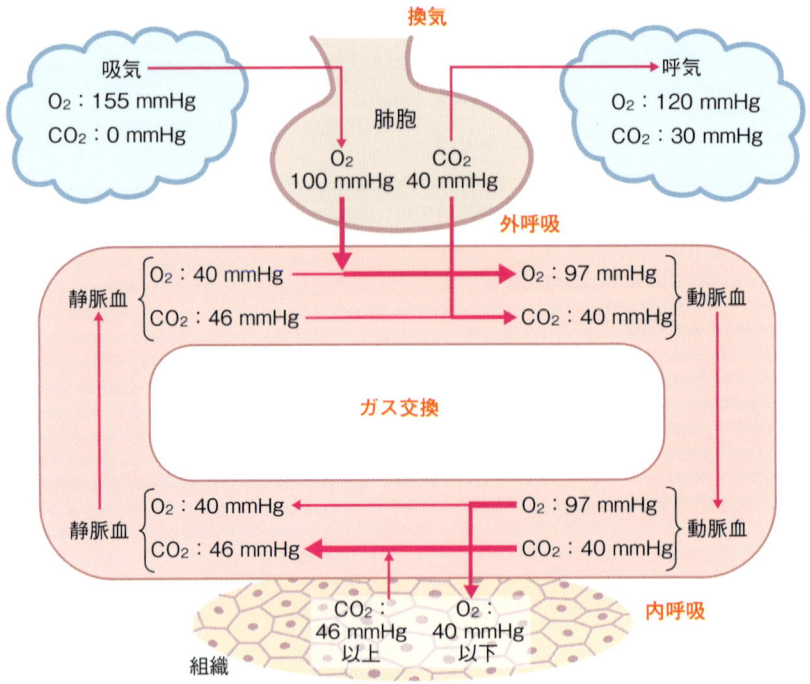

図4-9 肺胞と組織におけるガス交換

ができるのも同じ原理です（図4-9）。

4 血液によるガスの運搬

酸素の運搬

　酸素は2通りの方法で血液によって運ばれます。肺胞から拡散した酸素のほとんどは、赤血球内のヘモグロビン（ヘム色素の鉄）と結合して酸素化ヘモグロビンとなって運ばれます（図4-10）。血液中に物理的に溶解して運ばれる酸素はごくわずかです。組織では赤血球内の酸素化ヘモグロビンから酸素が放出され、分圧差で細胞に拡散します。

二酸化炭素の運搬

　一方、二酸化炭素は3通りの方法で運ばれます。細胞から放出された二酸化炭素の70〜80％は赤血球内にある炭酸脱水酵素の作用で水と結合し炭酸になります。炭酸は重炭酸イオンと水素イオンに解離します。二酸化炭素は重炭酸イオンの形で赤血球の外に拡散し、血漿中を運搬されます。残り20〜30％は赤血球内のヘモグロビンと結合して運搬されます。このとき、二酸化炭素はヘモグロビンのグロビン蛋白質を結合し、酸素が結合する部位（ヘム色素）とは異なるので、酸素の運搬に支障をきたすことがありません。そして、物理的に血液に溶解して運ばれる二酸化炭素も、酸素よりは多いで

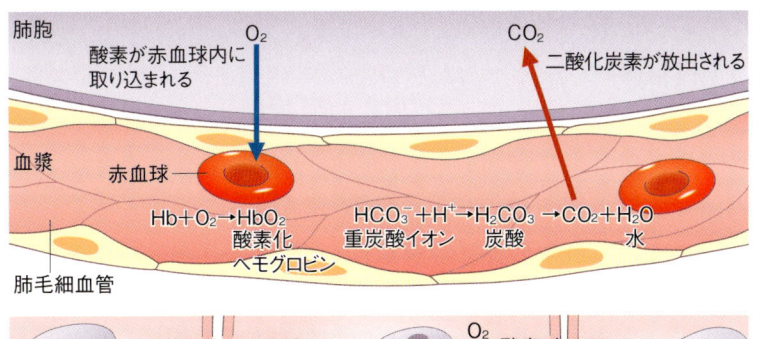

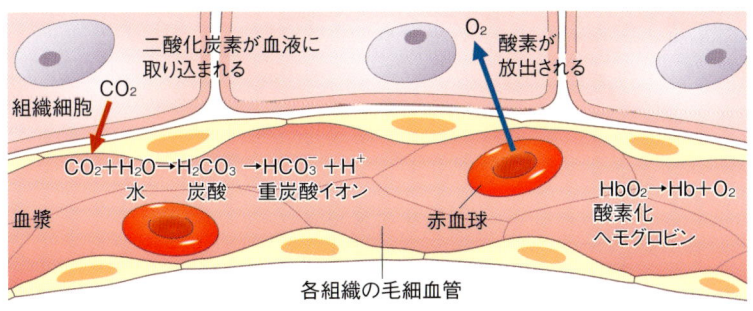

図4-10　酸素と二酸化炭素の移動と運搬

すが、わずかです。

　細胞が放出した二酸化炭素が肺で排出されるためには、重炭酸イオンから二酸化炭素に戻らなければなりません。ですから、また赤血球内に入り、水素イオンと結合し炭酸になり、さらに水と二酸化炭素に分解され、血液から肺胞へ拡散していきます。

　たとえば、熱帯魚を飼育するときは、エアポンプで絶えず水槽内に酸素を供給しています。酸素に比べ二酸化炭素は20倍くらい水に溶解できます。

　二酸化炭素（炭酸ガス）が溶解している水を炭酸水といい、水に圧を加えて二酸化炭素を溶解させています。ボトルの蓋を開けると圧が下がってガスが特徴的な気泡をつくり、溶解した二酸化炭素が逃げていきます。炭酸水は自然界にも温泉でみられます。炭酸泉に使っていると、皮膚に気泡がついてきます。

COLUMN

ヘモグロビンとは何か

　酸素を運んでいるのは、赤血球の中にあるヘモグロビンとよばれる物質です。ヘモグロビンは、鉄を含むヘムという色素とグロビンという蛋白質からできています。酸素はこのヘムが含む鉄に付着し、全身に運ばれていきます。
　ヘモグロビンに酸素がつくことを酸素化といい、酸素がついたヘモグロビンを酸素化ヘモグロビンとよびます。一方、酸素を放出して元のヘモグロビンの姿になった状態を脱酸素化ヘモグロビンとよびます。
　ヘモグロビンは通常、赤血球1個の中に2億5,000万個含まれています。ヘモグロビン分子1個は、酸素分子4個を運搬できるので、小さな赤血球1個が、なんと10億個もの酸素分子を運んでいることになります。

MEMO

炭酸泉の効能

炭酸泉とは、炭酸ガス（二酸化炭素）が溶け込んだお湯のことで、日本の温泉法では、お湯1リットルに炭酸ガスが0.25g以上（250ppm）溶けたものが炭酸泉と定義されています。二酸化炭素は老廃物ですから、それを除去するために血管を広げる作用があります。炭酸泉に入浴すると、二酸化炭素が皮膚から吸収され、血管を拡張させ血流をよくします。血液の循環がよくなるので動脈硬化や心臓病など循環器系疾患の症状が緩和されたり、糖尿病、神経痛・リウマチの疼痛緩和、冷え性・高血圧・肩凝りや血行障害の改善など、幅広い効能が報告されています。

MEMO

いろいろなヘモグロビン

正常なヘモグロビンにはグロビン蛋白質の構造によりHbAとHbFがあります。Aはadultの成人型、FはFetusの胎児を指しており、成人ではHbA、胎児ではHbFがHbの大部分を占めています。グロビンにグルコースが結合した糖化ヘモグロビンの一つにHbA1cがあり、糖尿病の診断基準や血糖コントロールの評価に用いられています。異常なヘモグロビンには、鎌状赤血球のヘモグロビンをHbS、サラセミアという貧血のヘモグロビンをHbSといいますが、これらのグロビン蛋白質はアミノ酸が正常のものと違うものに入れ替わっているのです。

第2節 呼吸の調節

　通常、意識することなく行われている呼吸運動は呼吸筋である横隔膜と肋間筋の収縮と弛緩によるものです。これらの筋肉は自分の意思でコントロールできる骨格筋なので、意識的に息を遅くしたり早くしたりできます。でも、意識がなくなる睡眠中にも絶えず呼吸は続けられています。それは、脳幹の延髄から呼吸筋に絶えず呼吸指令が出ているからです。

　呼吸の目的は細胞に必要な酸素を血液に供給し、不要になった二酸化炭素を排出することで、血液ガスのホメオスタシスを維持することにあります。したがって、血液中の酸素が不足しないように、二酸化炭素がたまらないように延髄から呼吸指令が出ています。つまり、血液中の酸素と二酸化炭素の量は動脈と脳にある受容器で監視され、絶えずその情報が延髄に送られ、そこから呼吸指令を出しているわけです。

1 血液ガスの調節

　血液ガスの変化を監視する受容器はどこにあるでしょうか。監視される血液は、肺でガス交換を受けた動脈血です。この血液が心臓に戻り、心臓から生命維持に重要な臓器である脳に送り出す手前で監視したいものです。もし、肺で十分な酸素を受け取ることができず、酸素の少ない血液が脳に流れてしまってからでは遅いからです。

　大動脈弓から分岐する総頸動脈は脳組織を養う内頸動脈と頭部の皮膚や筋を養う外頸動脈に分かれます。この分岐部に米粒ほどの小体があり、多くの神経線維がきています。これを頸動脈小体といい、これが血液中の酸素量を監視する受容器です。大動脈弓にも血液の酸素量を監視する受容器があり、これを大動脈小体といいます。これらは中枢とは離れたところで、血液中の化学成分であるガス量を監視しているので、末梢化学受容器といいます。

　呼吸中枢の延髄にも化学受容器があり、これを中枢化学受容器といいます。これは血液中の二酸化炭素量を監視しています。細胞から血液に放出された二酸化炭素はただちに重炭酸イオンと水素イオンに解離するので、二酸化炭素が増加すると水素イオン濃度が増加し、pHが低下します。

　末梢化学受容器から血液中の酸素が減少した情報や、中枢化学受容器から血液中の二酸化炭素が増加あるいはpHが低下した情報が延髄に送られると、呼吸指令が呼吸筋に出されます。そして、呼吸が増えると酸素が供給され、二酸化炭素が排出されます（**図4－11**）。

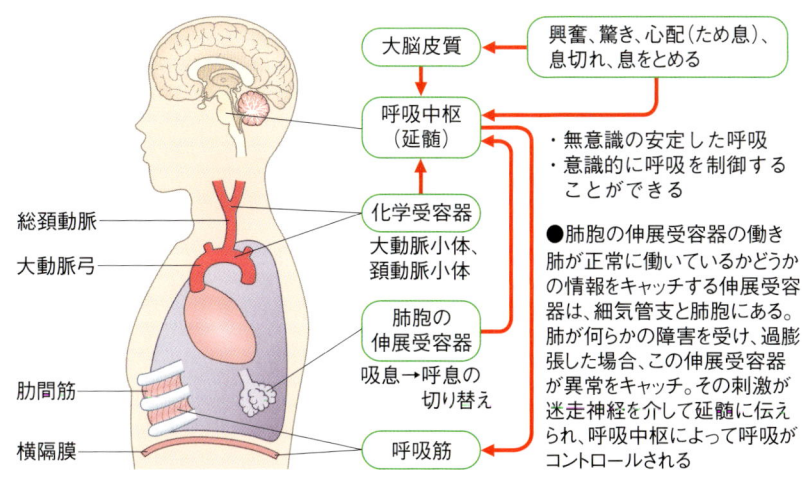

図4-11 呼吸調節

2 血液pHの調節

呼吸の目的の1つは、老廃物である二酸化炭素を体外に排出することです。呼吸器の疾患により二酸化炭素の排出が障害されると、血液中にそれ(二酸化炭素)が増え、水素イオンの増加、言い換えるとpHの低下を引き起こし、血液を酸性に傾かせます(呼吸性アシドーシス)。

それでは、たくさん呼吸して老廃物を出せるだけ出したほうがいいと思われるかもしれませんね。でも、二酸化炭素を出しすぎると水素イオンが減ってpHは逆に上がってしまい、血液がアルカリ性に傾いてしまいます(呼吸性アルカローシス)。血液の正常pHは7.4前後の弱アルカリ性で、かつ7.35から7.45という非常に狭い範囲で調節される必要があります。ですから、この正常範囲を越えてアルカリ性に傾いてもかえって困るのです(図4-11)。

血液のpHを狭い範囲で維持するために、ヒトの身体は適切な量の呼吸をすることで、適切な量の二酸化炭素を排出しています。つまり、呼吸で二酸化炭素を排出することは、単に老廃物を排出することにとどまらず、血液pHを正常に維持するためでもあるのです。

COLUMN

病的呼吸のパターン

呼吸は意識することなく、呼吸中枢からの呼吸指令により適切なリズムで行われています。しかし、呼吸中枢の機能障害により、そのリズムが失われることがあります。その例として、無呼吸の間に1回換気量が漸増・漸減する呼吸が出現するチェーン・ストークス呼吸や無呼吸の間の呼吸が漸増・漸減しないビオー呼吸があります（図4-12）。

睡眠中に呼吸が一時的に止まる睡眠時無呼吸症候群にも呼吸中枢の障害によるものもあります。また、睡眠中の喉頭の筋弛緩により舌根が下がり気道を閉塞したり、肥満により首周りに脂肪が沈着して気道が狭くなっても起こります。

狭くなっている気道を空気が出入りするわけですから、笛と同じ原理で音が発生します。つまりいびきです。もちろん、無呼吸のときにはいびきは消えます。隣で寝ている家族が、大きないびきと、それがときどき止まることで無呼吸に気がつくのです。家族などの同居者がいないと発見が遅れます。自覚症状としては、昼間の眠気が強いことです。眠っていても途中で呼吸が止まってしまうので、深い睡眠することができなくなり、慢性の睡眠不足に陥ります。昼間の眠気は勉強や仕事の妨げになるだけでなく、交通事故の危険性が高まります。

糖尿病では深く、そのわりには早い呼吸がみられます。これをクスマウル呼吸といいます。インスリンの作用不足により十分な量のグルコースが細胞に入らなくなると脂肪分解が進みます。すると、脂肪酸が増え、それが肝臓で酸性のケトン体につくり変えられので、血液のpHは低下します。このpHの低下は中枢化学受容器に検出され、その情報が呼吸中枢に送られることで呼吸が刺激されます。

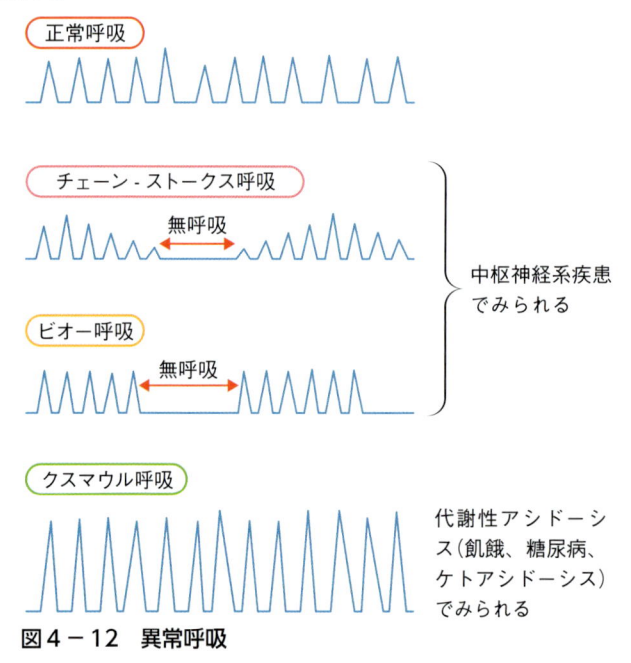

図4-12 異常呼吸

正常呼吸

チェーン・ストークス呼吸　無呼吸　｝中枢神経系疾患でみられる

ビオー呼吸　無呼吸

クスマウル呼吸　代謝性アシドーシス（飢餓、糖尿病、ケトアシドーシス）でみられる

第5章

体液の調節
から理解する

第1節 血液を浄化する腎臓のはたらき

1 泌尿器系とは

　腎臓のはたらきをひと言でたとえるとすれば、血液の清掃業者です。全身を巡って老廃物の二酸化炭素をたくさん含んだ血液は、心臓から肺に送り出され、そこで二酸化炭素を放出し酸素を受け取ります。しかし、血液中には酸素や二酸化炭素だけでなく、さまざまな化学物質が溶け込んでいます。腎臓は、血液中の成分から体内に必要なものを残し、不要なものを水に溶かして尿として分泌（泌尿）することで血液を浄化するはたらきを担っているのです。

　腎臓で絶えずつくられる尿は、尿管を通って一時的に膀胱に貯蔵され、ある程度の量がたまると尿道を経て体外に排出されます。尿を生成する腎臓と尿を体外へ導管（尿管、膀胱、尿道）をあわせて泌尿器系といいます（**図5－1**）。

　腎臓は血液を浄化するために尿を分泌することで、体液の量と組成も調節しています。また、赤血球の生成を刺激するホルモンを分泌したり、ビタミンDを活性化したりと、実にさまざまなはたらきを担っています。

　腎臓の真上にはそれぞれ副腎がついていますが、これは内分泌系の臓器で、腎臓とは全く違うはたらきをしています。

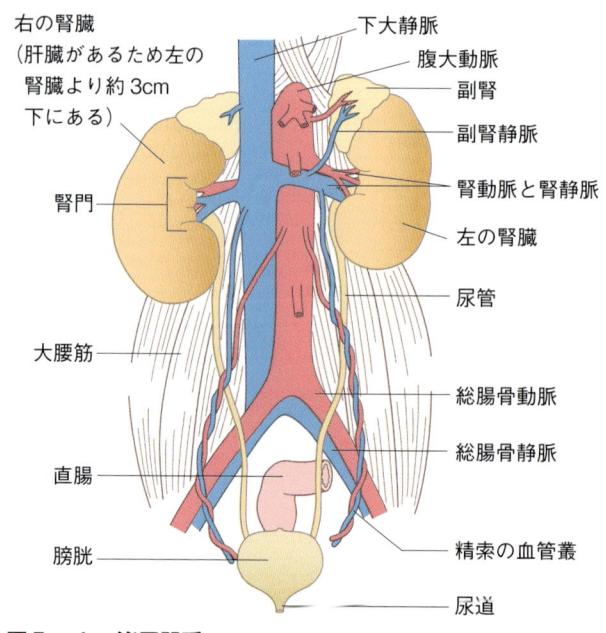

図5－1　泌尿器系

2 泌尿器系の位置と構造

まずは腎臓の位置を確認しましょう。腎臓は下腹部にあると間違われやすいのですが、実は、もっと背中に近い場所にあります。腎臓は後腹壁に付着している腹膜後器官で、脊柱の両側に1対あります。第12胸椎から第2～3腰椎の高さにかけてあり、右の腎臓は上に肝臓があるため左の腎臓よりやや低く位置しています（図5-2）。

> **MEMO**
> **腎臓の構造**
> 腎動脈、腎静脈、尿管、リンパ管などの出入部を腎門といいます。腎門から出る尿管の上端は、腎内では扇状に広がって腎盤になり、その先は、十数個の杯状の腎杯に分かれ、集合管を受けています

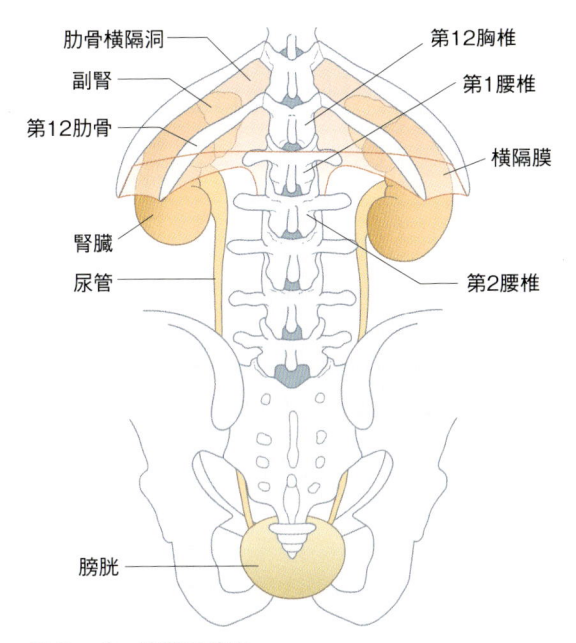

図5-2 腎臓の位置

> **MEMO**
> **髄質と皮質**
> 皮質：腎臓の外層、腎小体密集、腎柱
> 髄質：腎臓の内層、腎錐体と腎乳頭

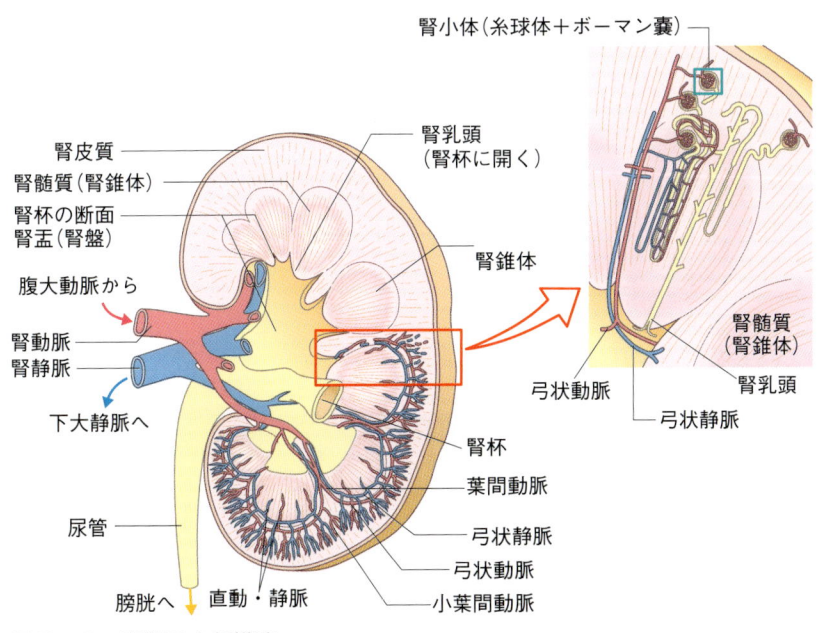

図5-3 腎臓の内部構造

成人の場合、それぞれの腎臓の大きさは縦10cm、横5cm、厚さ3cmで、重さは約150gです。くぼんだ内側の中央は腎門とよばれ、尿管や腎動脈・腎静脈がつながっています。成人男性の場合、1分間に心臓から約5Lの血液が拍出されます。腎臓を通る血液量（腎血流量；RBF）は成人男子で毎分1.2L、女子で毎分1L程度といわれています。そのうちの1/4に相当する血液が、両方あわせても300gに満たない臓器に流れ込むのです。

　腎臓の内部構造（図5-3）は、表面に近い部分の腎皮質と、その内側の腎髄質に区別されます。髄質には、放射状にみえる腎錐体が10個くらいあります。腎錐体の先端を腎乳頭といいます。乳頭には集合管が多数開口していて、腎杯に尿を排出しています。

3 ネフロンと尿の生成

ネフロンの構造

　それぞれの腎臓にはネフロン（腎単位）という小さな構造体があり、これが尿を生成する1つのユニットを構成しています。ネフロンは左右の腎臓で合計約200万個あります。

　ネフロンは腎小体とそれに続く尿細管から構成されます。腎小体は毛細血管のかたまりである糸球体とそれを取り囲むボーマン嚢からできています（図5-2参照）。ボーマン嚢は尿細管の末端の盲端が杯状に拡張して糸球体をすっぽり覆っています。糸球体を包んでいるボーマン嚢は尿細管へと移行します。尿細管は初め曲がりくねった近位尿細管をつくり、次いで髄質までまっすぐ下行してからヘアピン状にUターンして皮質に戻ります。これをヘンレのループ（ヘンレ係蹄）といいます。

　皮質内では曲がりくねった遠位尿細管をつくり、ボーマン嚢に近づいて輸入細動脈と輸出細動脈に接します。この接触部の尿細管細胞は特殊に分化した緻密斑を形成し、この部分の輸入細動脈にはレニンを放出する糸球体近接細胞があります。その後、遠位尿細管は集合管という太い直行する管に合流します。集合管には多数の遠位尿細管が合流し、次第に太くなり腎盂に開口します（図5-4）。

　ネフロンには2種類の毛細血管がみられます。一般組織では、左心室から送り出された動脈血は大動脈から分岐した動脈から酸素と栄養素を受け取り、毛細血管における物質交換を経て静脈血が右心房に戻ります。一方、腎臓へ入った腎動脈は輸入細動脈になりボーマン嚢に入ります。その中では糸球体という毛細血管をつくり、輸出細動脈になってボーマン嚢から出ていきます。最初の毛細血管では血液をろ過するだけでガス交換は行っていないので、ボーマン嚢に入った動脈血は、動脈血のまま出ていきます。

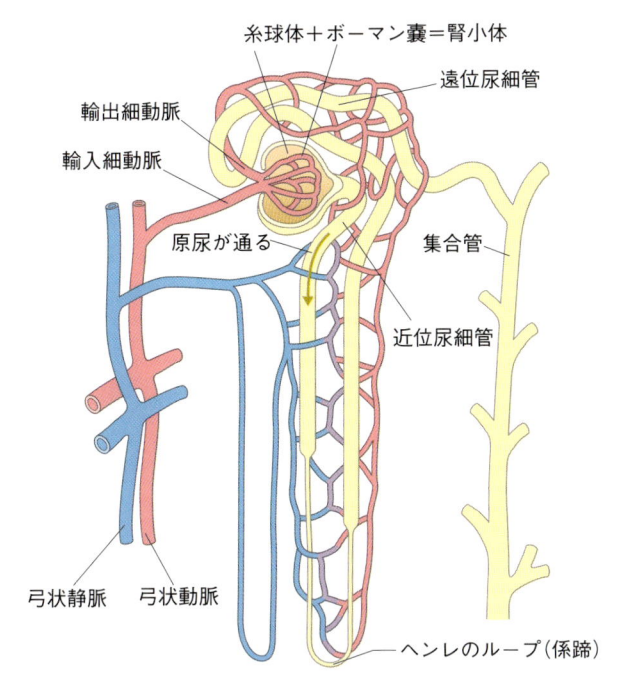

図5-4　ネフロンの構造

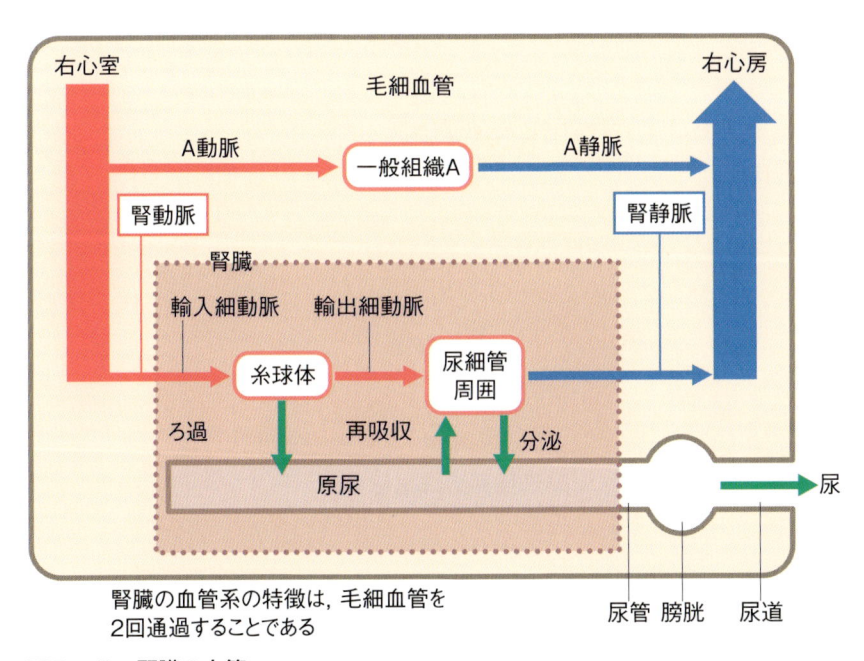

図5-5　腎臓の血管

　2番目の毛細血管は尿細管の周囲に密着しており、最終的には腎静脈に合流して腎臓から出ていきます（**図5-5**）。この毛細血管と尿細管との間では再吸収と分泌を行いながらガス交換もしているので、静脈血となります。

尿の生成

ろ過

　腎臓に流入した血液は糸球体でろ過され、ボーマン嚢に受け止められます。このろ過液を原尿といいます。このとき、糸球体はろ紙のような役割を果たし、蛋白質と血球はこのろ紙を通り抜けることができません。しかし、それ以外の血漿成分はろ過されます。つまり、原尿＝血漿－蛋白質、ということになります。

　糸球体から1分間にろ過される量を、糸球体ろ過量（GFR）といいます。基準値はだいたい100～110mL/分で、下の式のように計算すると1日およそ144～150Lの原尿がこし出されていることになります。

> MEMO
> **尿素はどこでつくられる？**
> 尿の代表的な成分である尿素は、肝臓でつくられています。化学物質を生成したりするのではなく、ろ過、再吸収、分泌の3つの機能によって体内に残す物質と体外に排泄する物質を振り分けるのが腎臓の役目です。

$$100\text{mL}/分 \times 60分 \times 24時間 = 144,000\text{mL}/日$$

　ろ過の原動力は糸球体血圧です。輸出細動脈は輸入細動脈よりも細くなっているので、糸球体毛細血管の血圧はほかの毛細血管よりも高く、約60mmHgです。この圧力に対して血管に水を引き込もうとする膠質浸透圧がはたらきます。さらに、ボーマン嚢からも血圧と反対方向にはたらきます（図5－6）。ですから、ろ過に有効にはたらく有効ろ過圧は次の式のようになります。

$$\begin{aligned}
有効ろ過圧 &= 糸球体血圧 - (膠質浸透圧 + ボーマン嚢内圧) \\
&= 60 - (25 + 15) \\
&= 20\text{mmHg}
\end{aligned}$$

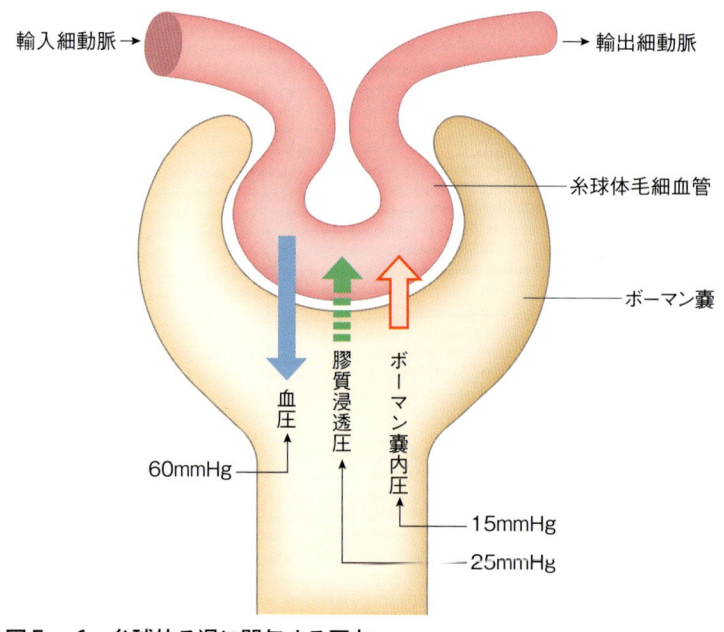

図5－6　糸球体ろ過に関与する圧力

したがって、膠質浸透圧とボーマン嚢内圧が変わらない場合、糸球体血圧が20mmHg以下になるとろ過が行われなくなります。つまり、老廃物が血液に残ったままになります。これは尿毒症とよばれる重篤な病態となります。原疾患が心臓にあっても、心不全で心臓のポンプ機能の障害による血圧低下が続き、尿毒症が直接の死因で亡くなることもあります。

　一方、血圧が高くなるとろ過圧も高くなり、大量にろ過された物質を再吸収するのに余分なエネルギーが費やされることになります。しかし、腎臓には腎動脈圧80〜200mmHgの範囲であれば血圧が変化しても腎血流量がほとんど変わらない自動調節作用がはたらいています。これは、平滑筋自体の機械的な性質だと考えられています。

尿細管における再吸収と分泌

　血漿中の蛋白質以外の物質がすべてろ過されてしまうので、原尿中には、除去すべき老廃物や毒物だけでなく、水やグルコース、アミノ酸などの栄養素、電解質など多くの有用な物質も含まれています。これらの物質は、原尿から血液に回収するために、尿細管中の原尿からその周囲の毛細血管に再吸収されます（図5-7）。

　まず、栄養素は原尿が近位尿細管に流入すると、すぐに再吸収され、100％が血漿に回収されます。つまり、尿細管側がゼロになるまで血管に輸送するので、能動輸送により大量のエネルギーが使われます。また、細胞外液の主要電解質であるNa^+もここで約80％が能動的に再吸収されます。このとき、Na^+は相方の陰イオンのCl^-も引っ張っていってくれます。さらに、Na^+が血漿側で多くなるため、この浸透圧に引っ張られ水も約80％が受動的

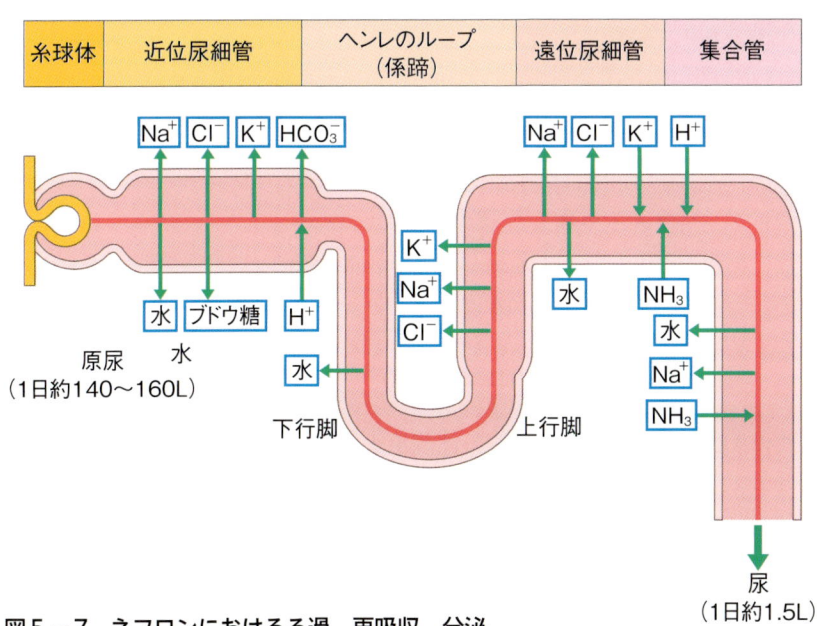

図5-7　ネフロンにおけるろ過、再吸収、分泌

COLUMN

腎臓がエリスロポエチンを分泌するのはなぜか？

　腎臓はエリスロポエチンを分泌し、赤血球をつくるように骨髄にはたらきかけています。これは、一見すると腎臓のごみ捨てというはたらきに無関係のように思えます。血液を掃除する際に、血液の中からごみだけを見つけて捨てるには限界があります。ゴミの中には毒物もあり、これを見落としてしまうと、命の危機に曝されることになります。そこで、腎臓は血液から必要・不要にかかわらず血球と蛋白質以外をろ過によっていったん捨てます。その後、必要なものを大量のエネルギーを使って血液に回収しています。

　大量のエネルギーの生成はミトコンドリア内のクエン酸回路で酸素を使うと効率がよいことはご存じのとおりです。つまり、大量のエネルギーをつくるためには大量の酸素を必要としています。腎臓は血液中の酸素が少なくなると自分で骨髄にSOSを出して、酸素の運び屋である赤血球の産生を増やしてもらっているのではないでしょうか。

　ちなみに、エリスロポエチンは腎臓のどこで産生されているか長い間議論されていましたが、尿細管周囲の間質にある線維芽細胞で産生されることがマウスの試験で明らかになりました。

に再吸収されます。このように栄養素やNa^+など必要なものはエネルギーを使ってでも再吸収するので、尿細管上皮細胞にはエネルギーをつくり出すミトコンドリアがぎっしり詰まっています。

　糖尿病患者が高血糖のときは、大量のグルコースもろ過されます。尿細管の再吸収能にも限度がありますから、それを越えるグルコースがろ過されると再吸収しきれなかった糖が尿に残ったまま排出されます（糖尿）。血糖が高くなくても、尿細管の再吸収能が障害されると尿中に糖が検出されることがあります（腎性糖尿）。

　その後も、腎小体で生成された原尿は、尿細管を通る間に必要な物質を血液に戻され、血液に残っている不要な物質を血液から捨てられる再吸収と分泌を受け最終的な尿になって腎臓から出ていきます。

4　クリアランス（清掃値）

　腎臓の排泄能力の指標の1つにクリアランス（「除去」：動詞clear + ance；clearance）があります。これは、ある物質Xが腎臓を通過したとき、1分間でどれだけ尿中に排泄されるか、つまり、ある物質Xが存在していた血漿からその物質を除去し、毎分何mLの血漿を清掃することができるかを数値化したものです。

　これは、たとえば「畳1枚につき2個のゴミで汚れていた部屋を1分間掃除するとき、1つに5個のゴミしか入れられないゴミを袋に入れたら2袋になった。何畳の畳がきれいになったか？」という算数の問題を解くのと同じです。

　もともと、クリアランスとはきれいになった血漿量を指していますが、こ

掃除前の部屋　　　　　　　　　　　　　　掃除後の部屋

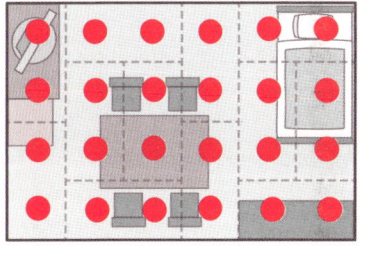

集めたゴミ袋

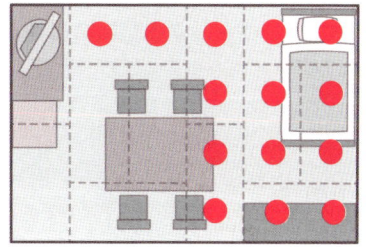

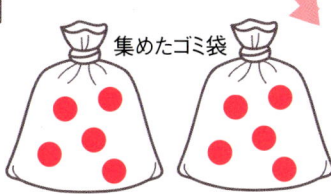

1分間に部屋から運び出されたゴミ数　＝　1分間に集めたゴミ袋の中のゴミ数

A：畳1枚当たりのゴミの数
B：きれいに掃除される畳数

C：1つのゴミ袋に入るゴミの数
D：ゴミ袋数

A×B　＝　C×D

図5-8　部屋の掃除

こでいう例ではきれいになった畳の数に相当します（**図5-8**）。

図5-8の式から

$$1分間にきれいに清掃された畳数：B = \frac{C \times D}{A}$$

これをクリアランスを求める式に置き換えると、

血漿から運び出されたゴミ　＝　尿中のゴミ

A：血漿1 dL当たりのゴミの数
　（＝血漿濃度）
B：きれいに掃除される血漿量
　＝クリアランス

C：1 dL中のゴミの数
　（＝尿中濃度）
D：1分間当たりの尿量

$$クリアランス：B = \frac{C \times D}{A} = \frac{尿中濃度 \times 尿量}{血漿濃度}$$

糸球体でろ過されたあと、尿細管で再吸収も分泌もされずに尿中に排出される物質の場合、ろ過量＝清掃された血漿量ですから、このような物質のクリアランスは糸球体ろ過量の指標として用いられます。具体的にはイヌリンがあります。しかし、イヌリンを用いて糸球体ろ過量を求めるにはイヌリンを点滴注射しなければなりません。もし人間の身体がつくる物質でイヌリンのように尿細管で再吸収も分泌もされない物質があれば、点滴注射する必要がなく簡単です。それが、クレアチニンという物質です。これは筋肉の中に

第5章　体液の調節から理解する

MEMO
イヌリン
イヌリンはフルクトースからなる多糖の一つでフルクトサンともいいます。ダリア、チョウセンアザミ、タンポポの塊茎や根に存在しています。腸の酵素では加水分解されません。ちなみに、ガラクトースからなる多糖はガラクタンといい、寒天に含まれています。

MEMO
尿の組成
1日尿量（成人）：約1,000～1,500mL
多尿：2,000mL/日以上
乏尿：500mL/日以下
無尿：100mL/日以下
色：淡黄色
比重：1.015～1.030
pH：5～7
主な固形成分：尿素、尿酸、クレアチニン、塩素、ナトリウム、カリウム、アンモニア

COLUMN

血圧をコントロールする腎臓のはたらき（表5－1）

　血圧をコントロールするはたらきをもつ重要な臓器の1つは、意外にも腎臓です。血圧＝心拍出量×末梢血管抵抗で、心拍出量＝循環血液量と考えると、血液量の増減が血圧の上昇低下に反映されます。したがって、血圧が上がって正常値を超えると、腎臓は血液からより多くの水分を尿中に排出することで循環血液量を減らし、血圧を下げます。

　反対に血圧が下がると腎臓はレニンという酵素を出し、化学反応によりアンギオテンシンⅠを経てアンギオテンシンⅡを生成し、血管を収縮させ、副腎皮質からアルドステロンというホルモンを分泌させます。このホルモンは、腎臓がナトリウムを再吸収するのを助けます。水とナトリウムは非常に相性がよく、いつも一緒に行動します。そのため、ナトリウムが生体内にとどまると水も一緒にとどまることになり、血液量が増えます。すると、血管内により多くの血液が流れることになり、血圧は上がります。

　血圧が下がると、ろ過圧も下がります。尿を生成するという腎臓の機能は血圧が維持されてこそ遂行できるものです。腎臓は血圧低下を自身で検出し、レニンを放出することで血圧上昇反応の引き金を引くのです。

表5－1　腎臓のはたらき

1. 老廃物の除去：血液中の老廃物や不要物が余分な水分とともに排泄する
2. 血圧の調節：水とナトリウムの排泄量の調節により血液量を調節し、血圧を調節する
3. 赤血球の生成：エリスロポエチンを分泌し、骨髄における赤血球の生成を刺激する
4. 体液・イオンバランスの調節
5. 骨を強くする：ビタミンDを活性化し、消化管からのカルシウムの吸収を促進する

> **MEMO**
> **クレアチンとクレアチニン**
> 両者は名前がよく似ていますが、違う物質です。クレアチニンは全身の筋肉、特に心筋や骨格筋内に存在する高エネルギー化合物であるクレアチニン・リン酸に由来する代謝最終産物、つまり老廃物です。毎日、筋肉から一定の割合でクレアチニンから転換されたクレアチニンが腎臓に運ばれ排泄されます。

存在するクレアチンの代謝産物で、実は尿細管でわずかに分泌されます。しかし、1日尿中排泄量は比較的一定なので、臨床的にはクレアチニン・クリアランス（CCr）が糸球体濾過量の指標として頻用されています。

5　排尿

　腎臓で絶えずつくられている尿が尿管を通って膀胱に送り込まれます。膀胱と尿道の接合部には平滑筋が厚くなった内尿道括約筋があります。この筋肉は自分の意思で調節できず、普段は巾着の紐のように締められ、膀胱にためられた尿が出ていかないように閉じています。

　膀胱にある程度の尿がたまると膀胱壁が伸展し、その情報が脊髄の排尿中枢に伝えられ、反射的に膀胱が収縮し、内尿道括約筋が弛緩し、排尿が起こります。しかし、尿がたまった情報は大脳にも伝えられるので、排尿の準備が整っていないときは自分の意思で外尿道括約筋を収縮させ排尿を我慢したり、随意的に弛緩させて排尿することもできます。

第6章
動作のしくみ
から理解する

第1節　動作を支える骨と筋肉

1　効率よく食物をとるために発達した運動機能

　必要な栄養素を身体の内部に取り込んで加工し、代謝によって生じた不必要な物質を身体の外部に排出するという点では、動物も植物も全く同じ活動をしています。しかし、動物は自分にとって必要な栄養素を自ら動いて取りに行かなければならないため、植物にはない骨格や筋肉、感覚器、脳といった複雑なしくみをもつようになりました。これらの機能はすべて、生きていくために必要な栄養素を効率よく手に入れるために発達してきたものです。

　たとえば、目の前にリンゴがあったとします。それを取ろうとするとき、私たちはりんごを「取ろう」と意識するかしないかのうちに、正確に取り損ねたりすることなくそのりんごの位置に手を伸ばし、指をたくみに操って握ることができます。

　このような毎日当たり前のように行っている動作も、実は、眼→脳→手・指の筋肉という見事な連携プレーがあって初めて成り立っているのです。意識するしないにかかわらず行う人間の動作にはすべて、感覚器（情報を集める諜報機関）、末梢神経（情報と指令を伝えるケーブル）、中枢神経（情報を分析し指令を出すコンピュータ）、運動器（動作の実働部隊）がかかわっているのです。

　ここでは、こうした日常の動作にかかわる骨や筋肉などの運動器、感覚器の構造としくみ、そしてその両者をつなぐ神経のはたらきについてみていくことにしましょう。

2　骨と筋肉で身体を動かす

動作を支える骨と筋肉

　鉄筋コンクリートの建物が鋼鉄の骨組みで支えられているように、私たちにも身体を支える骨格があります。成人の骨格は約200個の骨でできており（図6－1）、約500個の筋肉がそれらの骨を包み（図6－2）、外観をつくっています。

　骨と骨は互いに結合して骨格を形成しています。その結合（広い意味の関節）の仕方により、運動の範囲と度合いが違ってきます。結合には不動性と可動性の2種類あり、可動性の結合を狭い意味の関節と呼んでいます。動作に関係するのは、可動関節によって動かすことができる骨格のほうです。

> **MEMO**
> **骨の生理的作用**
> ①支持作用
> 　（身体を支える）
> ②保護作用
> 　（脳や内臓を保護する）
> ③運動作用
> ④造血作用
> ⑤電解質の貯蔵作用

[後面]　　　　　　　　　　　[前面]

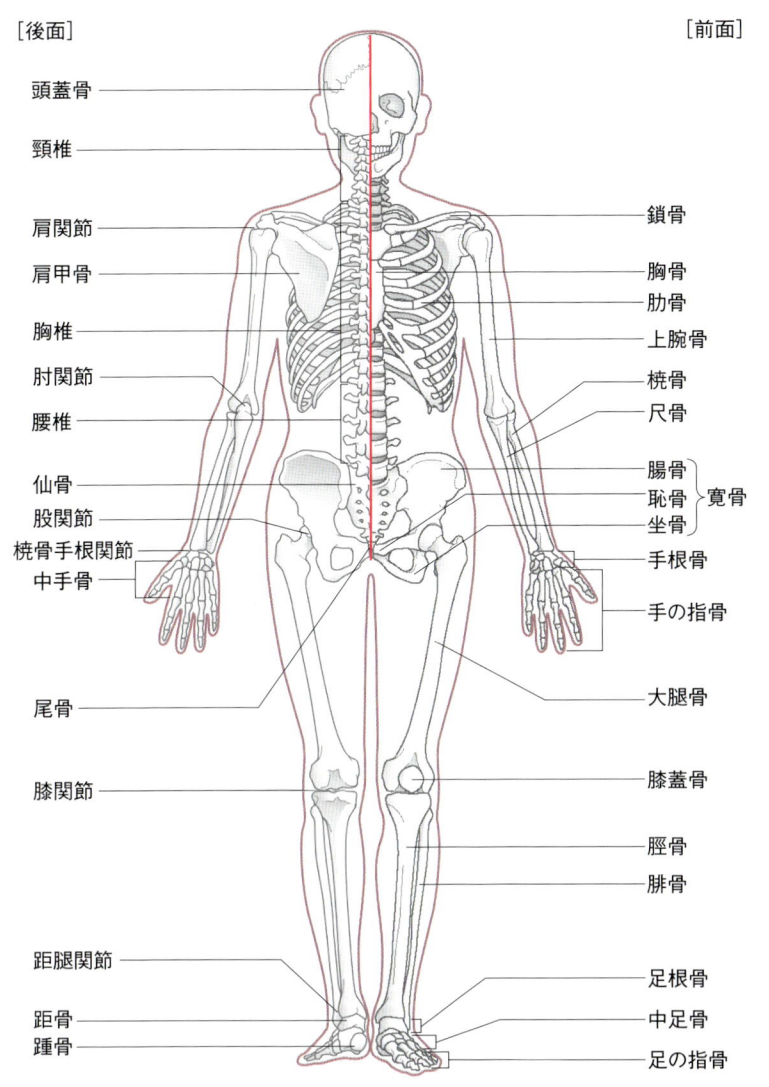

図6-1　主な骨格

(後面ラベル：頭蓋骨、頸椎、肩関節、肩甲骨、胸椎、肘関節、腰椎、仙骨、股関節、橈骨手根関節、中手骨、尾骨、膝関節、距腿関節、距骨、踵骨)

(前面ラベル：鎖骨、胸骨、肋骨、上腕骨、橈骨、尺骨、腸骨・恥骨・坐骨〔寛骨〕、手根骨、手の指骨、大腿骨、膝蓋骨、脛骨、腓骨、足根骨、中足骨、足の指骨)

　また、骨格には脳や内臓を保護したり、脂肪やカルシウム、リンなどを貯蔵したりするはたらきもあります。

　一方、骨格についていて、動作に関係する筋肉を骨格筋と呼びます。また、内臓にある平滑筋や心臓にある心筋とは違い、自分の意思で動かすことができるため、こうした筋肉を随意筋とも呼びます。

　骨格筋中央の膨らんだ赤い部分が筋腹で、左右の細く白い部分が腱です。骨格筋はこの腱によって関節をはさんで位置する2つの骨に付着し、この関節の運動にはたらいています。この付着部のうち相対的に動きの少ない側を起始、大きく動く側を停止といいます（**図6-3**）。

関節の種類とはたらき

　一般的に狭い意味で「関節」と呼ばれているのは、肘や膝などの可動関節

> **MEMO**
> **関節炎と捻挫**
> 関節炎の際に関節が腫れるのは、滲出液が増えてたまるからです。関節包の特定部位に丈夫な線維が密集してこれを補強し、関節運動の方向や範囲を規制している構造を靱帯といいます。靱帯が過度に伸展を受けて損傷した状態を捻挫といいます。

第6章　動作のしくみから理解する

133

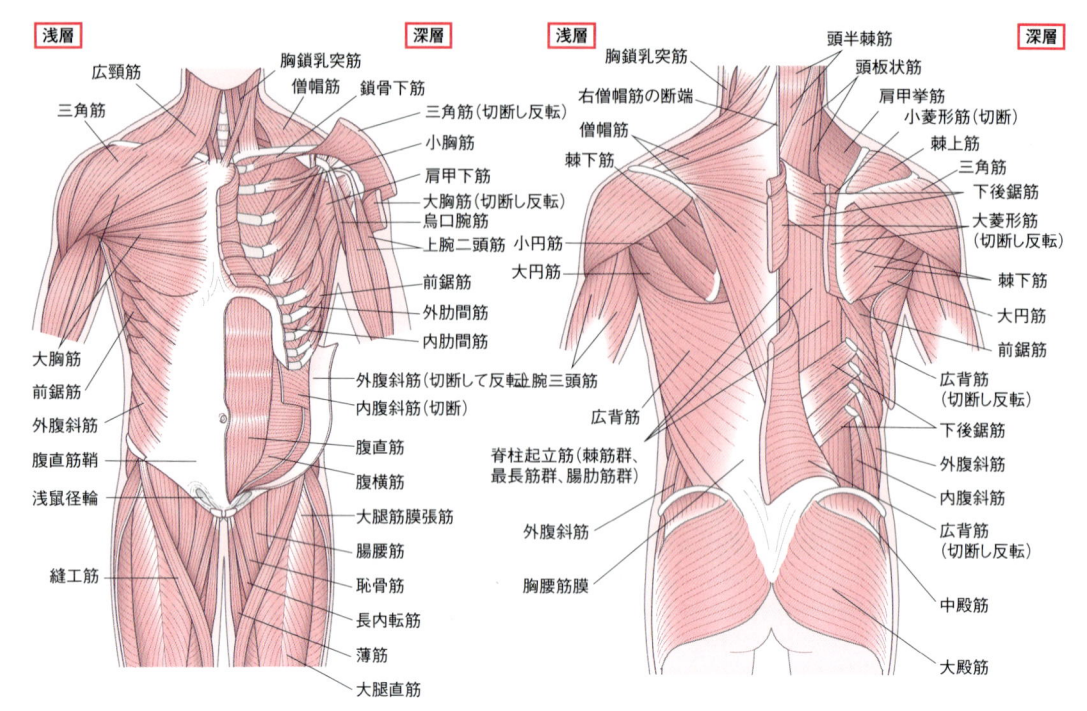

図6-2 体幹の主な筋肉

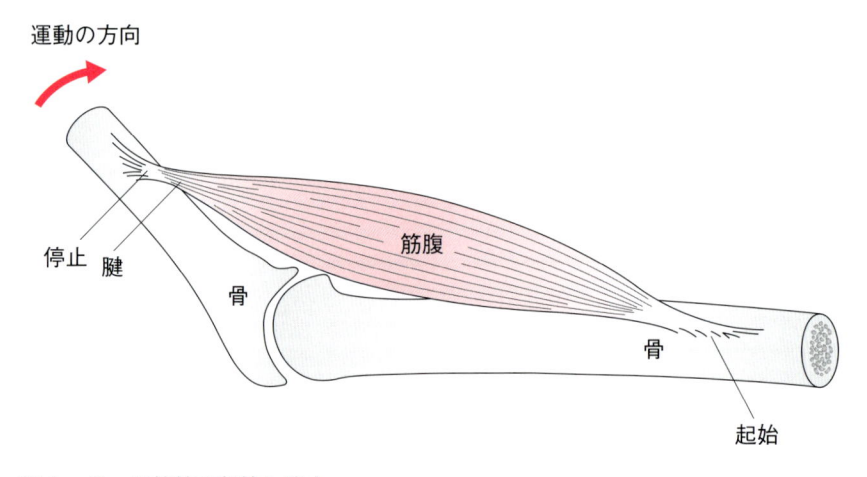

図6-3 骨格筋の起始と停止

のことです。結合している骨の連結部分を関節体と呼び、そのうち、突出したほうを関節頭、くぼんでいるほうを関節窩といいます（図6-4）。

関節体は関節軟骨に覆われ、結合部は線維膜と滑膜という2層の関節包に包まれています。関節包の中は関節腔といい、骨端同士の摩擦を減らし関節の動きを滑らかにするため、軟骨の栄養にかかわるヒアルロン酸を豊富に含む滑液という粘調な液体で満たされています。また、関節包を強化したり、関節の過度の運動を阻止し、損傷を防ぐために靱帯によって補強されています。

関節はさまざまな観点から分類することができます。第1の分類は、運動

> **MEMO**
> **ヒアルロン酸とその仲間**
> ヒアルロン酸はアミ基をもつ糖（N-アセチルグルコサミン）と酸化糖（グルクロン酸）が結合した二糖単位がたくさん連結した構造をしたグリコサミノグルカン（ムコ多糖）です。大量の水分を含み、空間を占めるのでクッションまたは潤滑成分としてはたらきます。関節の滑液だけでなく眼の硝子体、臍帯などにも存在しています。グリコサミノグルカンにはそのほか、軟骨、骨、皮膚に存在するコンドロイチン硫酸や肝臓、肺、皮膚などに存在するヘパリンがあり、ヘパリンは抗凝固因子としてはたらいています。

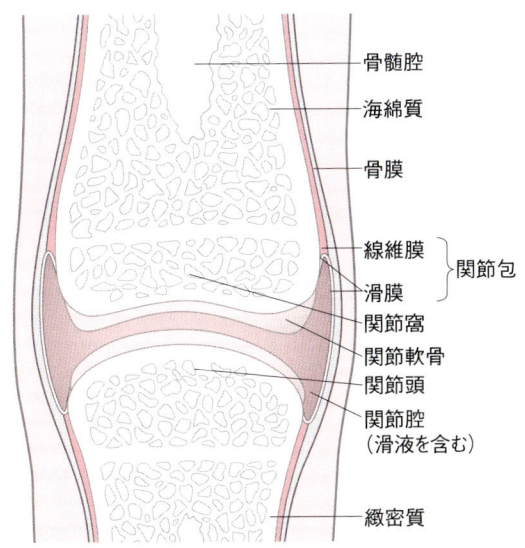

図6-4 関節の構造

COLUMN

骨の構造

　骨は関節面を除いて骨膜に包まれ、緻密骨と海綿骨からなる骨質と、髄腔内の骨髄から構成されています。骨膜には血管と神経が走っているため、骨折などの損傷で痛みを感じます。

　緻密骨は骨の表層をなす部分で、肉眼にはカルシウムの固まりに見え、顕微鏡では栄養血管などが走るハバース管やこれを連絡するフォルクマン管を多く含んでいるのがみえます。ハバース管の周囲は何層もの骨層板で同心円状に囲まれ、バウムクーヘンのような円柱構造（骨単位）が形成されています。各層板の間には骨小腔と呼ばれる空所が並び、ここの骨細胞が存在しています。骨小腔とハバース管とは骨細管で連絡され、骨細胞はここを通して栄養を受けることができます。海綿骨は骨深部をなす構造で、入り組んだ骨梁から構成されています。

　長骨の中央部の骨幹では、骨梁が少なくなって空間を形成しており、これを髄腔と呼ばれます。骨梁と骨梁の間には骨髄組織が詰まっており、ここで造血が行われます（**図6-5**）。

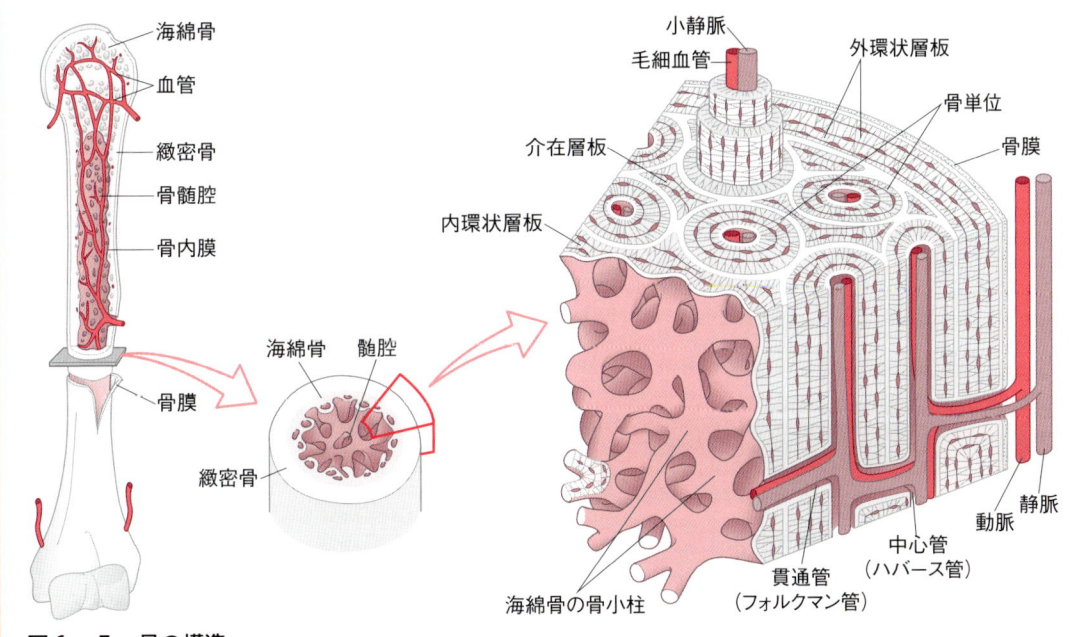

図6-5　骨の構造

軸によるものです。たとえば、肘などは通常内側にしか曲がりませんから、運動軸は1です。これに対し、手首などの運動軸は2、肩関節など多方向に動かすことができる関節は多軸ということになります（**図6-6、表6-1**）。

第2の分類法は、関節体の数によるもので、2つの骨から構成される関節を単関節、3つ以上の骨から構成される関節を複関節といいます。

さらに、関節体の形によって分類する方法もあります。たとえば、関節頭が球状で、関節窩が頭に対応する凹面のくぼみをもつものを球関節といいます。これは第1の分類でいうと多軸性で、多方向に動かすことができる関節です。そのなかで、関節窩がとくに深いものを臼状関節といいます。

また、関節頭と関節窩の量関節体が馬の鞍状で互いに直角方向に動き、2

> **MEMO**
> **単関節と複関節**
> 単関節：肩関節、股関節、指間節関節など
> 複関節：肘関節、膝関節、橈骨手根関節など

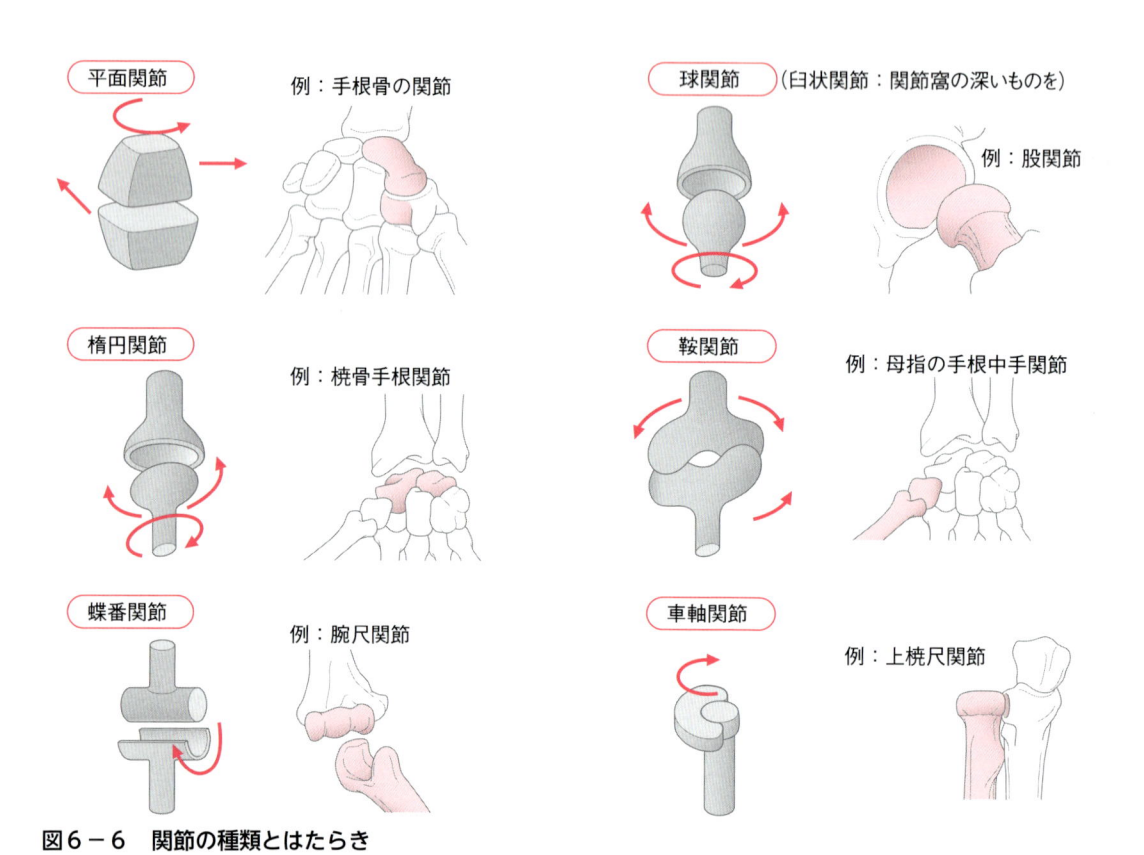

図6-6　関節の種類とはたらき

表6-1　主な関節の種類とそのはたらき

種類	例	可動性	軸の数
①球関節／臼状関節	肩関節	+++	多軸性
②蝶番関節	肘関節の腕尺関節	+	1軸性
③鞍関節	母指の手根中手関節	++	2軸性
④楕円関節	橈骨手根関節	++	2軸性
⑤車軸関節	肘関節の上橈尺関節	+	1軸性
⑥平面関節	椎間関節	-	

軸性の動きができるものを鞍関節、関節体が楕円状で、鞍関節同様2軸性に動くものを楕円関節といいます。

　関節窩が円柱状で、そこに入り込んでいる関節頭がこの軸の周りだけ動くものを蝶番関節、関節頭が環状で関節窩が切り込まれて車の軸を受けるような形になっているのを車軸関節といいます。両方とも、運動軸は1なので可動性は低くなります。

　関節面が平面に近く、可動性が少ないものを平面関節といい、ほとんど可動性がないものを半関節といいます。

　股関節（図6－7）は大腿骨頭を関節頭とし、寛骨臼を関節窩とする臼状関節で、体幹と下肢を連結しています。これは球関節の1つで多軸性ですが、球の約2/3をなす関節頭が深い寛骨臼にはまり込むために可動性が制限されています。しかし、それによって体重を支持し、身体を安定させる重要な役割を果たしています。

　大腿骨頭は骨折（大腿骨頸部骨折）がよく起こる部位で、とくに高齢者に多くみられます。骨粗鬆症の進行に伴い骨がもろくなり、少しつまずいただけでも骨折しやすくなります。高齢者の寝たきりの原因の第3位が骨粗鬆症による骨折で、なかでも大腿骨頸部骨折は4人に1人程度で寝たきりの原因となっています。

　膝関節（図6－8）は人体の中で最も大きく、また最も複雑な複関節です。膝関節を構成する骨は大腿骨、脛骨および膝蓋骨で、大腿骨と脛骨との関節は蝶番関節になっています。関節頭である大腿骨の外側顆と内側顆は比較的

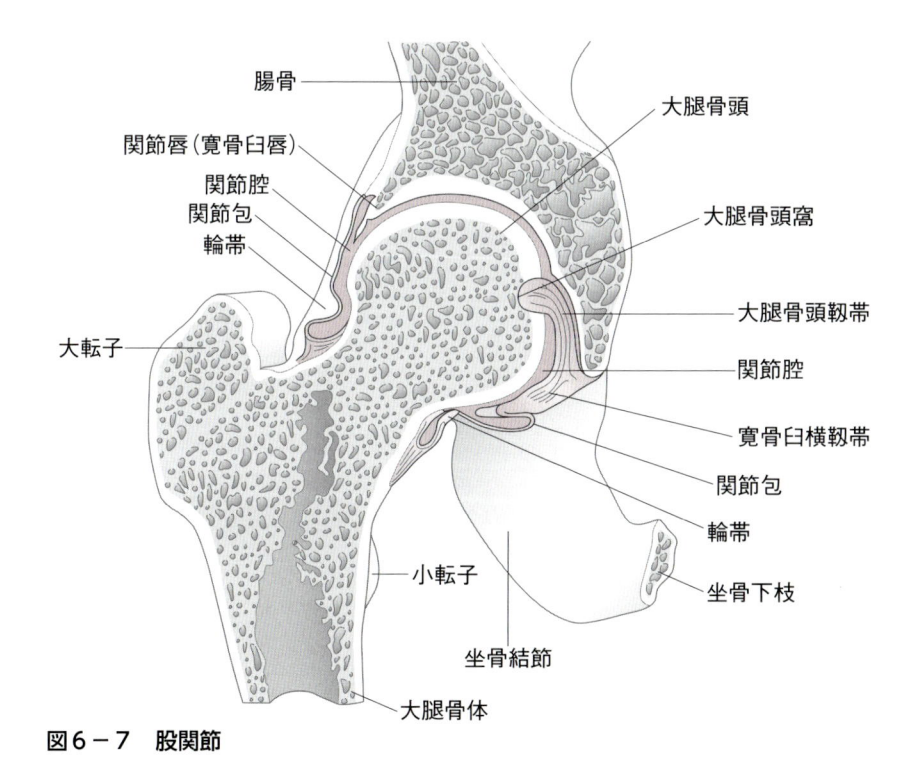

> **MEMO**
> **寛骨と寛骨臼**
> 寛骨は腸骨、坐骨、恥骨の3つの骨が癒合して1個の骨になったもので、2つの寛骨によって骨盤が構成されます。3個の骨が会合する外側に寛骨臼があり、ここに大腿骨頭がはまり込み、股関節がつくられます。

図6－7　股関節

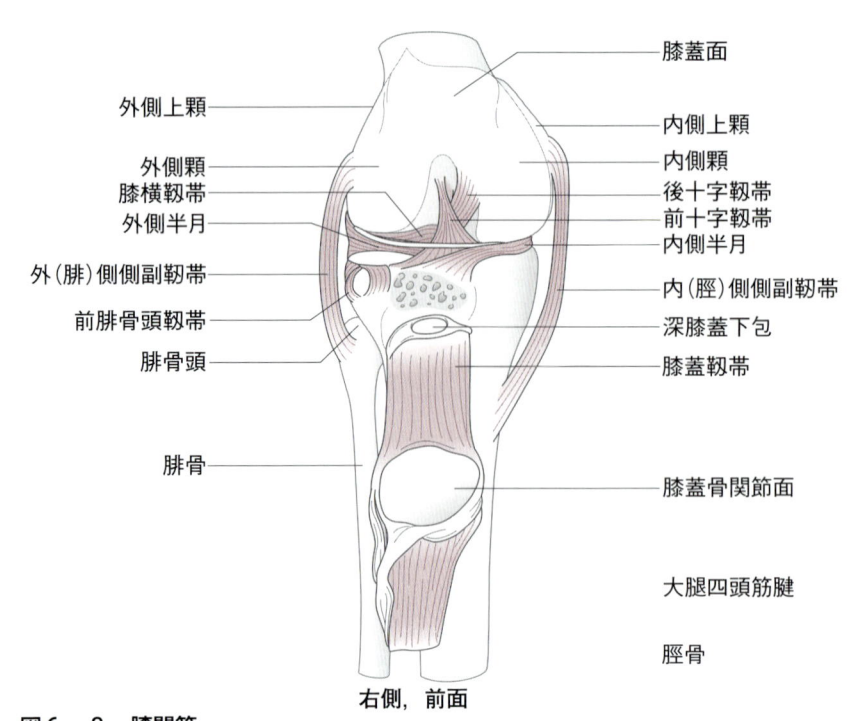

図6-8　膝関節

強い凸面になっていますが、脛骨の外側顆と内側顆は平坦で浅い関節窩になっているので、これらの間の適合性を高めるために線維軟骨の両側に関節半月が（内側半月と外側半月）があります。関節包内には前十字靱帯と後十字靱帯からなる膝十字靱帯があり、膝関節の前後方向の安定化に寄与しています。関節は内側側副靱帯と外側側副靱帯によって補強され、膝関節の左右方向の安定性を強化しています。

関節の動き

関節の動きには、屈曲・伸展・内転・外転・描円・回旋・回内・回外などがあります。整形外科や術後のリハビリテーションなどに必要な場合も多いので、図6-9と一緒に覚えておくとよいでしょう。

【屈曲】関節の角度が小さくなるような運動
【伸展】関節の角度を大きくするような運動
【外転】体肢を身体の正中面から遠ざける運動
【内転】体肢を正中面に近づける運動
【描円】上記4つの運動が総合されて、体幹や体肢の一端で円を描くような運動
　　　例：上肢を伸ばして円を描く場合
【回旋】上腕や大腿ではその長軸を軸としてコマのように回転する運動で、その部分の位置は変わらない。内旋とは内側（正中面に近づくよう）に、外旋とは外側（正中面から遠ざかるよう）に回転すること

MEMO

人工股関節置換術後の禁忌肢位

変形性股関節症や関節リウマチの患者の治療に、人工股関節置換術（total hip arthroplasty；THA）があります。この手術の後、ベッドの移動や体位変換の時に患肢を内転、内旋、過度に屈曲すると脱臼が起こりやすくなります。脱臼すると、リハビリテーションや日常生活に重大な支障をきたすので、避けなければなりません。
したがって、術直後から14日頃まで外転枕を使用し、患肢位は股関節を軽度（15〜20°）屈曲、外転10〜15°、内外旋はさせないようにします。靴を履く動作やしゃがむ姿勢をとる時に脱臼が起こりやすいので、股関節脱臼四肢外回旋中間位で挙上し、膝下に挿入されたロールタオルで膝関節軽度屈曲の良肢位と位（屈曲、内転、内旋位、術後3〜4週までは自分で靴を履かないように指導します。
また、足をクロスしない、低いソファーに座らない、和式トイレは使用しない——なども、禁忌肢位として覚えておくとよいでしょう（図6-10）。

図6-9 関節の動き

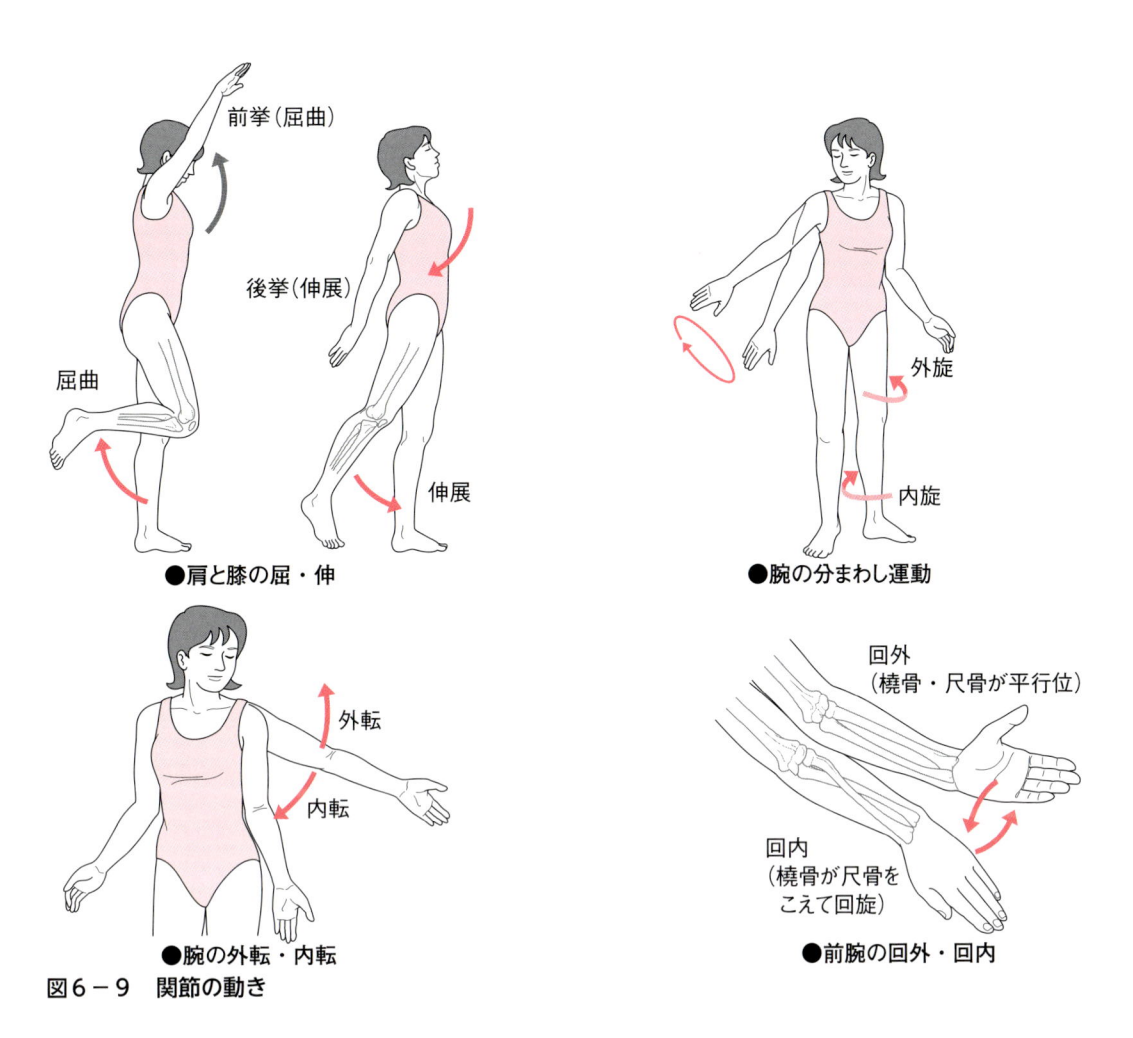

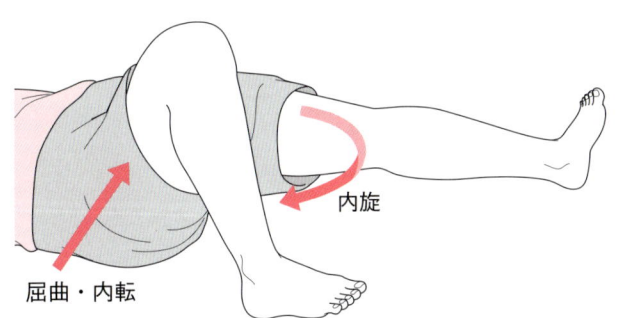

- ●肩と膝の屈・伸（前挙(屈曲)、後挙(伸展)、屈曲、伸展）
- ●腕の分まわし運動（外旋、内旋）
- ●腕の外転・内転（外転、内転）
- ●前腕の回外・回内（回外(橈骨・尺骨が平行位)、回内(橈骨が尺骨をこえて回旋)）

図6-10 人工関節置換術後の禁忌肢位（屈曲・内転、内旋）

【回内・回外】前腕の回転にだけ使う特別な用語。前腕を差し出して手のひらを上に向けた位置（このとき橈骨と尺骨は平行の位置にある）をとらせる運動。その逆に手のひらを伏せるような位置をとらせる運動を回内という

骨格筋の構造

骨格筋を構成する筋細胞は筋線維ともいい、幅0.1mm、長さ数cmの細長

> **MEMO**
> **不動結合の種類**
> 不動結合とは結合組織や軟骨、骨によって固定された結合です。結合組織による結合の例として頭蓋骨に見られる縫合、歯と歯槽骨の間の釘植、軟骨結合の例として恥骨結合があります。これらの結合において、両骨間の結合組織や軟骨が骨化したものに頭蓋骨、寛骨、仙骨などがあります。

> **MEMO**
> **脱臼とは**
> 関節頭と関節窩の位置が外からの力によって食い違ったり、離れたりすることを脱臼(luxation)といいます。顎関節、股関節などに起こりやすいといわれています。

第6章 動作のしくみから理解する

いひも状で、これが束のように集まって1つの筋肉をつくっています（図6-11）。筋細胞は複数の核をもつ多核細胞で、その細胞膜をとくに筋鞘といいます。細胞質には糸状の細長い細胞内小器官である筋原線維が縦方向に密に充満しており、たくさんの卵円形の核は押しのけられ筋鞘の下に存在しています。

　筋原線維の中には、アクチンという蛋白質からなる細いアクチンフィラメントとミオシンという蛋白質からなる太いミオシンフィラメントが交互に配列することで筋原線維の縞模様がつくられています。横縞は、明るくみえる明帯（I帯）と暗く見えるく暗帯（A帯）からなり、I帯の中央にZ線があります。Z線は格子状の構造で、ここからアクチンフィラメントが両側に突き出ており、A帯に一部入り込んでいます。A帯にはミオシンフィラメントが並んでおり、その中央部はアクチンフィラメントが入り込まないためやや明るく見え、H帯とよばれています。Z線とZ線の間を筋節といい、これが収縮の単位になっています。このように筋原線維には規則正しい明暗の縞模様がみられるので、横紋筋ともいいます。

筋収縮のしくみ

　筋肉の収縮はアクチンフィラメントがミオシンフィラメントの中央へ滑走することによって起こります。つまり、筋肉が収縮により短縮しても両フィラメントの長さは変わらずに、筋節が短縮するのです。

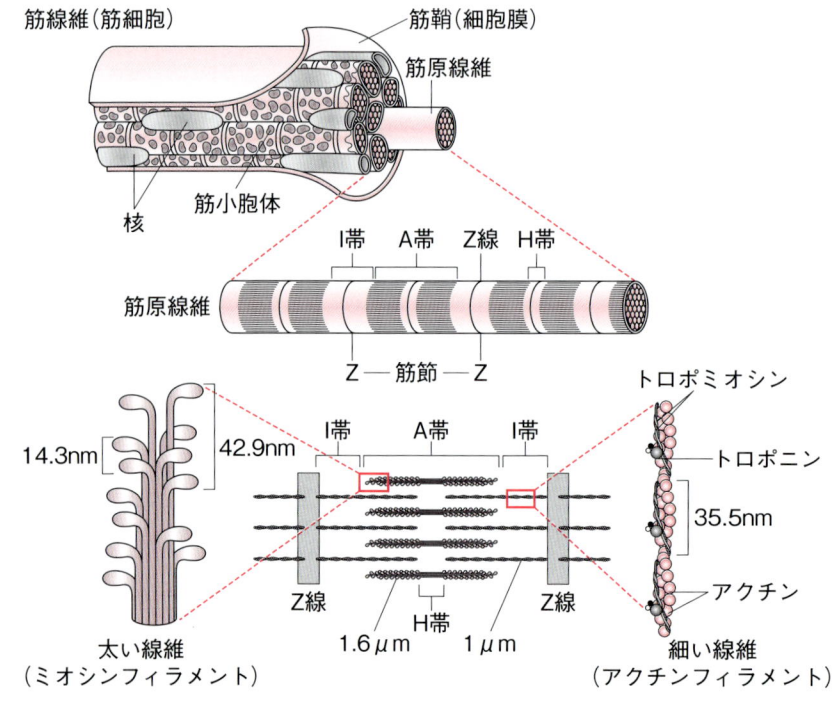

図6-11　骨格筋の微細構造

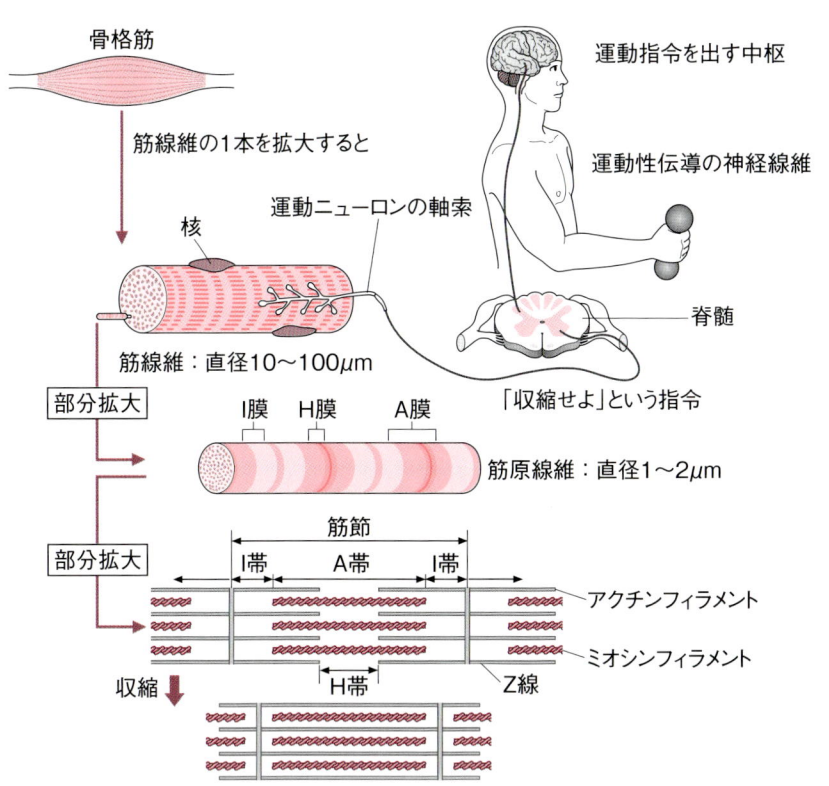

図6-12 筋収縮のしくみ

MEMO

重症筋無力症

重症筋無力症は随意筋が疲れやすく、反復運動を続けると脱力・麻痺に陥る疾患です。運動ニューロンから神経伝達物質のアセチルコリンが放出されても、受けての筋肉にあるアセチルコリン受容体に対する自己抗体がアセチルコリンの代わりに結合するので、運動指令が筋肉に伝わらなくなるので動かなくなるのです。

MEMO

手術前にリラックス？

全身麻酔で手術を行うとき、全身の骨格筋の力が抜けていたほうが麻酔や手術が進めやすいので、筋小胞体からのCa^{2+}の遊離を抑制したり、アセチルコリン受容体に結合して収縮指令の伝達を遮断したりして筋収縮を抑制する筋弛緩薬が投与されます。

MEMO

協力筋と拮抗筋

ある運動に対して、同じ運動方向に作用する筋肉群を協力筋、反対の方向に作用する筋群を拮抗筋と呼びます。たとえば、上腕二頭筋の協力筋は上腕筋（同じタイミングで伸縮する）、拮抗筋は上腕三頭筋（一方が延びている時、もう一方は弛緩する）です。

大脳皮質から出された運動指令は電気信号として脊髄を下りて、脊髄にある運動ニューロンに伝達されます。電気信号が神経伝達物質としてアセチルコリンを介して筋線維に伝わるとアクチンフィラメントとミオシンフィラメントとの間に架橋が形成され、アクチンフィラメントがミオシンフィラメントの中央へ滑走します（図6-12）。このとき、両フィラメントの長さは変わりませんが筋節が短縮するので筋肉の収縮が起こります。

筋原線維は特殊な滑面小胞体である筋小胞体によって囲まれています。この中にはCa^{2+}が大量に蓄えられており、Ca^{2+}がアクチンフィラメントと

COLUMN

カルシウム濃度を調整するホルモン

筋肉の収縮に欠かせないカルシウムの濃度を調整しているのは、甲状腺から分泌されるカルシトニンと上皮小体から分泌されるパラソルモンです。血中のカルシウム濃度が低下すると、パラソルモンが骨に貯えられたカルシウムを遊離させ、血中に放出するよう促す一方、腎臓からのカルシウムの排泄を抑制します。

血中のカルシウムが増えすぎると、今度はカルシトニンが腎臓からの排泄を促し、骨を壊してカルシウムを放出する活動を抑えます。

カルシウムは、筋肉の収縮以外にも、血液凝固や神経線維の維持に重要です。血中のカルシウムが不足すると、神経や筋の興奮が異常に高くなり、テタニー（筋肉の痙攣）を引き起こします。

ミオシンフィラメントとの間の架橋形成、つまり収縮のゴーサインを出しています。

アクチンフィラメントにはミオシンフィラメントとの結合部位がありますが、弛緩しているときは、トロポミオシンという細長い蛋白質分子が覆い隠しています。トロポミオシンにはトロポニンという蛋白質も一定間隔で結合しています（図6－11）。Ca^{2+}がトロポニンに結合すると構造が変化し、トロポミオシンを移動させることでミオシンフィラメントとの結合部位を露出し、架橋が形成されます。

COLUMN

疲れやすい骨格筋と疲れ知らずの平滑筋（表6－2）

　筋肉には骨格筋のほかに、消化管や呼吸器官、血管などの壁をつくっている平滑筋と呼ばれる筋肉があります。平滑筋の細胞は骨格筋のような横縞がなく、自律神経やホルモンのはたらきによってコントロールされ、自分の意思で動かすことはできません。こうした筋肉を不随意筋と呼んでいます。

　しかし、内臓の筋肉でも心臓だけは特殊で、不随意筋でありながら、骨格筋のような横紋があります。心臓の筋線維は横に枝を出して互いに結び合っており、刺激に対して全体が一個の細胞のように反応するしくみになっています。

　パワーがあり、力作業が得意なのは骨格筋ですが、疲れやすいという弱点があります。一方、比較的ゆっくりと持続した収縮を行う平滑筋は疲れにくく持久力があります。

表6－2　筋肉の分類

部位	特徴	見た目
骨格筋	随意（意思で動く）	横紋筋（縞あり）
内臓筋	不随意（意思で動かない）	平滑筋（縞なし）
心筋	不随意（意思で動かない）	横紋筋（縞あり）

第2節　情報を伝えるネットワーク・神経のはたらき

1　末梢神経から中枢神経、そして筋肉へ

　筋の収縮を引き起こすのは、運動神経を伝わってくる電気信号です。個々の細胞に酸素や栄養素を運ぶために血管という川が流れているのと同じように、私たち身体体には情報と指令を伝える神経のケーブルも張り巡らされています。そして、そのケーブルにはちょうど、動脈と静脈が分かれているように、身体からの「情報」を脳に伝えるルートと、脳からの「指令」を身体に伝えるルートの2種類があるのです。

　冒頭の例を思い出してください。私たちがリンゴを取ろうとするとき、まず、眼という感覚器でその位置を確認します。次に、その情報は脳や脊髄に送られます。脳や脊髄では、送られた情報をもとにどの筋肉をどう動かせばリンゴが取れるのかを考え、決定を下します。決定に基づいて出された指令は筋肉に伝わり、そして私たちは無事リンゴを手にすることができます。

　この時、私たちはリンゴを取るために2種類の神経を使っています。1つは脳や脊髄の中枢神経、もう一方は末梢神経です。この末梢神経はさらに、眼や耳などの感覚器と中枢神経をつなぐ感覚神経と、中枢神経と筋肉などの運動器をつなぐ運動神経に分けられます（図6－13）。

　もう一度整理しましょう。

> **MEMO**
> 神経の分類と役割
> 中枢神経（脳・脊髄）……司令塔
> 末梢神経（感覚神経・求心性神経）……感覚器からの情報キャッチ
> 末梢神経（運動神経・遠心性神経）……司令塔からの情報を運動器官に伝える

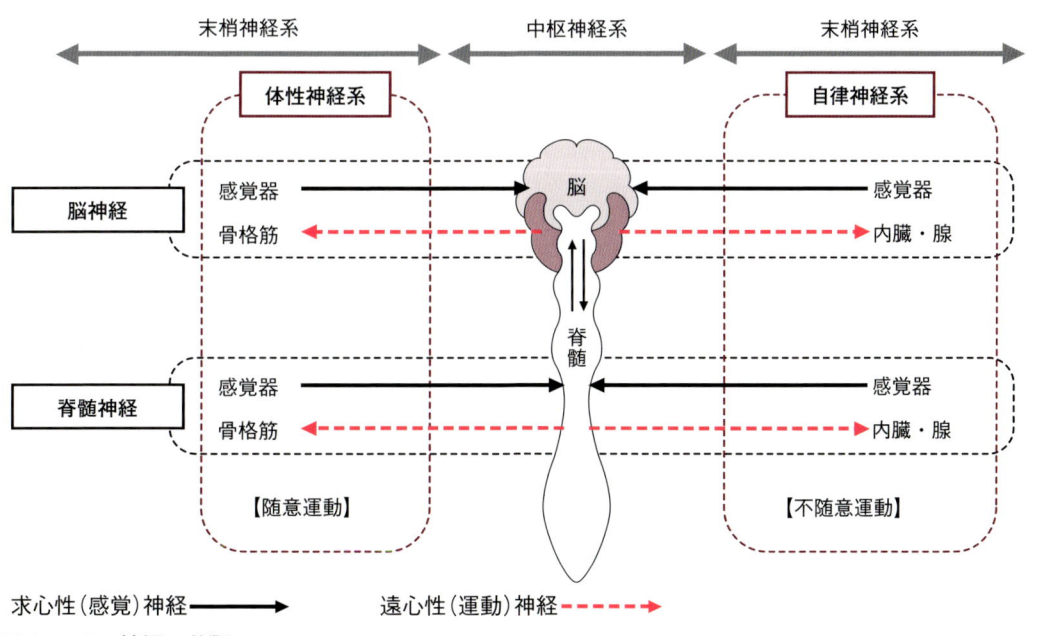

図6－13　神経の分類

光や音、におい、痛みなど、感覚器で受け取った刺激は電気信号に変えられ、まずは感覚神経を伝って中枢へと送られます。中枢では送られた情報を整理・解釈し、過去の経験や現在の状況を見極めながらどのように反応すべきかを決定します。中枢神経はその名のとおり、指令本部のようなはたらきを担うのです。

　中枢神経から下された決定は、今度は再び電気信号として末端の運動器官に伝わります。この時、中枢の指令を伝えるのが運動神経の役割です。

　中枢神経に向かって情報を伝える末梢神経を求心性神経、中枢神経から出た指令を伝える末梢神経を遠心性神経と呼んで区別することもあります。

❷ 末梢神経の構造

　末梢神経は、神経線維の束で構成されています。神経線維は1本1本が神経内膜で覆われ、それが集まって束をつくっています。さらにその束を神経周膜が覆って、さらに太い神経線維の束をつくっています（図6-14）。

　そうしてできた神経線維の束は、いくつか集まって中を通る血管とともに、神経上膜でまとめられ、1本のひも状になります。

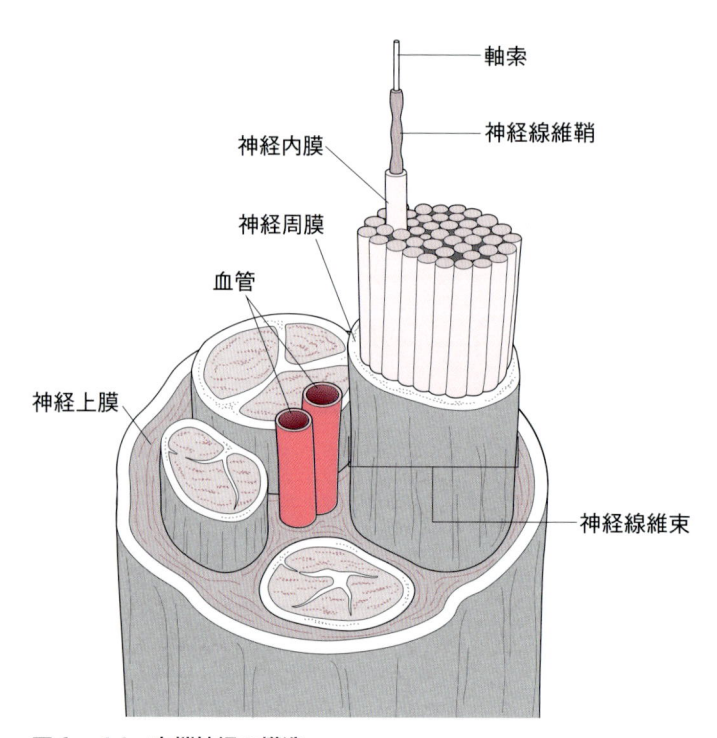

図6-14　末梢神経の構造

3 神経細胞の構造と情報が伝わるしくみ

　神経細胞（ニューロン）はおおむね、核のある細胞体から細長い一筋の糸が伸びたような形をしています。細長い糸のような部分は軸索と呼ばれ、細胞体が受け取った情報はこの軸索を伝って次の細胞へと送られます。軸索の長さは細胞がある場所によって異なりますが、最も長いものでは1m近くに及ぶといわれています。

　細胞体の周りには、軸索より太くて短い神経線維の突起がいくつも出ています。これを樹状突起といい、ここでは情報を受け取って細胞体へ送るはたらきをしています（図6-15）。

　つまり、神経細胞内を流れる電気信号は、樹状突起→細胞体→軸索という順に流れ、決して逆流することはありません。

　神経細胞の場合、細胞と細胞はピッタリ連結しているわけではなく、ごくわずかな隙間を介してつながっています。ですから、情報を次の細胞に伝えるには、どうにかしてこの隙間を飛び越える必要があります。

　この隙間を飛び越えるための仕掛けが、バトンの役割をもつ神経伝達物質です。実は、神経細胞はここで電気信号を化学物質に変換し、それを放出することで次の細胞に情報を伝えているのです。

　バトンリレーのしくみはこうです（図6-16）。

　電気信号が軸索の終末までくると、そこにあった小さな袋が開き、次の細胞に向かって神経伝達物質がばらまかれます。ここで放出される神経伝達物質は、はたらきによってアドレナリンやセロトニンなどさまざまですが、筋肉を動かす指令にはアセチルコリンが使われます。

　放出された神経伝達物質を感知するのが、次の細胞の樹状突起です。ここでは物質によってそれを受け取る受容体が決まっていて、担当する物質が来るとチャネルが開いて細胞の外にあるナトリウムイオン（Na^+）を取り込み、

> **MEMO**
> **神経組織**
> 神経系を組み立てる神経組織は情報を伝える神経細胞（ニューロン）と神経細胞を支持・絶縁・保護する神経膠細胞（グリア細胞）の2種類の細胞からなる。

> **MEMO**
> **有髄線維と無髄線維**
> 神経線維には、周囲を髄鞘に囲まれている有髄線維と、髄鞘がない無髄線維とがあります。有髄線維の髄鞘は、一定の間隔で消失している部分があり、これをランビエ絞輪といいます。

> **MEMO**
> **神経情報を伝える電気信号**
> 神経を伝わる情報はすべて、電気信号です。例えば、眼・鼻・舌などの感覚細胞に刺激が与えられると、細胞内外の電圧差に変化が生じ、それに応じて神経細胞に電気信号（インパルス）が発生します。これを活動電位といいます。ただし、神経細胞どうしの接合部では、この電気信号が一時的に化学物質に置き換えられ、細胞から細胞へと伝えられます。

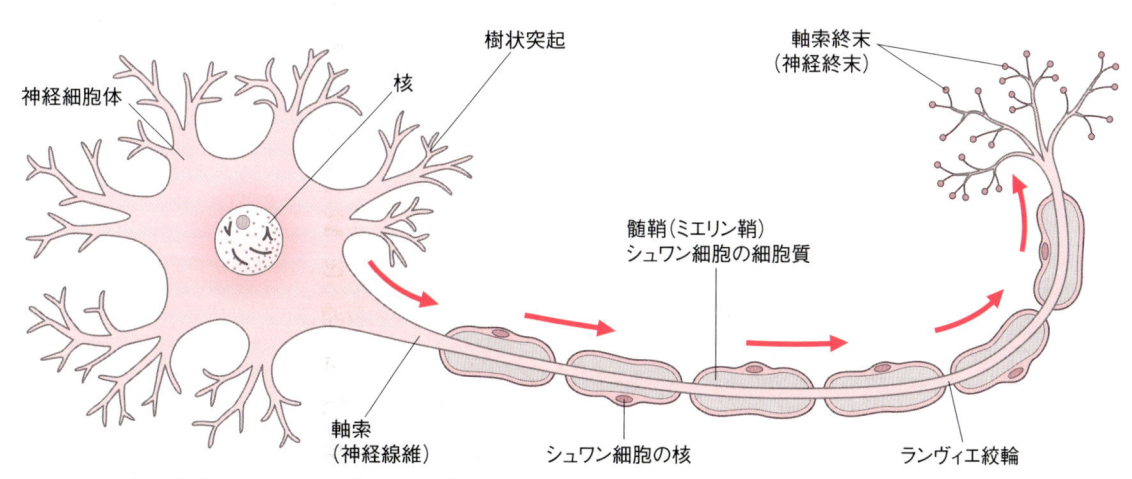

図6-15　神経細胞〔ニューロン（矢印は電気信号の流れを示す）〕

その流れによって電気信号をつくり出します。
　こうしたバトンリレーを行う、細胞と細胞の接合部をシナプスと呼びます。電気信号→化学信号→電気信号という変換にかかる時間は、わずか1,000分の１秒ともいわれます。

> **MEMO**
> **神経伝達物質の種類**
> 神経伝達物質には、アセチルコリンやノルアドレナリン、ドーパミン、セロトニンなどがあります。アセチルコリンは神経筋接合部、自律神経節、副交感神経終末の、ノルアドレナリンは交感神経終末の伝達物質です。

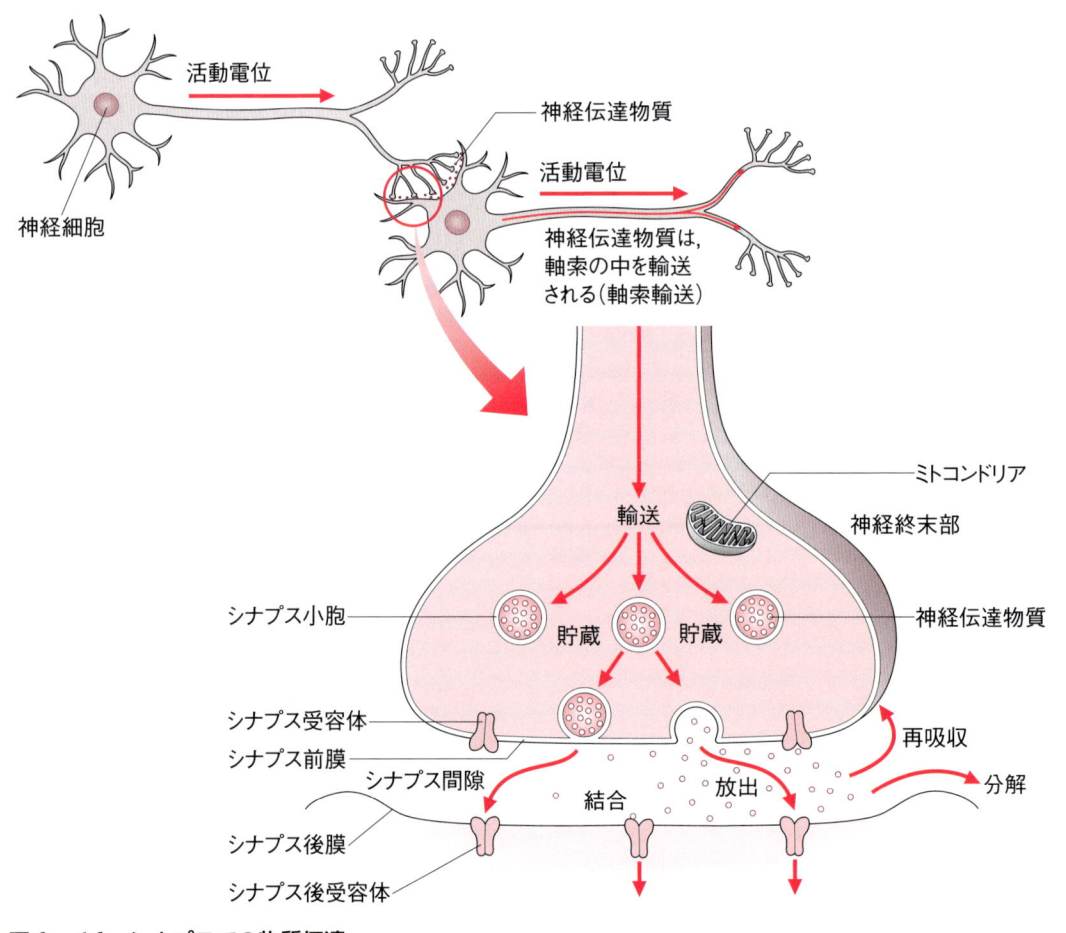

図6－16　シナプスでの物質伝達

第3節　感覚器から脳へ

1　視覚のしくみ

光を感知する眼

　感覚器はそれぞれ、外部からの刺激を受け取る仕事をしています。眼はそのなかでも光を感知する器官で、ヒトの場合、情報の70％は眼から入ってくるともいわれています。実際、視覚情報を眼から脳へと伝達する視神経は、およそ100万本もの神経線維が集まってできているといいますから、眼からの情報というのが私たちの生活にいかに大切かがわかるでしょう。

　それでは、簡単に眼球の構造を説明しましょう（図6-17）。

　眼球は、眼窩と呼ばれる保護ソケットの中で、脂肪のクッションに包まれています。その壁は、外膜、中膜、内膜の3層からなっていて、外膜の前方

> **MEMO**
> **眼をカメラに例えると**
> まぶた……レンズキャップ
> 水晶体……レンズ
> 虹彩………絞り（光量調節）
> 毛様体……ピント調節機能
> 角膜………紫外線を吸収するフィルター
> 硝子体……適切な大きさの物体像を確保するフィルム室
> 網膜………光子を感知する写真フィルム

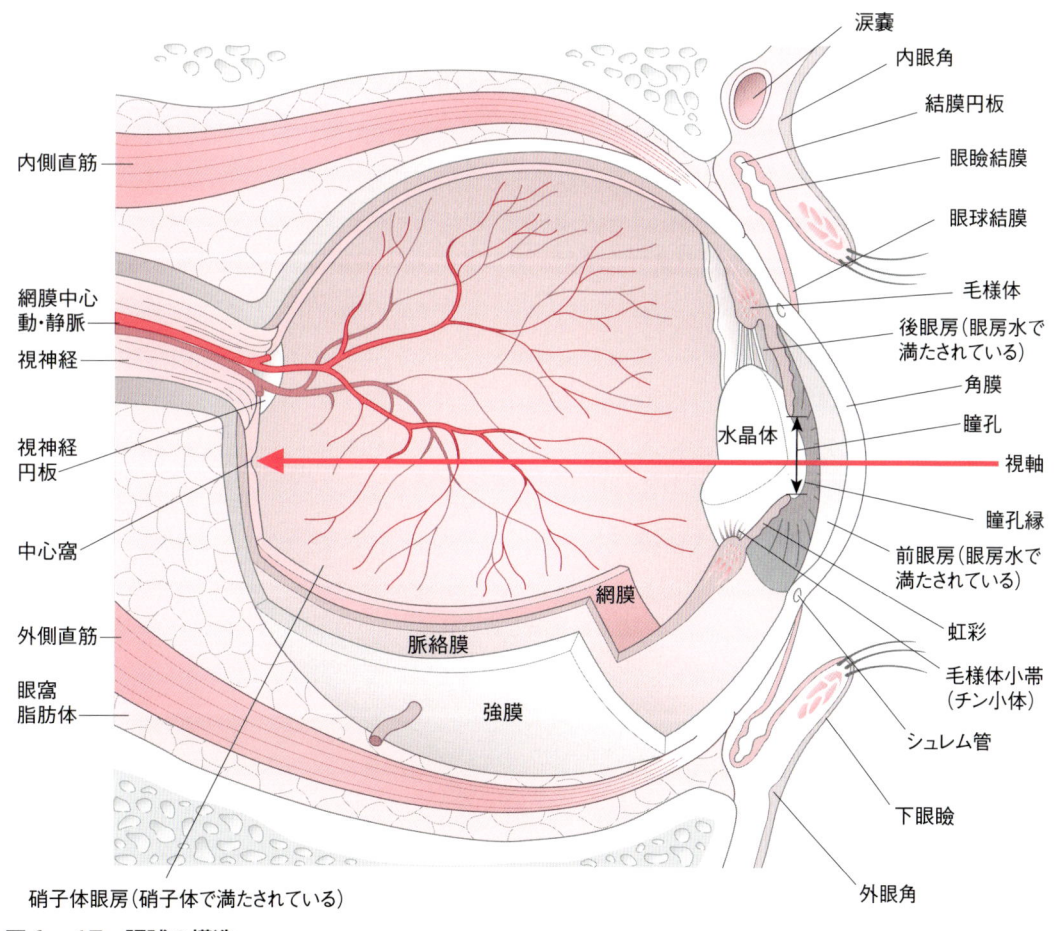

図6-17　眼球の構造

6分の1ほどを角膜、それ以外を強膜と呼びます。中膜は前方が毛様体と虹彩、後方は眼球に栄養分を送る血管が集まっている脈絡膜です。最も内側にある内膜には網膜があり、この網膜が視神経とつながっています。

　水晶体と網膜の間を埋めているゼリー状の透明な物質は硝子体で、眼の形を保つのに役立ちます。また、毛様体から染み出した眼房水は、水晶体と角膜に栄養を与えるはたらきがあります。

　では、私たちはどうやって物を見ることができるのでしょうか。

　実は、私たちヒトの眼はカメラのしくみとよく似ています。というより、ヒトが自分たちの眼に似せてカメラを作ったというべきかもしれません。

　外部からの光はまず角膜を通ります。角膜は厚さ1mmほどの透明な膜で、カメラのフィルターにあたります。このフィルターを通って屈折した光は、その奥にある水晶体へと向かいます。この時、カメラの絞りに当たるはたらきをするのが虹彩です。虹彩の中央には瞳孔があり、これを縮小・散大させることで、入ってくる光の量を調節します。

　レンズにあたる水晶体は、チン小帯と呼ばれる細い線維によって毛様体の筋肉とつながり、この筋肉の伸縮に合わせて厚くなったり、薄くなったりしてピントを調節します。毛様体の筋肉が縮んで水晶体自体の弾性でレンズが厚くなると、光の屈折は大きくなり、そのぶん近くのものに焦点が合います。反対に筋肉が伸び、レンズが引っ張られて薄くなると、そのぶん遠くに焦点が合うという具合です（図6-18）。

　こうして入ってきた光を最終的に感受し、電気信号として視神経に伝えるのが網膜です。網膜には光を感じる細胞（光受容器）が密集していて、それらには光の明暗を感じる杆体と、色覚を感じる錐体があります。

　網膜からの視神経が集まって眼球内から出て行く部分を視神経円板と呼び、この部分には光受容器がありません。ここでは物を見ることができないために「盲点」とも呼ばれます。

　眼球には6本の外眼筋が付着しており、眼球を動かして物体を注視することを可能にしています（図6-19）。これらの筋肉の動きを支配しているのは動眼神経、滑車神経、外転神経という脳から出る脳神経です。

> **MEMO**
> **眼球の壁をつくる3つの膜**
> 外膜＝線維膜、角膜と強膜からなる
> 中膜＝血管膜、脈絡膜、毛様体、虹彩からなる
> 内膜＝網膜、神経細胞層と色素上皮層からなる

> **MEMO**
> **可視光線**
> 人間の目に光として感じる波長範囲の電磁波を可視光線といい、下限は360-400nm、上限は760-830nmです（1nm=1×10-9m）。波長により異なる色をもった光として認識され、波長の短いほうから順に、紫、藍、青、緑、黄、橙、赤の七色で可視光線より波長の短いものを紫外線、長いものを赤外線と呼びます。昆虫の可視光線は250-400nmで紫外線領域にあるので、蛍光灯などに寄って困ることがあります。その対策として、紫外線を発しない照明器具や、逆に紫外線を放つ照明で虫を誘導して退治する方法もあります。

遠方を見るとき　　　　　　近くを見るとき

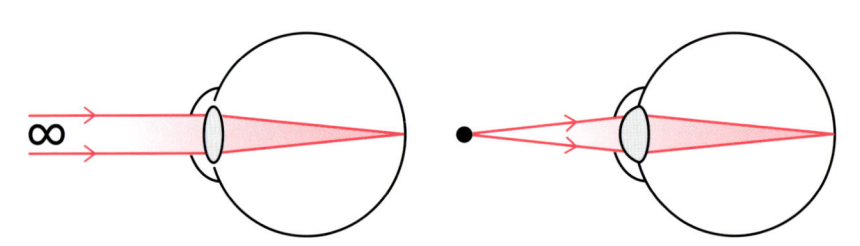

図6-18　水晶体による遠近調節

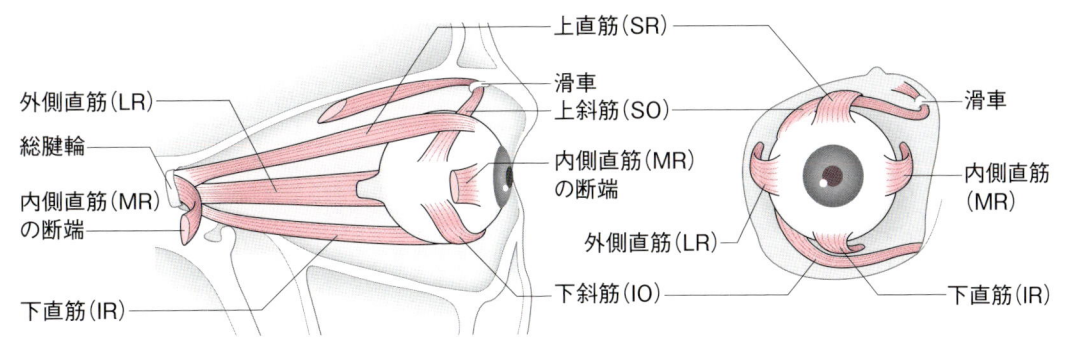

図6-19 外眼筋

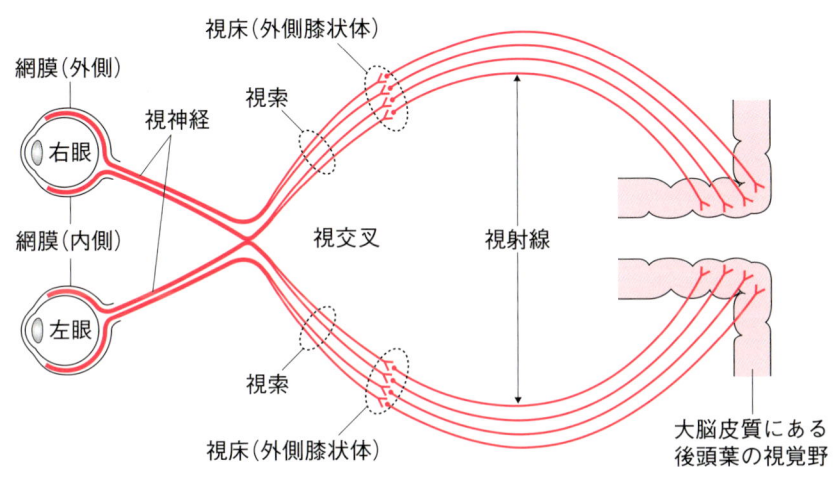

図6-20 視神経の情報伝達

視神経から脳へ

外界からの光刺激は、網膜で電気信号に変えられ、視神経を介して脳の視床にある外側膝状体へと運ばれます。その際、両眼の視神経の内側半分は、視交叉で互いに交叉します。

電気信号は、外側膝状体からさらに視放線を経て大脳皮質の視覚野に達します（図6-20）。

私たちが物を「見た」と感じるのは、まさにこの時です。

2 聴覚と平衡覚のしくみ

耳の構造と音を感知するしくみ

補聴器をつけると、はじめのうちは違和感を覚える高齢者が多いといいます。これは、補聴器がすべての音を同じように増幅して伝えてしまうため、周囲の雑音が気になって、本来聞きたい「人の声」がうまく聞き取れないこ

図6-21 耳の構造

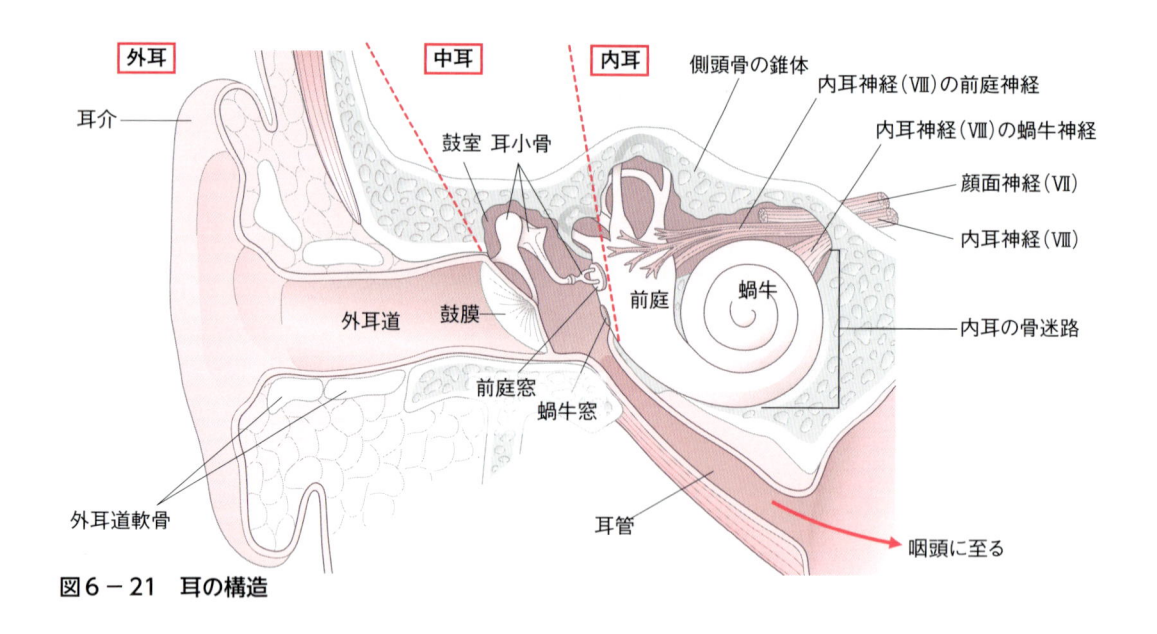

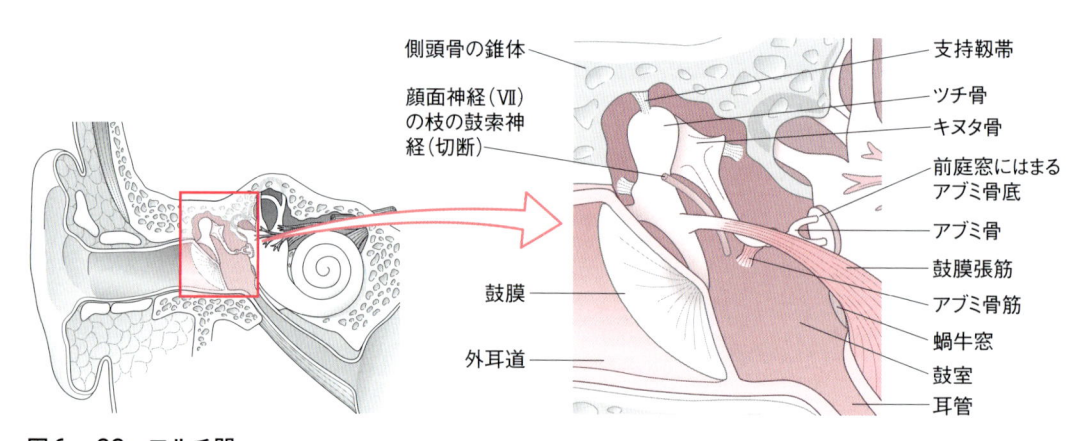

図6-22 コルチ器

とによるようです。

　このように、私たちの耳というのはただ単に「音」を聞くだけでなく、自分に関係のある音だけを上手に選択して聞き分けるという、優れた機能をもっています。これは、聴覚というのが単に耳という器官だけのものではなく、脳と密接に関係していることの表れといっていいかもしれません。実際、「聞く」という動作は、空気の振動の波が耳に入って鼓膜を揺り動かし、その振動が神経を刺激して脳に伝えられて初めて完結するのです。

　では、「耳」の構造を説明しながら、私たちが音を「聞く」しくみを解説しましょう。

　耳の構造は大きく、外耳、中耳、内耳の3つに分けることができます（図6-21）。外耳とは、私たちが一般に「耳」と言っている耳介の部分と外耳道からなります。外耳道は、成人で長さ2.5cm、直径0.6cmほどの管で、側頭骨の中まで達しています。これが、いわゆる「耳の穴」です。

> MEMO
> **音の伝わり方**
> 外耳から入った空気振動は鼓膜を抜けると中耳で固体振動に変わり、さらに内耳では液体振動となって伝わります。

外耳道の皮膚には耳道腺があり、ロウ状で黄色い耳垢を分泌しています。外耳道の奥には鼓膜があり、耳に入ってきた音の振動は、外耳道を通って鼓膜を揺らします。

　鼓膜の奥は中耳です。中耳は空気を入れた空間で側頭骨の中にあります。内耳と隔てた側には蝸牛窓（正円窓）と前庭窓（卵円窓）があります。中耳の中には、ツチ骨、キヌタ骨、アブミ骨という3つの耳小骨があり、ツチ骨とキヌタ骨は鼓膜の振動を拡大してアブミ骨に伝えます。アブミ骨は前庭窓にはまっていて、アブミ骨に伝わった振動は、前庭窓の内側にある内耳の液体へと伝わっていきます。

　内耳へいくと形はより複雑になっていきます（図6-22）。場所は側頭骨の深いところ、ちょうど眼の後ろあたりに位置します。内耳の構造は骨迷路と呼ばれ、蝸牛、前庭、半規管の3つの部分からできています。

　内耳の中はリンパ液で満たされていて、蝸牛の中にはさらに一回り細い蝸牛管があり、この中もリンパ液で満たされています。蝸牛管は薄い膜でできており膜迷路ともいい、コルチ器があります。アブミ骨の振動が前庭窓を揺らし、その振動はリンパ液の振動となり前庭階、鼓膜階を経て蝸牛窓に戻ります。このリンパ液の振動は、蝸牛管のコルチ器にも伝わります（図6-23）。コルチ器には、有毛細胞と呼ばれる聴覚受容細胞があり、液体の波が細胞の下にある基底膜などを揺らし、その振動で有毛細胞の毛が曲がったり引っ張られたりして興奮します。ここで振動は電気信号に変えられ、蝸牛神経を経由して脳へと伝わります。

> **MEMO**
> **耳管の役割**
> 中耳と咽頭をつなぐ耳管は普段は閉じています。飛行機に乗ると鼓膜の外側の気圧は低くなりますが、中耳は地上と同じ圧のままなので耳がツーンとして聞こえにくくなります。つばを飲んだりあくびをすると耳管が開いて中耳の圧を鼓膜の外側と同じにします。また、耳管には中耳内の分泌物を咽頭に排出する役割があります。幼児が風邪を引くと中耳炎になるのは、幼児の耳管が成人と比べ太く短く、地面に対してより水平なので、咽頭の細菌が耳管を経由して中耳に達しやすいからです。

> **MEMO**
> **耳介の凹凸は音の反射装置**
> 耳を伝わる空気振動は、鼓膜という固体を振動させるとき、界面反射により約30％も音エネルギーが奪われます。耳介全面に奇妙な凹凸が見られるのは、この損失を内部の共鳴で補うためで、あらゆる方向からの音波を外耳道入り口に向かわせる反射装置といえます。

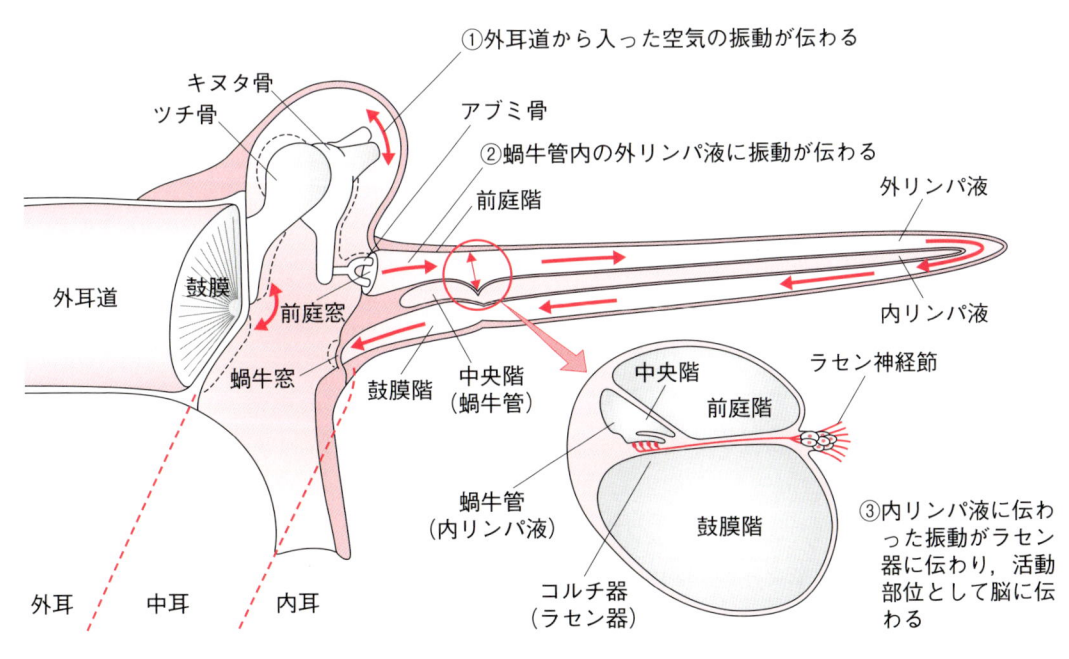

図6-23　音の伝導（蝸牛を伸ばした状態）

COLUMN

耳は慣れる

　冷蔵庫のモーター音などがはじめのうちは気になっていたのに、しばらくすると全く気にならなくなったという経験がありませんか。これは、人間の耳にある聴覚受容器が、同じ音を継続して聞くと、その音に反応しなくなり、音に気づかなくなるために起きる現象で、これを順応といいます。

　また、1カ所で発生した音は左右の耳に時間的にわずかにずれて到達します。私たちが音が発生する方向を判断したり、ステレオとして音を聴いたりすることができるのは、この時間的なずれが関係しています。

　聴覚は、睡眠や麻酔の時に、最後に失う感覚であると同時に、最初に覚醒する感覚でもあります。昏睡状態の患者に向かって大きな声で名前を呼びかけるのは、理にかなった行為といえるでしょう。

MEMO

難聴と骨伝導
伝音性難聴は音が外界から内耳まで届かないために音がよく聞こえないもので、耳垢による外耳道閉塞、鼓膜の損傷などがあります。一方、感音性難聴は有毛細胞や蝸牛神経、大脳半球の聴覚野の障害で起ります。伝音性難聴では空気の振動からでなく、骨から内耳に直接振動が伝わればその振動を音として感じることができる場合があります。骨伝導装置が伝音性難聴の治療に用いられることがありますが、感音性難聴では効果がありません。

　ヒトが感じることのできる音の振動数は16〜20Hzから最高2万Hzまでといわれています。振動数が2万Hzを超えた音を超音波と呼び、鯨やイルカは、この領域の振動を使って交信するといわれています。

　また、高齢になると調子の高い方の音は聞き取りにくくなるため、高齢者には低い声でゆっくりと話しかけるのがよいとされています。

MEMO

動物の可聴周波数域(Hz)
イヌ　　16〜50,000
ネコ　　60〜65,000
イルカ　150〜150,000
コウモリ　1,000〜120,000

平衡感覚のメカニズム

　耳には、「聞く」と同時にもう1つ重要な機能があります。身体の微細な動きを感知して体位やバランスを保つ、「平衡感覚」の機能です。

　例えば、スキューバ・ダイビングで暗い海に潜ったとき、私たちはどうやってどちらへ泳げば水面に出られるのかを判断するのでしょう？　これには静的平衡覚が関係しています。

　静的平衡覚とは、身体が静止している時に頭部が重力に対してどちらを向いているのかを教えてくれる感覚です。私たちがふだん頭を上にした姿勢を保つことができるのも、実はこの静的平衡覚のおかげなのです。

　こうした平衡感覚には、前庭の中にある平衡斑と呼ばれる平衡覚受容器がはたらいています。平衡斑にはゼラチン様基質があり、その下には有毛細胞、その上にはカルシウム塩からなる小さな石でできた耳石（平衡石）が乗っています。頭部の位置が変化するとこの耳石が動き、それにつられてゼラチン様基質も動きます。すると、ゼラチン様基質にまで伸びている有毛細胞の毛が曲がり興奮し、その興奮が電気信号を発生させ、前庭神経を経て脳へと伝わります（図6−24）。

　一方、動いている時に頭部の状態を感じる受容器は、半規管の中にある膨大部稜と呼ばれる部分にあります。膨大部稜は、小帽と呼ばれるゼリー状物質をかぶった有毛細胞からなっています。運動して頭が回転すると、半規管の中のリンパが動いて小帽を頭の回転と逆の方向に動かそうとします。する

MEMO

メニエール病
回転性のめまい発作を繰り返し、耳鳴や難聴などを伴う内耳疾患をメニエール病といいます。発生の原因は不明ですが、病理組織学的には内リンパ腫の存在が知られています。

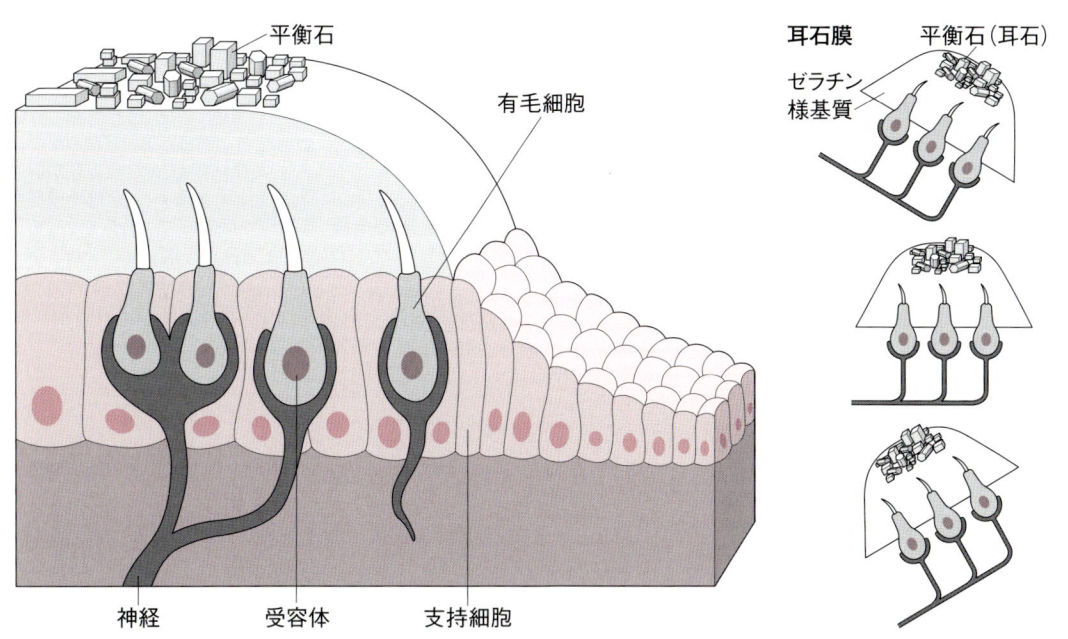

図6-24 静的平衡覚の受容器

と、この刺激が有毛細胞を動かし、その興奮が電気信号となって前庭神経を経て脳へと伝わります。

半規管は3つあり、それぞれの走り方は体軸とは一致していません。

こうした運動時にはたらく平衡感覚は、静的平衡覚に対して動的平衡覚と呼ばれます。ダンスでくるくる回転したり、舟の中で荒海に揺られている時でも体位を保つことができるのは、この動的平衡覚によるものです。

平衡感覚が障害を起こすと、吐き気やめまい、ふらつきなどの症状が表れます。同じ場所をくるくる回った後に急に止まると、しばらく回転し続けている感じが残るのは、慣性の法則によってリンパの流れがすぐに止まることができず、小帽が回り続けるために起こる現象です。

3 嗅覚のしくみ

においと脳の縁辺系

私たちが感じる「におい」には、「いいにおい」と「いやなにおい」があります。おいしそうなにおいを嗅げばそれだけで食欲が増しますし、いやなにおいを嗅げば「不味そう」と感じ、食べるのをためらったりします。また、ヒトより嗅覚が発達した犬は、そのにおいによって「危険な食べ物」や「危険な人物」を察知します。

嗅覚はまた、ヒトの記憶とも深い関係があります。雨の日の校庭のにおい、母のにおい、大好きな祖母のにおい——など、私たちはさまざまな思い出を、

そのにおいと一緒に記憶にとどめていることが少なくありません。反対に、ある「におい」を嗅いだ瞬間、その時の記憶がよみがえってくるということもあるようです。

こうしたことを考えても、嗅覚の神経が感情や自律神経をつかさどる脳の辺縁系と呼ばれる部分と密接に関係していることがよくわかるでしょう。

鼻から脳へ

鼻は空気の入り口であり、その大部分は空気の通り道としての役割を果たしています。鼻腔の入り口で鼻毛の生えているところが前庭で、空気はそこから上・中・下の3つに分かれた鼻道を通ってその奥の鼻咽頭へと続きます。このうち、においを感じるのは、鼻腔のちょうど天井あたりのごく狭い範囲に限られます（図6-25）。

嗅粘膜の広さは約2.4cm^{2}といわれ、そこに嗅覚受容細胞があります。この細胞は粘膜に分泌された粘液中に多数の嗅毛を出していて、においの元になる微細な粒子が鼻に入ると、この嗅毛を刺激します。これによって電気信号が生じ、頭蓋骨のちょうど下にある嗅球を経て脳へと伝えられます。このとき、嗅毛に感じ取られる粒子と嗅細胞との親和性の違いによってにおいの違いが区別されるといわれています。

嗅覚受容器の細胞は非常に敏感で、わずか数モルの化学物質にも反応します。しかし、聴覚同様、同じにおいが長時間続くと、そのにおいに慣れて反応しなくなるという性質（順応）をもっています。ですから、ガス漏れ事故でも、ガスが少しずつ漏れていると嗅覚がそれに反応せず、知らないうちに中毒症状を起こすことがあります。他人の香水は気になりますが、自分の香水に鈍感なのもそのためです。

MEMO

嗅細胞の減少
視覚や聴覚と同じように、嗅覚も老化によって衰えます。嗅細胞は、どちらかの鼻粘膜だけで500万といわれますが、10歳を過ぎると毎年この数が1％ほど減っていくともいわれています。

MEMO

サケの嗅覚
サケやマスは、産卵のために、海から生まれた川に戻ってくる母川回帰という習性をもっていますが、これも嗅覚によることがわかっています。川を上るのは、距離にして数千キロ、時間にして2〜5年はかかる長旅です。彼らは自分の生まれた支流のにおいを忘れず、それを頼りにひたすら川を上っていくのです。

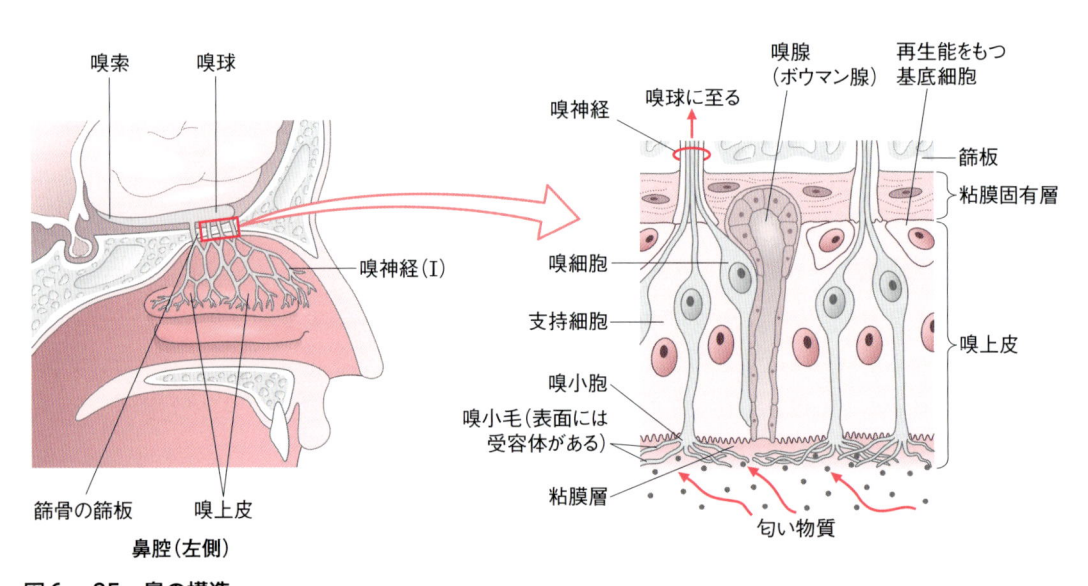

図6-25　鼻の構造

COLUMN

病気と「におい」

　病気と関係の深いにおいには、アセトン臭とアンモニア臭があります。重症な糖尿病患者の場合、脂肪の分解で多量の脂肪酸が肝臓で代謝される結果、血中にケトン体という物質を生じます。このケトン体にはアセトンという甘い臭気のする物質が含まれているため、こうした患者の尿や汗からは甘ったるいにおいがすることがあります。

　また、重症の肝臓疾患では、アンモニアを尿素に作り替えることができず、血液中に多量のアンモニアを含むことになります。アンモニアは時に脳の昏睡などを引き起こすこともあり、人体に有害な物質です。重症の肝疾患の患者の尿や汗から強いアンモニア臭がした場合は要注意といえるでしょう。

4 味覚のしくみ

身体を守るセンサー

　かぜなどで鼻がつまってにおいがわからない時、食べ物が味気なく感じたりすることがあります。また、コーヒーを「おいしい」と感じるのも、その「香り」が大きく影響しています。このように、味覚と嗅覚は、お互いに影響し合う、切っても切れない関係にあります。

　「におい」も「味」も、実は、私たちの身体を守る重要なセンサーの一部です。「おいしい」と感じるとき、私たちは無意識にそこに含まれた栄養素を欲していることがあります。妊婦がすっぱいものを欲しがったり、受験生が甘いものを欲しがったりするのは、生活の中で消費される栄養素と深い関係があります。

　その反対に「不味い」と感じるのは、時に危険を知らせるシグナルにもなります。私たちは一般に苦い物を好みませんが、これは自然界の毒物に苦いものが多いためと考えられています。

　生きていくためには必要な栄養さえ取れればいいと考える人がいるかもしれませんが、味覚というセンサーがなければ、私たちの生活は文字通り、かなり味気ないものになってしまうでしょう。

舌から脳へ

　「舌は手足と同じ」といったら驚くでしょうか。発生学的にみると、舌は頸部の筋肉の一部が発達したものです。ウソだと思う人は、カエルやカメレオンが巧みに舌を操って獲物をとる姿を想像してください。彼らの舌はまぎれもなく、獲物をとる「手」の役割を果たしています。舌は筋肉なのです。

　舌の表面は粘膜で覆われ、その粘膜上皮のところどころにはくぼみがあります。味細胞は、このくぼみの中に埋没する味蕾と呼ばれる部分にあります。

MEMO

味蕾に分布する神経線維

味蕾に分布する神経線維は、1本1本が複数の種類の味についてそれぞれ、頻度や持続時間の異なる信号を脳に送っています。塩味刺激で多数の信号を発生させる神経線維と、甘味刺激で多数の信号を発生させる神経線維は別のものであることが多く、2つの刺激の組み合わせでは、刺激に応じた多数の信号それぞれを、お名人神経線維が出すという傾向がみられます。

MEMO

味蕾の減少

味蕾の総量はヒトで5,000程度といわれています。若年であるほど多く、高齢者では新生児の2分の1から3分の1にまで減ってしまいます。おのおのの味蕾には、およそ50個の味受容細胞が存在していますが、ひとつの細胞の寿命はわずか数日、長くても2週間で、次々に新しい細胞に置き換えられます。

図6－26　味蕾の構造

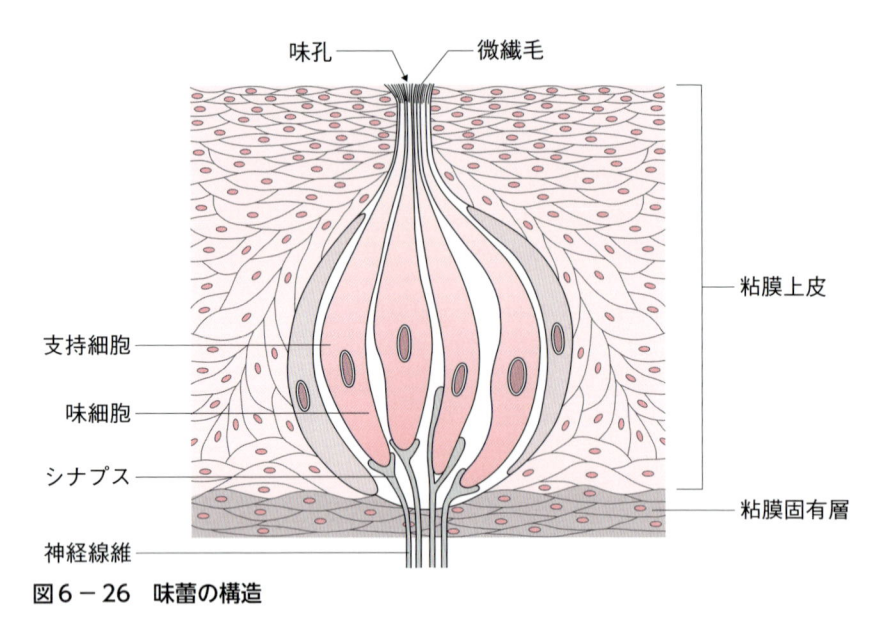

　味蕾は、全部で約1万個あり、そのほとんどは舌にありますが、ごく一部は軟口蓋や頬の内側にもあります（図6－26）。
　私たちが感じる味には、酸味、甘味、塩味、苦味、旨味の5つの基本味があり、それぞれ特定の物質で起ります。酸味を起こす物質にはH^+を生じる酢酸、クエン酸などの酸があり、甘味を起こす物質にはショ糖、麦芽糖、ブドウ糖などの糖やアミノ酸のグリシンがあります。塩味はNaCl（塩化ナトリウム）によります。苦味物質にはカフェイン、アルカロイドのキニーネなど、旨味物質は調味料として使われるグルタミン酸があります。
　味細胞が食べ物の化学物質を感じると、微繊毛と呼ばれる毛状の部分が刺激を受け、それによって電気信号が発生します。脳に味を伝える神経は、顔面神経と舌咽神経の2種類あり、顔面神経は舌の前方3分の2の味覚情報を、舌咽神経は残りの部分の味覚情報を脳に伝えます。
　味覚に関係するのは、食べ物や飲み物に含まれる化学的性質ばかりではありません。食べ物の温度や舌触りも、舌が感じる味を強調したり弱めたりします。また、味蕾の数は子どもの頃が最も多く、40歳頃からは急速に減るといわれています。大人からするとほとんど味がないような流動食を乳児がおいしそうに食べたり、高齢者が味の濃い食事を好んだりするのはこのためです。

5 皮膚感覚のしくみ

外界の刺激を受け取るアンテナ

常に外界にさらされている皮膚は、外界の刺激を受け取るアンテナの役割も果たしています。紫外線や細菌から身体を守り、体温の調節にも一役買うなど、その機能は多岐に渡ります。ここで取り上げるのは、主に圧力や痛み、温度などを感じる皮膚の役割についてです。

皮膚が痛みや温度を感じる重要性は、もし仮に、その機能がなかったらどうなるかを想像すればわかるでしょう。私たちは「痛い」と感じることで、異常を察知し、生命の危険を回避することができますし、何かを触って「熱い」と感じれば、すぐに手を引っ込めるなどの行動をとります。

おなかが痛い時、私たちは無意識にお腹に手をあて痛い部位をさすったりします。実は、皮膚感覚と内臓感覚の神経の末端は相互に接触しているため、こうしておなかをさすると、脳が内臓の痛みを皮膚の痛みと勘違いして、お腹の皮膚をなでることによって痛みが軽減するという不思議な現象が起こるといわれています。

文明が発達した現代では、痛みや暑さ、寒さから身を守る手段がたくさんあるため、触覚の大切さはあまり意識されることがありません。しかし、指先の運動が認知症の防止に役立つことが指摘されているように、触覚はまだまだ知られていない未知の分野でもあります。

皮膚の構造

皮膚は大きく、表面の表皮とその下にある真皮、さらにその真皮の下にある皮下組織から成っています（図6-27）。表皮の最も外側を角質層といい、その内部では、何重にも層が重なって死んだ細胞を次々に表面に押し出しています。つまり、私たちがふだん目にしている皮膚の部分はすべて死んだ細胞で、これらの角質層は最終的には垢になってはがれ落ちます。内部で生まれた表皮細胞が角質層に移行して垢になるまでの期間は、だいたい35〜45日といわれています。

痛みや熱い、冷たいといった刺激を感じる受容器は真皮にあります。真皮は、密な繊維性結合組織によって構成され、主に乳頭層と網状層に分けられます。このうち、浅いほうにあるのが乳頭層で、ここには自由神経終末と呼ばれる痛みを感じる受容器や、マイスネル小体と呼ばれる触覚受容器が分布しています。真皮の深いところにある網状層には、血管や汗腺、脂腺とともに、圧を感じるパチニ小体という受容器があります。これらの受容器の密度は身体の部位によって異なります。それを調べる方法として皮膚上の2カ所を同時に刺激したとき、その2点を離れているものとして識別できる最小距

> **MEMO**
> **真皮と革製品**
> 人が布で衣類を作る前は動物の皮膚や植物の葉などをまとっていました。ただ、皮膚は腐敗したり硬くなったりするので、様々な工夫をして加工してきました。動物の皮膚は表皮と真皮からなり、非常に丈夫な部分の真皮を加工、いわゆるなめしたものを革といい、ジャンバーや靴などの革製品にしています。

> **MEMO**
> **知覚刺激**
> ある刺激に対して、知覚閾値が低下するため正常以上の知覚を感じることを知覚過敏といいます。特に、触覚、痛覚、温度感覚などに起こることが多く、ひどくなると、針で一点をついても多くの針で刺されたように感じるなど知覚異常の状態になります。

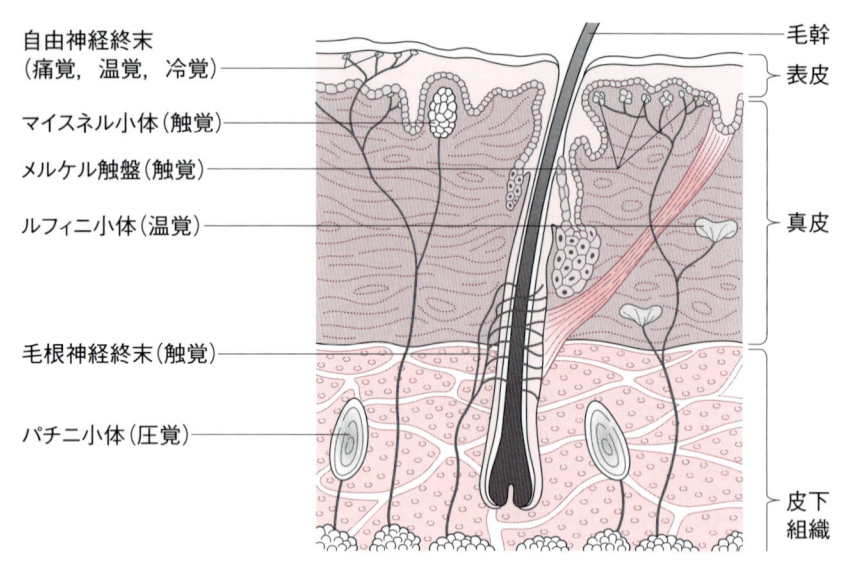

図6-27 皮膚の構造

MEMO
体性感覚
皮膚感覚と深部感覚を合わせたものを、体性感覚と呼びます。皮膚感覚とは、触覚、圧覚、痛覚、温度感覚、深部感覚とは、身体各部の位置や運動、振動の状態を知る感覚です。深部感覚の受容器は、皮下、筋、腱などにあります。

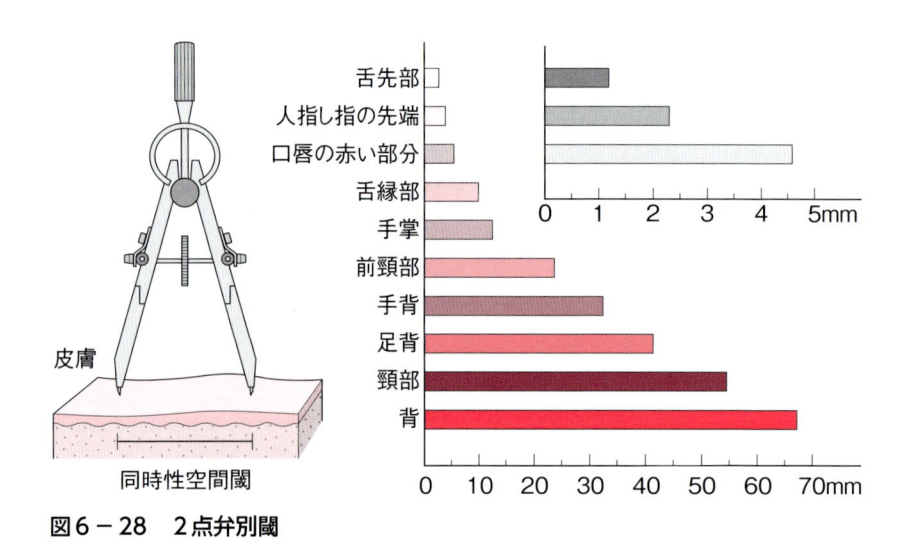

図6-28 2点弁別閾

離を測定する2点弁別閾があります（図6-28）。密度が高い舌先や指先は1～3mmで2点として識別できますが、密度が低い背では70mm近くの距離がないと2点として識別できないのです。

　これらの刺激を感じるポイントは、痛点が最も多く、全身で200～400万カ所あるといわれますが、指先には多いが背中には少ないというように、部位によってばらつきがあります。

　皮膚が感じる痛み、熱い、冷たいといった感覚の大部分は大脳にまで至らず、脊髄で分析され、反射路を通って筋肉に伝えられます。誤って沸騰したヤカンに触れてしまったなど熱いものに触れたとき、意識しなくても即座に手を引っ込めるのは、この反射のはたらきです。

COLUMN

関連痛

内臓に異常があると体表に痛みを感じることがあります。これを関連痛といいます (図6-29)。これは、皮膚からの感覚神経と内臓からの感覚神経が脊髄の同じ神経と接続して大脳に送られるため、大脳は皮膚からの感覚情報なのか内臓からの感覚情報なのか区別できないために起こるものです。大脳は内臓からの痛みよりも皮膚からの痛みを経験しているので、たまに内臓からの痛み情報が入ってきても、また皮膚からだな、と勘違いしてしまうのでしょう。

狭心症では左の腋窩あたり、胆石では右肩、尿路結石では下腹部から下肢にかけて痛みを感じるようです。このような大脳の勘違いによる関連痛は臨床上、とても重要な情報を提供してくれます。

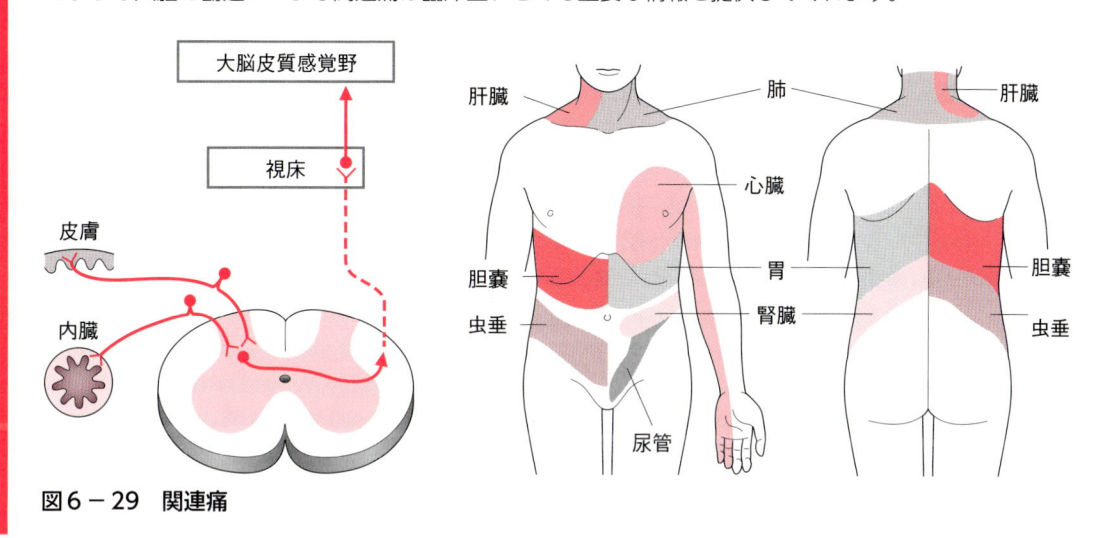

図6-29　関連痛

COLUMN

盲点を体験しよう

うっかりして人が気づかずに見落としている点を盲点といいます。人の目には「盲点」がありますが、そこでは物が見えないことから派生したことばです。盲点は視神経円板 (図6-17、視神経乳頭とも呼ぶ) にあり、眼球から血管や視神経が出入りするところです。ここには光を感じる細胞がないので、この部分に集まった光は信号として脳には届かず、「見えない」と判断されます。フランスの物理学者エドム・マリオットによって発見されたため、マリオット盲点とも呼ばれます。

それでは、盲点を体験してみましょう。左眼を閉じて約50cm離して、右めで下図の×印に視点を置いてください。それでも、●印を確認することができますが、意識して見ないようにします。そのままゆっくり図に顔を近づけていくと●印が消えるポイントがあります。視覚の盲点に入ったからです。さらに近づくとまた●印が現れてきます。

×　　　　　●

第4節 身体の司令塔・中枢神経のしくみ

1 脳の構造とはたらき

1000億個の細胞からできている脳

　ここまで、それぞれの感覚器から末端の神経を伝って、さまざまな情報が脳へと送られるしくみをみてきました。この節では、感覚器から送られた情報を分析し、筋肉にさまざまな指令を出す脳の構造とはたらきについてみていきましょう。

　脳というと、すぐに、ピンクがかかった灰白色でシワだらけのその外観が思い浮かぶかもしれません。成人の脳の重さは1,300〜1,400g。上から眺めると、真ん中を走る大脳縦列を境に、右脳と左脳の2つの塊に分かれているのが確認できます。

　身体のほかの部分同様、脳も細胞でできているのですが、実はこの事実が認められたのはほんの100年ほど前のことです。かつては、脳は身体の中でも最も神聖ないわば聖域で、科学のメスを入れることさえタブーとする風潮があったからです。

　イタリアの解剖学者ゴルジとスペインの組織学者カハールの2人は、脳の構造を調べ、それが神経細胞でできていることを発見し、1906年にノーベル賞を受賞しました。以来、脳と神経の研究は進み、現在では、ヒトの脳には約1000億個もの神経細胞があることがわかっています。

　脳の神経細胞の直径はわずか10〜50μmで、これは髪の毛の太さの2分の1から10分の1の大きさです。ふざけて「脳のシワが少ないから頭が悪い」と言ったりしますが、実際には、脳のシワや細胞の数はほとんど個人差がありません。また、脳細胞は一般にほかの細胞と違って増えることはなく、だいたい1日に数万個のスピードで減っていくといわれます。「そんなに多くの細胞が次々に死んでしまって大丈夫なのか」と心配になりますが、ヒトはふだん、1000億個ある脳神経細胞のうち、そのわずか数％しか使っていません。ですから、一日数万個単位で脳細胞が死んでいったとしても生命活動に影響はないのです。むしろ、無駄な神経にエネルギーを消費しないよう、使われない細胞はどんどん死んでゆくのだともいわれています。

　脳には神経細胞（ニューロン）以外に重要な細胞、神経膠細胞（グリア細胞）が存在し、細胞の型によりさまざまなはたらきをしています（図6−30）。脳における神経膠細胞の数は、神経細胞の10〜50倍と見積もられ、記憶や学習という脳の高次機能を支えているのではないか、と考えられています。

> **MEMO**
> **ゴルジ体の発見**
> 細胞と組織の研究に専念していたゴルジは、1896年、フクロウの脳を研究中に、神経細胞の細胞質に細胞内構造物「ゴルジ体」を発見しました。これは多くの組織学者をひきつけ、彼はその後、様々なゴルジ細胞があることを明らかにしていきます。

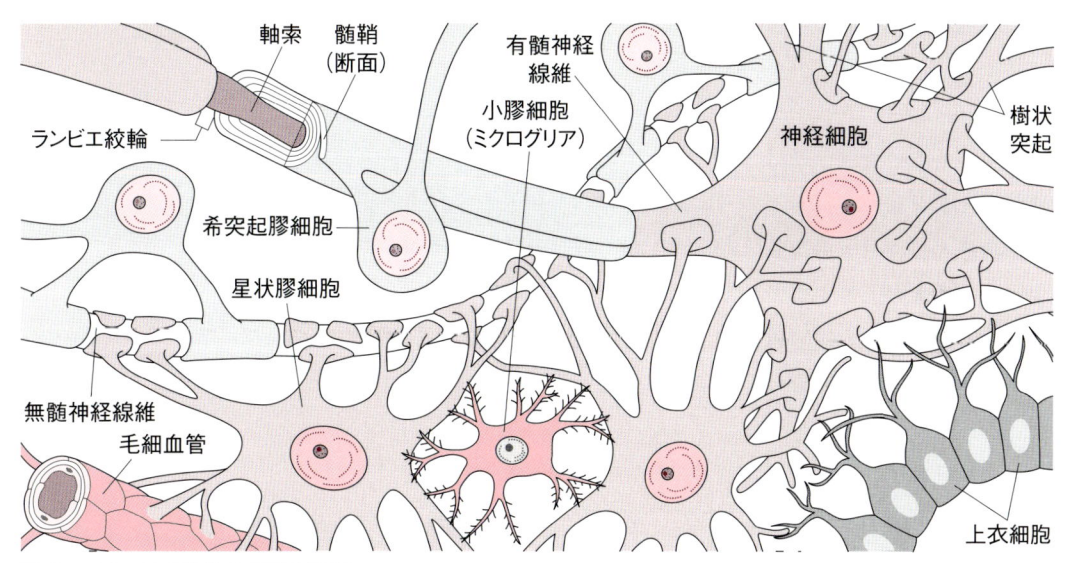

図6-30 神経細胞と神経膠細胞

　ニューロンが緻密な脳のネットワークをつくり、記憶や学習といった脳の中心的な役割を果たしているのに対して、グリア細胞はこれを補佐する脇役と考えられていました。グリア細胞はニューロンに栄養を供給したり、軸索を絶縁して電気信号の伝導を助けたりするだけで、積極的に脳機能に影響を与えることは考えていませんでした。しかし、最近の研究から、神経伝達物質の受容体をもち、神経細胞と似たようなはたらきをしていることやアルツハイマー病など脳の疾患にも関連していることがわかってきました。

脳の構造

　脳は神経系の中でも最も大きくて、複雑な組織です。通常、その機能に応

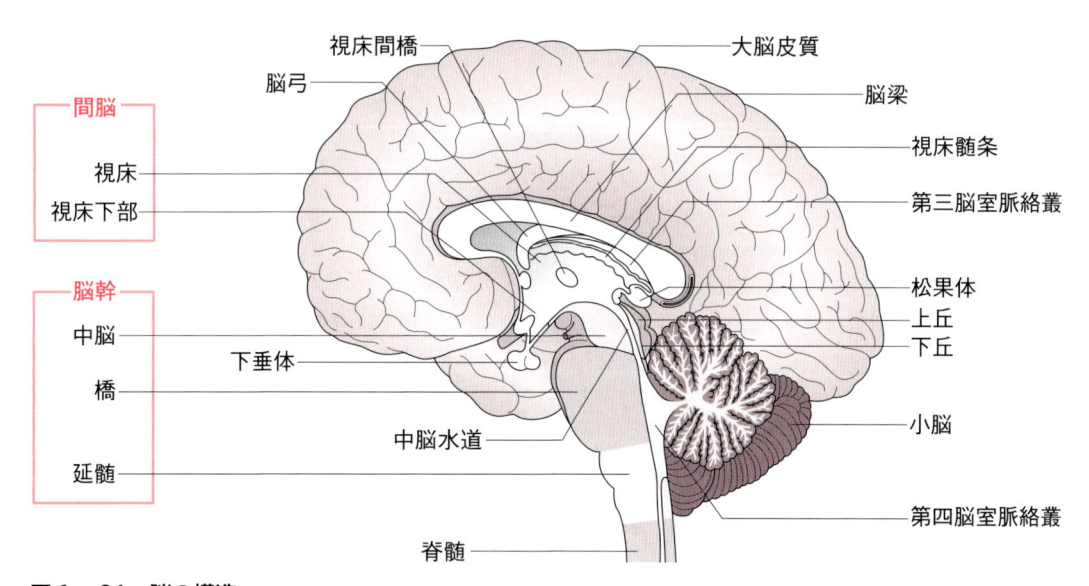

図6-31　脳の構造

じて大きく、大脳半球・間脳・脳幹・小脳の4つに分けて説明されます（図6－31）。

大脳半球

4つの中で最も広い大脳半球は、脳の最も上のほうにあり、ちょうどほかの脳の部分を上から覆うマッシュルームの傘といった感じです。

表面の灰白色の部分は大脳皮質と呼ばれ、回と呼ばれる盛り上がった部分と、列と呼ばれる溝が入り組んでいるため、その分表面積も広く、神経細胞も数多く分布しています。皮質は機能的に、新皮質と大脳辺縁系に分類され、前者は人間でよく発達し、後者は動物的な本能をつかさどる部位になっています。

大脳皮質は、それぞれを覆う頭蓋骨の名称に従って、前頭葉・頭頂葉・側頭葉・後頭葉に区分されます（図6－32）。葉の中で思考や運動、感覚に関係する決まったはたらきをする場所を野と呼んでいます。おおむね、前方が運動や思考、創造力に関係する出力系で、後方が種々の情報を受け取る入力系になっています。

感覚受容器から伝えられた「痛い」「冷たい」「触った」などの体性感覚が認識されるのは、頭頂葉にある体性感覚野と呼ばれるエリアです。右の感覚は左脳、左の感覚は右脳が対応し、舌や指など敏感な感覚に対応する部分は広くなっています。また、下肢の感覚は上のほう、顔面の感覚は下のほうで認識されます。

視覚を担当するのは、後頭葉の後方です。聴覚は外側溝という溝に面した側頭葉の上方で、嗅覚は側頭葉内部で認識されます。外側溝は、この研究に功労のあったフランス人解剖学者の名前をとってシルビウス溝とも呼ばれます。

> **MEMO**
> **脳の部位をその役割**
> **脳幹**……呼吸中枢など、生きていくために必要な機能をつかさどる
> **大脳辺縁系**……大脳の中の古い部分から発生し、たくましく生きていくために必要な機能をつかさどる。下等動物ほど広範囲
> **大脳新皮質**……高度な意識や言語活動をつかさどり、うまく、よりよく生きていくために必要な機能をつかさどる。高等動物ほど広範囲

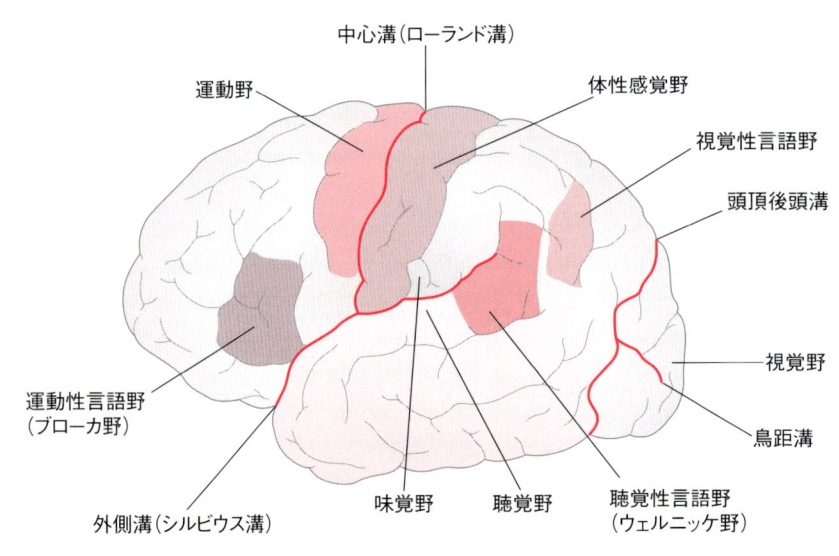

図6－32　大脳皮質

COLUMN

ペンフィールドの図

　脳のどこがからだのどの部位とつながっているかを表した図があります。これを発見したのはカナダ人の外科医ペンフィールドでした（**図6-33**）。

　当時、てんかんの治療は薬ではなく、外科的手術によって行われていました。てんかんは脳の一部の細胞が異常に活動してしまうために生じる病気なので、その異常な細胞を手術によって取り除くという方法です。

　ペンフィールドは、てんかんの原因になっている神経細胞を探すため、脳を電気刺激しました。患者に麻酔をかけず、鎮静剤だけを投与し、露出した脳に電極を刺して、脳のどこを刺激すると患者のからだのどの部分が反応するかを調べたのです。

　現在、てんかんの治療には薬剤が用いられ、このような荒っぽい外科手術を行うことはなくなりました。50年前に実施したペンフィールドの研究成果は、私たちが「脳」という小宇宙を知る大きな一歩となったのです。

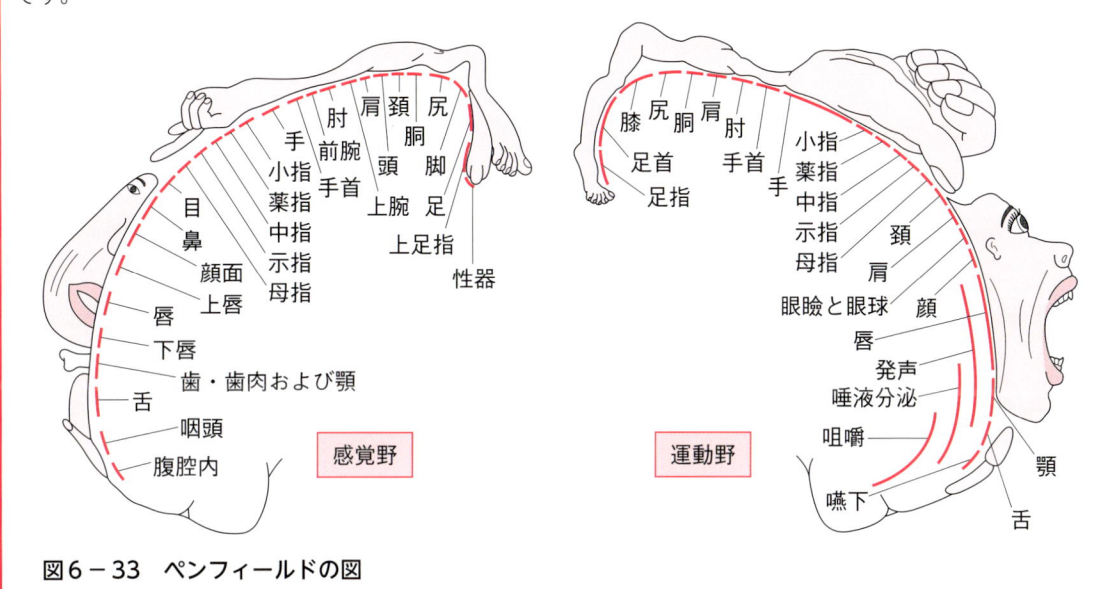

図6-33　ペンフィールドの図

　意識的に骨格筋を動かすような運動をつかさどるのは、ちょうど真ん中あたりにある一次運動野です。顔面や口、手などの細かい動きをつかさどるのもこのエリアです。体性感覚野と同じように、下肢は上のほう、顔面は下のほうという区分けができています。

　私たちが言葉を「話しながら聴く」ということができないように、脳の中でも「聴く」部分と「話す」部分は分かれています。言葉を話す運動性言語中枢（ブローカ野）は左右どちらか一方（左のことが多い）の前頭葉下方、側頭葉との接触部分あたりにあります。これに対し、ことばを聴く聴覚性言語野や、本を読む時などにはたらく視覚性言語野は頭頂葉にあります。

　また、前頭葉内にある前頭葉連合野では高次な思考や推論、側頭葉と前頭葉は記憶にもかかわっているといわれます。このように、言語を感覚として理解するための中枢をウェルニッケ野と呼びます。

　大脳半球の深部の組織は、白質と呼ばれる神経線維の束で構成されていま

MEMO

睡眠

睡眠は、脳波の研究によって詳しく解明された分野です。身体は休息しているが大脳はまだ覚醒状態にある睡眠をレム睡眠、身体も大脳も深い眠りにある状態をノンレム睡眠と呼びます。通常、この2つの睡眠は90分をサイクルにして繰り返され、明け方にはレム睡眠が増加します。乳幼児ほど比率が高いレム睡眠は脳の成熟に、ノンレム睡眠は大脳の機能保持のうえで重要といわれています。

す。ここには脳梁といい、左右の大脳半球を結び、それぞれの情報連絡に重要な役割を果たしている部分もあります。

大脳半球の深部のほとんどは白質ですが、この中に灰白質が「離れ島」のように埋め込まれています。これを大脳基底核といい、随意運動の調節をしています。ですから、ここが障害されると歩行やスムーズな運動が困難になり、特有の不随意運動が起こるようになります。このような障害の例としてハンチントン舞踏病やパーキンソン病があります。

間脳

間脳は大脳半球の傘のちょうど下に隠れた部分を指します。その構造は主に視床と視床下部に分かれます（図6-34）。

視床は、感覚系の神経経路の中継所です。嗅覚を除くすべての神経線維がここを通って大脳皮質の各中枢に向かいます。視床は届いた感覚情報の「快」「不快」を認識することはできますが、細かい認識は大脳皮質の感覚野で行います。

食欲・性欲・疼痛・口渇などの中枢は、視床下部にあります。後章で説明する体温や体液のバランス、代謝など自律神経系のコントロールに関係しているのもこの部分で自律神経の最高中枢ともいわれます。

視床下部には、小指の頭ほどの大きさで、細い茎でぶら下がっている下垂体があります。ここからは成長ホルモンなど6種類のホルモンが分泌されています。下垂体の後ろには左右一対の突起があり、これを乳頭体と呼んでいます。乳頭体は嗅覚の反射に関係しています。

脳幹

脳幹は間脳を支える幹のような形をしています。成人では、直径がちょうど母指ぐらいで長さは7.5cmほどの大きさです。脊髄と大脳との間を走る神経線維の通り道で、多数の神経核を含んでいます。

> **MEMO**
> **灰白質と白質**
> 中枢神経で細胞体が集まっている部分は灰色が買って見えるので灰白質、神経線維が集中している部分は白っぽくみえるので白質と呼びます。

> **MEMO**
> **視床後部**
> 間脳に属するものとして内側および外側膝状態があります。これらはおのおの、視覚路と聴覚路の重要な中継所であり、一括して視床後部とも呼ばれます。

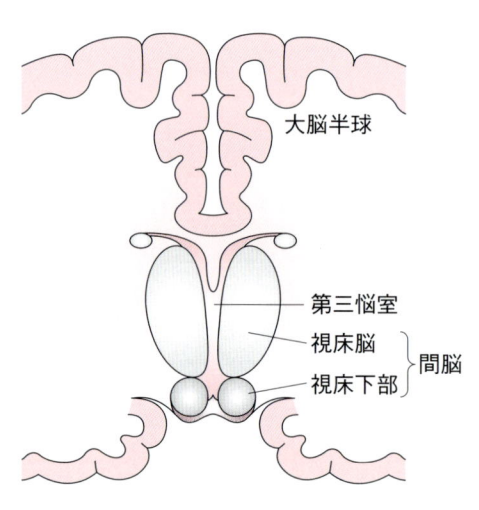

図6-34　間脳の視床・視床下部

〔正中矢状断〕

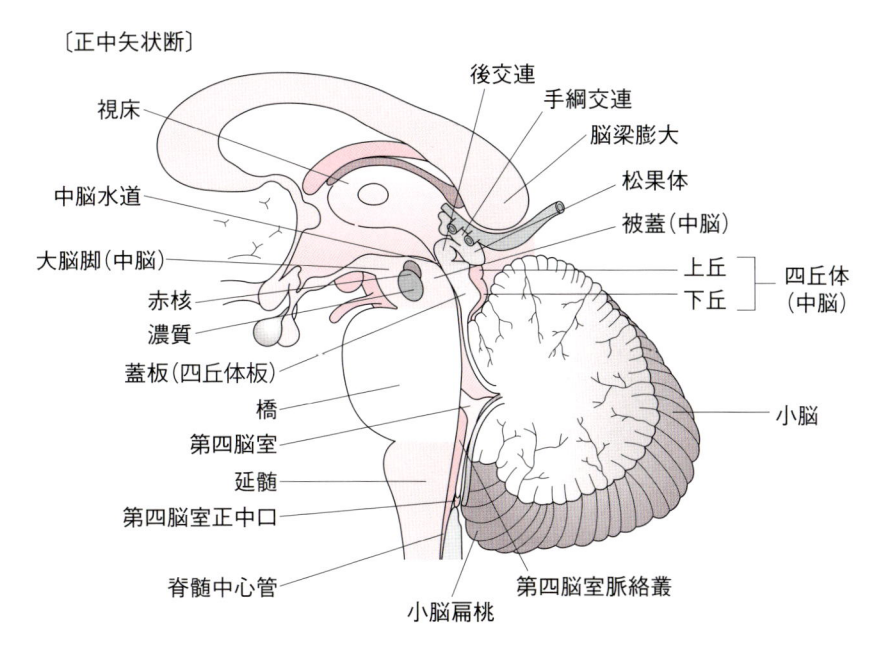

図6-35 脳幹

脳幹は上から中脳・橋・延髄の3つに分けられます（図6-35）。中脳は、視覚反射や眼球運動に関する反射の中枢です。音の刺激に対して反射的に眼球や身体を動かしたりする動きに関係するのが、この部分です。

延髄は、脳幹の一番下に位置し、脊髄との境界はあいまいです。そのほとんどは神経線維の束からできており、生命の維持に不可欠な呼吸・心拍・血圧・嚥下・嘔吐などの中枢があります。

橋とは、中脳と延髄を結ぶ丸く突き出た部分を指します。橋を含む脳幹全体には網様体と呼ばれる灰白質があり、意識や覚醒・睡眠のサイクルなどに関与しているといわれます。

小脳

後頭葉の下にくっついたカリフラワーのような外観をしているのが小脳です（図6-31）。小脳は、運動にあたっての筋力の微妙な調整や筋緊張の制御、筋力のバランスをとるようにはたらいているため、ネズミや鳥類など動きが速く、すばしこい動物ほど発達しています。

構造は、大脳と同じように左右の半球があり、表面は小脳皮質と呼ばれる灰白質で覆われています。内耳の平衡覚器や眼、骨格筋・腱などからの神経線維はこの小脳に集まり、大脳の「意思」どおりに動作が行われているかを常にモニターし、必要があれば、運動を調節する指示も出します。

多くの人が小さい時に何度も転びながら自転車の乗り方を練習した経験があると思います。長く乗らない時期があっても乗れるのは小脳が運動を記憶しているからです。

小脳が障害されると筋の緊張が保てず、動作がぎこちなくなってしまいます。

MEMO

小脳の障害
①意図振戦：安静時には生じないが、動作を始めようとすると震えが起こったり、動きが終わる直前にひどくなる。企図振戦ともよぶ。
②静止振戦：姿勢を保とうとするときに起る震え。
③推尺異常：目を閉じたまま示指で鼻先を触れるような予測的な運動ができなくなる。
④運動解離：反復運動や複雑で細かな運動ができなくなる。

2 脊髄

　脳と並んで中枢神経の一端を担うのが脊髄です。脊髄は、脳幹から続き、腰の下あたりまで約42cmの長く白い円柱状の器官です(**図6-36**)。

　末端の感覚器から伝えられた情報は脊髄を通って脳へ行き、脳からの指令もまた脊髄を通って末端へと伝えられます。したがって、脊髄には、脳への神経線維束と脳からの神経線維束、そして脳まで至らない脊髄反射の中枢があります。

　脊髄の断面をみると、外側が神経線維の集まった白質で、中の髄質は細胞体が集まった灰白質になっています。灰白質はちょうど、ローマ字のHに似た形に広がっています。灰白質の背側の突出した2カ所を後角、腹側の突出を前角と呼んでいます。

　脊髄の白質は、後索・側索・前索の3つに区分され、それぞれ違う情報を特定の部位に伝えるための神経線維束が通っています。

> **MEMO**
> **脊髄損傷**
> 脊柱の骨折、脱臼などの外傷は、脊髄に重篤な機能障害を残すことがあります。外傷を受けた直後に随意運動が残っていて、知覚障害の程度が軽ければ、リハビリなどによりある程度の回復が見込めます。

3 脳神経と脊髄神経

　末梢神経は、出入りする中枢が脳か脊髄かによって脳神経と脊髄神経に分けることができます(**図6-36**)。

　脳に出入りする脳神経は左右12対あり、主に、頭部や顔面、頸部を支配しています。脳神経は頭側から順番に番号が付けられ、多くの場合、その神経が支配する器官の名称で呼ばれます(**表6-3**)。

　脊髄神経は、左右31対からなり、それぞれ対応する脊椎の番号が付けら

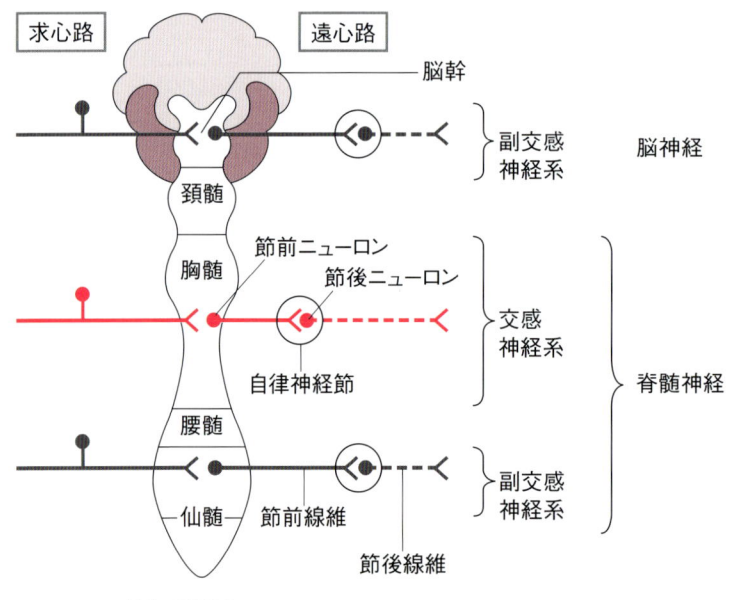

図6-36　神経系概観

> **MEMO**
> **脊髄の灰白質**
> 前柱：運動性の神経細胞が多数集まり、前根を経て神経線維(遠心性神経)を骨格筋に送る。
> 後柱：知覚性の神経細胞が多数集まり、皮膚や筋からの神経線維(求心性神経)が後根を経て後柱の細胞に刺激を伝える。
> 側柱：胸部にあり、主として自律機能に関与する神経細胞が集まっている。

表6-3 脳神経の機能

部位	感覚神経（入力）	運動神経（出力）	
	体性神経・自律神経機能 体性神経機能	体性神経機能 骨格筋の随意運動	自律神経機能 内臓筋の不随意運動
Ⅰ：嗅神経	嗅覚		
Ⅱ：視神経	視覚		
Ⅲ：動眼神経		眼球運動	瞳孔縮小【対光反射】
Ⅳ：滑車神経		眼球運動	
Ⅴ：三叉神経	顔面感覚	咀嚼運動	
Ⅵ：外転神経		眼球運動	
Ⅶ：顔面神経	舌前2/3の味覚	顔面運動	唾液分泌
Ⅷ：内耳神経	聴覚、平衡覚		
Ⅸ：舌咽神経	舌後1/3の味覚	嚥下運動	唾液分泌
Ⅹ：迷走神経	内臓感覚	嚥下運動	胸腹部の内臓
ⅩⅠ：副神経		頸部運動	
ⅩⅡ：舌下神経		舌の運動	

滑車神経：支配する上斜筋が滑車筋と呼ばれていた
三叉神経：眼神経、上顎神経、下顎神経の3つの神経に分かれることに由来する
副神経：迷走神経のアクセサリーのような神経ということに由来する

れています。脊髄神経は全長わずか1〜2cmしかありませんが、複数の脊髄神経から神経叢をつくり、その神経叢から分離し、頸部から下のほぼ全身を支配しています。

4 体性神経と自律神経

　末梢神経のうち、骨格筋を意識的に動かすことを可能にしている神経をまとめて体性神経、内臓の平滑筋や心筋、分泌腺などを自動的あるいは不随意に調節している神経をまとめて自律神経と呼んでいます。

　神経の名称はいろいろな因子が交錯していて頭が混乱してしまい、神経系は難しい、と思う人も多いようです。そもそも中枢神経と末梢神経という分類は構造による分類で、中枢は中心部分、末梢は末端部分です。

　実際、末梢神経は解剖のとき、身体の中心に位置する脳と脊髄から木の枝のように全身に伸びているのが観察できます。そして、それぞれの枝はある特定の領域に分布しているので、それらを区別するためにそれがどこを通ってどこに分布しているかで解剖学的に固有の名称が付けられています。

　たとえば、舌に分布しそれを動かす神経は舌下神経、尺骨の脇を通る神経を尺骨神経と呼んでいます。それらのうち、脳から出ている末梢神経を脳神経、脊髄から出ている末梢神経を脊髄神経、というように解剖学的にまとめ

ています。

　一方、末梢神経をまとめる際に、どういうはたらきをするか機能の面から分類し、まとめることもできます。骨格筋に分布し随意的な運動を支配する神経をまとめて体性神経、心筋や平滑筋に分布し不随意的な運動を支配するのをまとめて自律神経といいます。

　たとえば、舌を動かす舌下神経は脳から出ているので脳神経（第12脳神経）に分類されると同時に舌を意識的に動かすので体性神経に分類されます。膀胱と内尿道括約筋に分布し排尿を自動的に調節している骨盤神経と下腹神経は自律神経ですが、解剖学的には脊髄の腰仙髄から出ているので脊髄神経に分類されます（図6-36）。

　自律神経は無意識のうちに身体の機能を調節する神経です。たとえば運動すると意識しなくても酸素を多く取り込むために呼吸は速くなり、血液循環をよくするために心拍数が増えます。一方、食物を口に入れると無条件に唾液が分泌されます。前者は交感神経のはたらきで身体を活動に適した状態にし、後者は副交感神経のはたらきで安静時にはたらき身体を休め、次の活動に備え栄養を蓄える身体づくりをしてくれます（表7-2参照）。

5　神経のルートマップ

　それでは、神経の流れる電気信号がどのような道筋をたどるか、その伝達の経路をたどってみましょう（**図6-37**）。

　肩に何か触れるとその感覚情報が第1ランナーの感覚神経を介して脊髄に入ります。その情報は脊髄で第2ランナーのニューロンにバトンタッチされ、脊髄の反対側に交差したのち脳に向かって上がっていきます。間脳の視床で第3ランナーにバトンタッチされるとそのまま大脳皮質の体性感覚野に入力されます。入力された体性感覚野の部位により、身体のどの部位からの情報かを判断します。これらのニューロンにより形成されるルートは感覚器からの情報が大脳に向かって上がっていくので、上行（感覚）伝導路といいます。そして、どのように反応するかを判断し、動かす筋肉に大脳の運動野から指令を出します。運動野の部位によって動かす筋肉が決まっており、その部位のニューロンから運動指令が出ると、途中、延髄の錐体で反対側に交差した後、脊髄の中を下りていきます。これが第1ランナーです。第1ランナーは脊髄にある筋肉を動かす第2ランナーにバトンタッチし、第2ランナーが筋肉を動かし運動を起こします。これらのニューロンにより形成されるルートは大脳からの運動指令が筋肉に向かって下がっていくので、下行（運動）伝導路といいます。

　このように、受容器で受け取った感覚情報が大脳で届けられるのには3つのニューロンが必要であり、大脳からの運動指令が筋肉に届くまでには2つ

のニューロンが必要です。

　運動指令を出す第1ランナーは脳から出ると延髄の錐体で反対側に交差するので錐体路あるいは大脳皮質から脊髄まで行くので皮質脊髄路と呼ばれています。

　錐体路はあくまでも動かしたい部位を支配している大脳皮質の運動野（図6-33参照）から、脊髄にある運動ニューロンに指令を伝えるだけです。でも、私たちが日頃何気なく行っている運動は、この2つの運動ニューロンだけでまかなわれているわけではありません。

　たとえば、豆腐を箸で摘んで食べるときを考えてください。柔らかい豆腐をつぶさないよう程度の弱い力でつままないといけません。かといって弱すぎると箸から落ちてしまいます。ただ筋肉を収縮させればよいというわけではありません。とりあえずある程度、予測した力でつまんでみて、箸で豆腐がどのくらいへこんでいるか、あるいは箸から手に伝わる豆腐からの反発力などから、つぶれそうなときは力を抜き、逆に落ちそうなときは少し力を加えたり、と微妙に力の入れ具合を調節しているのです。これは、図6-37には描かれていませんが、大脳基底核（p.164）や小脳（p.165）からのニューロ

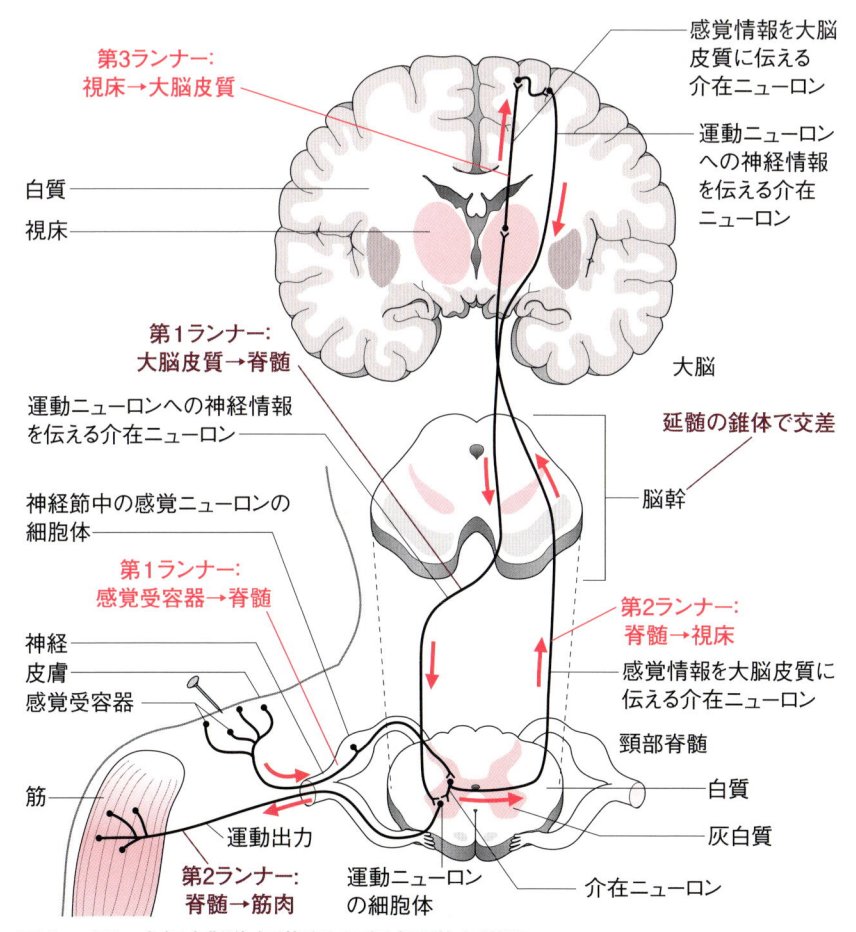

図6-37　上行（感覚）伝導路と下行（運動）伝導路

ンが脊髄の運動ニューロン、つまり第2ランナーの細胞体に接続しており、第2ランナーの出力を調節しているからできるのです。

この経路は解剖学的には錐体を通らないので錐体外路と呼ばれています。また、この微調整は結構、無意識にやっていることなので、一般に錐体路を随意運動、錐体外路を不随意運動、と単純に機能分けしていますが、両者は常に一緒にはたらいており、それぞれが運動制御の一部分を担っています。

COLUMN

反射とは何か

大脳と関係なく無意識に起る反応を反射といいます。熱い物やとがった物に触れたとき手を引っ込める反射は先天的にもっているもので無条件反射といい、梅干を見ると唾液が出るといったものは後天的に獲得するので条件反射といいます。もちろん、梅干を見なくても口に食物を入れると無条件に唾液は出てきます。

反射は身体を守り、生きていくためになくてはならない反応のしくみです。受容器で刺激を受けると感覚神経がその情報を脊髄に入れ、脊髄ではその情報を解釈し、筋肉を動かす運動神経に接続して即座に運動を起こします。脊髄に入った感覚情報は大脳にも送られますが、大脳で入力された情報を解釈して運動指令を出すよりずっと早く反射が起こして身体を守るのです。ですから、無意識に手を引っ込めた後で「熱かったなあ」とか痛かったなあとしみじみ感じるのです（図6-38）。

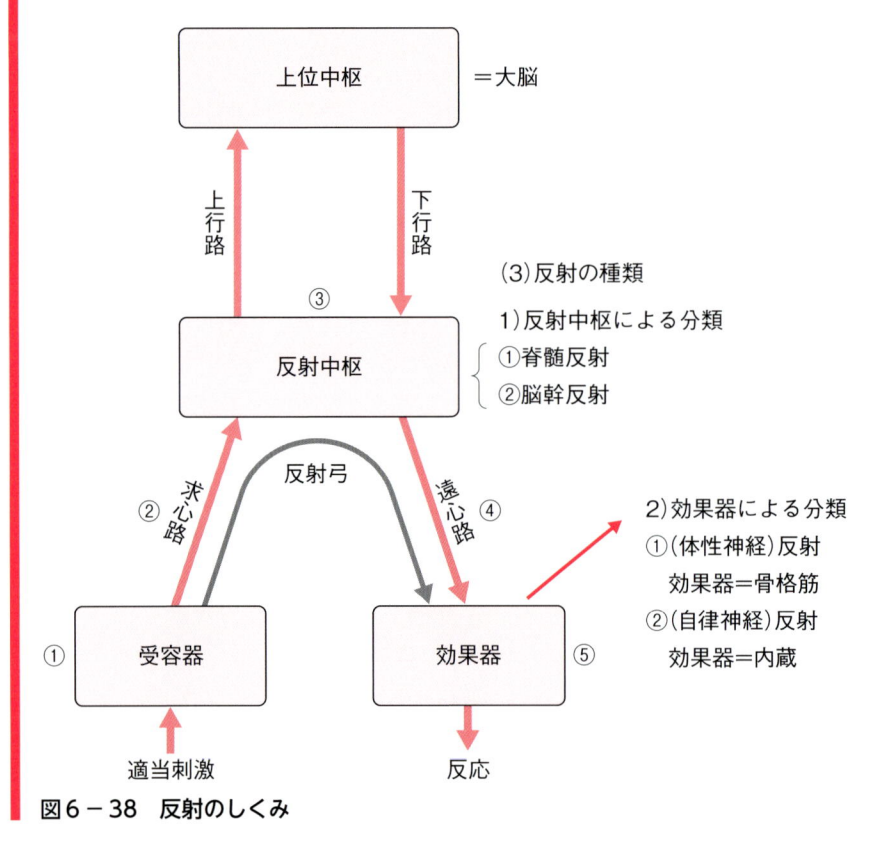

(3) 反射の種類
1) 反射中枢による分類
   ① 脊髄反射
   ② 脳幹反射
2) 効果器による分類
   ①（体性神経）反射
      効果器＝骨格筋
   ②（自律神経）反射
      効果器＝内臓

図6-38 反射のしくみ

錐体路が障害されると、運動指令が第2ランナーに伝わらないので、全く動けなくなる運動麻痺に、錐体外路が障害されると動けるけれど上手く動けない運動調節障害ということになります。

　無意識に身体が反応してしまう例に膝蓋腱反射があります。これは臨床検査でよく行われるので、知っている人も多いでしょう。
　膝蓋腱反射のしくみはこうです。まず、ハンマーなどで軽く膝をたたきます。するとたたかれた膝にある膝蓋腱反射が伸び、それに引っ張られている大腿四頭筋の中にある受容器（筋紡錘）も一緒につられて伸びます。筋紡錘は自分が伸ばされることで、筋肉が伸ばされていることを感じ取り、その情報は感覚神経を介して脊髄に後根から入ります。その感覚神経は伸ばされた大腿四頭筋を収縮させる運動神経と直接に接続し、筋肉を収縮させるために脊髄の前根から出ます。筋肉にしてみれば伸ばされたので、元の長さに戻ろうとして反応しただけなのです（図6-39）。

> **MEMO**
> **ベル・マジャンディーの法則**
> 脊髄の後根は求心性神経線維から成り、前根は遠心性神経線維から成るという法則をベル・マジャンディーの法則といいます。従って、後根の切断は感覚麻痺を、前根の切断は運動麻痺を生じます。

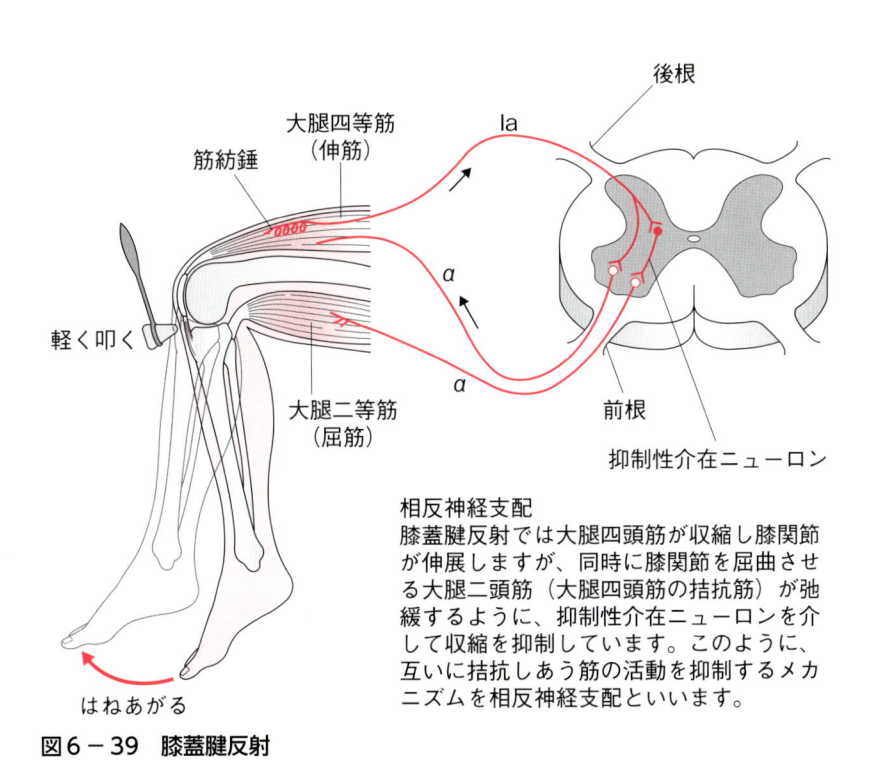

図6-39　膝蓋腱反射

相反神経支配
膝蓋腱反射では大腿四頭筋が収縮し膝関節が伸展しますが、同時に膝関節を屈曲させる大腿二頭筋（大腿四頭筋の拮抗筋）が弛緩するように、抑制性介在ニューロンを介して収縮を抑制しています。このように、互いに拮抗しあう筋の活動を抑制するメカニズムを相反神経支配といいます。

第7章 生体を維持する恒常性のはたらき

第1節 2つの系統があるホメオスタシス

1 即効性の神経と持続性のホルモン

　第6章では主に、光や音など外部からの刺激を感覚器や脳がどう受け止め、処理し、末端の筋肉へと伝えているかをみてきました。しかし、こうした環境の変化は身体の外だけにあるのではありません。実は、身体の中もさまざまな環境変化にさらされています。第7章では、内部で起こる環境変化に私たちの身体はどう反応し、細胞や個体を守っているのかをみていきます。

　第1章で、細胞は環境変化にとっても敏感だという話をしました。体内の水分が多すぎても少なすぎても、また、体温が高すぎても低すぎても細胞は生体を維持するための活動ができなくなってしまいます。そのため、私たちの身体には、細胞が生きるための内部環境のバランスが大きく崩れないように変化を素早くキャッチし、環境を調節して正常な状態を維持する機能が備わっています。これをホメオスタシスと呼びます。

　ホメオスタシスがはたらく系統は大きく分けて2つあります。1つは神経を使ったルート、もう1つはホルモンを使った内分泌によるルートです。電気信号を使った神経ルートは即効性があるため緊急時にはたらき、血液を介した内分泌ルートは効果が出るまでに時間がかかるぶん持続性があります（図7-1）。

　生体は、神経とホルモンがお互いに協力しあって、細胞にとって最も住みやすい内部環境を維持し、個体の生命を守っているのです。

> **MEMO**
> **ホメオスタシスとは**
> ホメオスタシスは「ホメオ」＋「スタシス」の造語で、ホメオ(homeo)は同じ、スタシス(stasis)は状態、という意味です。日本語では恒常性といいます。「恒」は「変わらない」、「常」は「いつも」という意味です。ホメオスタシスは語源から考えると、「変化しない」という意味ですが、実際には狭い範囲で変動しています。健康であればこの狭い範囲からはみ出しそうになると、元に戻すしくみがはたらきます。このように狭い範囲に維持されることをホメオスタシスの維持あるいは恒常性維持といいます。

> **MEMO**
> **ホルモンの発見**
> ホルモンの作用を実験によって最初に証明したのは、ドイツ人のベルトールドです。1849年のことでした。しかし、ホルモンについて本格的な研究が始まったのは20世紀に入ってから。1902年、イギリスの生理学者ベーリスとスターリングが、胃の酸性内容物が十二指腸に入るとその壁が刺激され、セクレチンが放出されることを発見したのが始まりです。

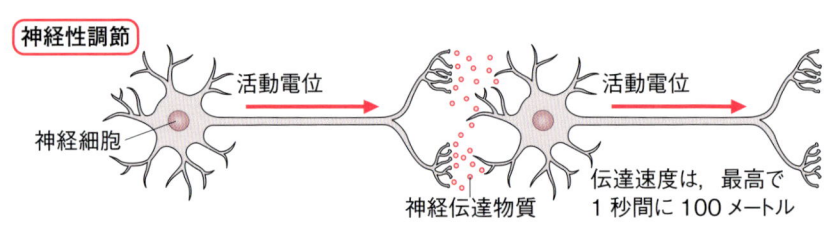

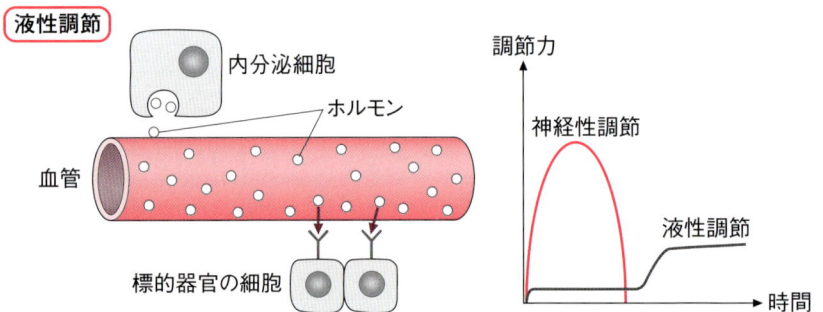

図7-1　恒常性維持のための調節機構、液体調節と神経性調節

2 神経性の調節

内臓にはたらく自律神経

　中枢神経の脳・脊髄を基点とし、そこへ向かって情報を伝える神経を求心性神経、そこから出された指令を末端に伝える神経を遠心性神経と呼んで区別しました。しかし、神経には刺激を受ける受容器と、その情報を受けてはたらく効果器によって分ける分類の仕方もあります。

　第6章で説明したような知覚とそれに伴う運動にかかわる神経は体性神経と呼ばれます。この体性神経には、「自分はどう動かしたいか」という意思が関係しています。これに対して、自分の意思とは関係なく、自律してはたらく神経を自律神経と呼んでいます（**表7-1**）。

　例えば、心臓をドキドキさせようと思っても自分の意思で動かすわけにはいきませんが、激しい運動をしたりすれば、そうしようと思わなくても勝手に心臓がドキドキしてきます。また、寒いところに長時間いると、意思とは関係なく手足の末端の血流が悪くなり、顔も青白くなります。

　運動中心臓がドキドキするのは、運動によって筋肉が大量の酸素を消費しても低酸素に陥らないように、少しでも多く体内に取り込むためです。寒いところで手足が冷たくなるのは生命の危険を回避するため生命の維持とは直接関係しない部分の血管を緊急避難的に収縮させ、体温が逃げないようにすることで体温を一定に維持しようとして起こる現象です。

　このように、自律神経は私たちの意思とは関係なく、心臓の収縮や血管の収縮・弛緩など、生体の内部環境を維持するために重要なはたらきをしています。

> **MEMO**
> **神経細胞と内分泌細胞の関係**
> 神経細胞と内分泌細胞は、一方が長い突起、もう一方は血液を経由して遠くの細胞に情報（化学物質）を届けるという意味で、非常によく似たはたらきをもっています。もともと、神経間のコミュニケーションは、すぐとなりの細胞に化学物質を分泌することから始まったといわれます。内分泌細胞は、局所ホルモンを分泌する神経細胞から派生し、長い突起が失われホルモン分泌に特化したものと考えられています。

表7-1　体性神経と自律神経

	受容器	効果器
体性神経	皮膚・骨格筋・特殊感覚器	骨格筋
自律神経	内臓	内臓筋・腺・血管の平滑筋

COLUMN

自律神経はシナプスで中継される

　自律神経と体性神経の解剖学的な違いは、自律神経は中枢から出て効果器にいたるまでに、必ず一回、シナプスで中継されるという点です。体性神経は中枢から出た神経線維がそのまま効果器まで伸びていますが、自律神経は一度、ニューロンを乗り換えるのです。そのため、自律神経の場合、中枢から出た神経線維を節前線維、その先の効果器まで行く部分を節後線維と呼んで区別しています（図7-2）。

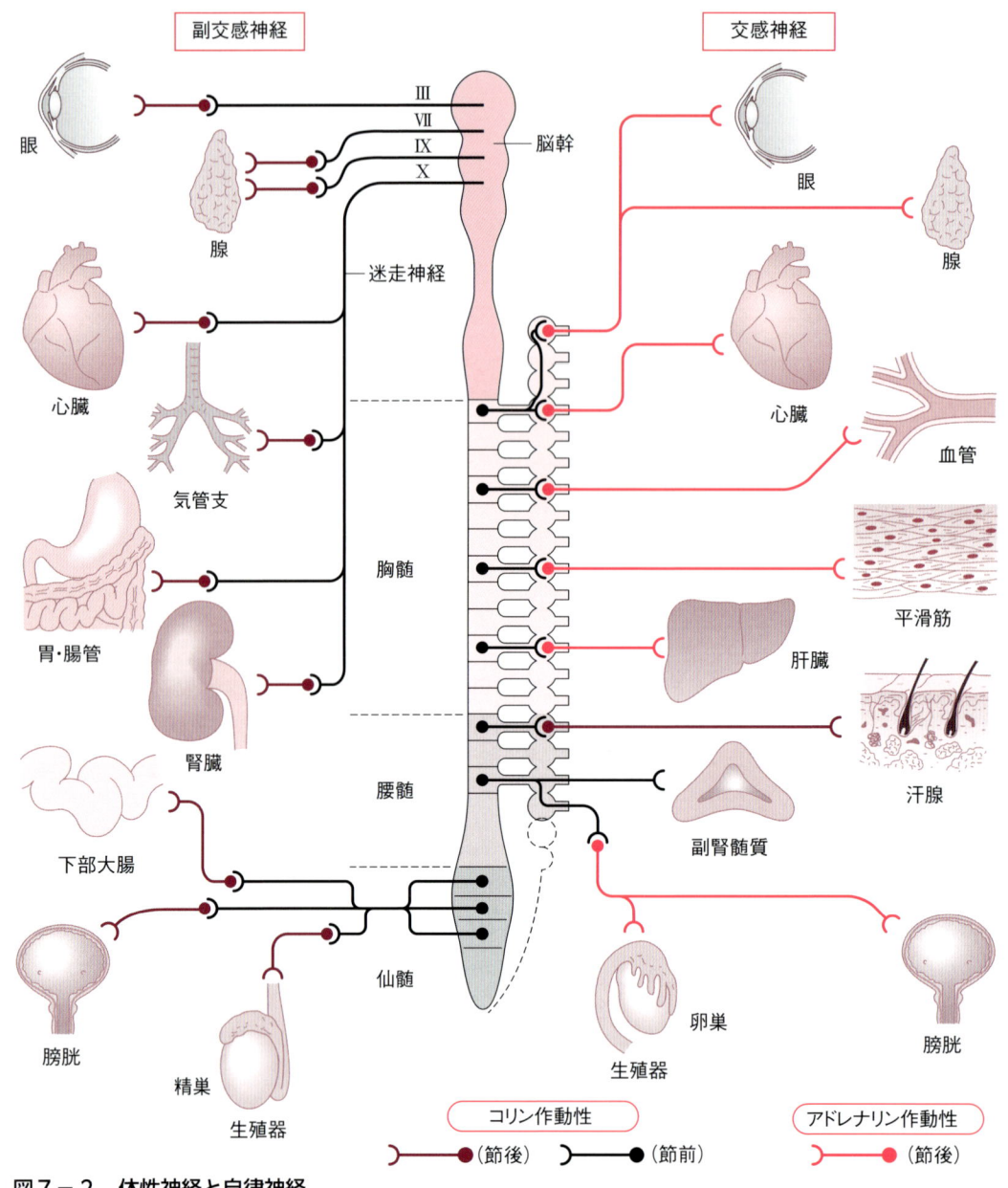

図7-2　体性神経と自律神経

交感神経と副交感神経

　では、自律神経はいったいどうやって内部環境を調節しているのでしょう。そのポイントは、交感神経と副交感神経という2種類の自律神経のバランスにあります。この2つの自律神経は、1つの臓器に対し同時に拮抗してはたらき、どちらかのはたらきが相対的に強まると、ある臓器には「もっとはたらけ」とお尻をたたき、ある臓器には「休め」と命令するなど、臓器の動きをコントロールしています（コラム参照）。

　一般に、交感神経は身体を興奮させ、闘争する態勢を整える作用があります。副交感神経は、ゆっくり身体を休ませてエネルギーを蓄え、次の闘争に

> **MEMO**
> **コリン作動性線維とアドレナリン作動性線維**
> 神経伝達物質として、自律神経のすべての節前線維と副交感神経の節後線維からはアセチルコリンが、交感神経の節後線維からはノルアドレナリンが分泌されるので、それぞれコリン作動性線維、アドレナリン作動性線維と呼ばれます。

表7-2　自律神経の主な機能

	交感神経の作用	副交感神経の作用
瞳孔	瞳孔散大筋収縮（散瞳）	瞳孔括約筋収縮（縮瞳）
心臓	心拍数増加	心拍数減少
気管	気管支筋弛緩（拡張）	気管支筋収縮（縮小）
胃・腸	消化液分泌・運動の抑制	消化液分泌・運動の促進
肛門	括約筋収縮（排便抑制）	括約筋弛緩（排便促進）
尿道	括約筋収縮（排尿抑制）	括約筋弛緩（排尿促進）
肝臓	グリコーゲン分解	グリコーゲン合成
副腎髄質	カテコールアミン分泌	なし
血管	骨格筋の血管は拡張、皮膚・内臓の血管は収縮	なし
汗腺	分泌増加（汗をかく）	なし
立毛筋	収縮（鳥肌が立つ）	なし

備える作用があります。スポーツをする時は筋肉に酸素とブドウ糖を充分に供給しなければならないので交感神経が優位になり、心臓には「はたらけ」という指令をどんどん出す一方で、消化管や排便・排尿の機能は抑えられます。一方、副交感神経が優位でリラックスしている時は次の闘いに備えてエネルギーを蓄えるため消化液の分泌も盛んになり、消化管の運動は活発になるという具合です（表7-2、図7-2）。

交感神経と副交感神経はどちらかがはたらいて、どちらかが休んでいるというものではありません。基本的には両者が同時にはたらいて、状況によって、交感神経が優位になったり、副交感神経が優位になったりしながらバランスをとっています。

いちいちスイッチを切って必要なほうの自律神経だけがはたらくようにできていないのは、一見、無駄なようにもみえます。しかし、状況に応じてスピーディーに対応するためには両者のスイッチを入れたままで、必要に応じてボリュームを変えるのが最も合理的な方法ともいえるのです。

COLUMN

自律神経と器官

臓器の多くは、交感神経と副交感神経の2つの神経の支配を受けていますが、体内の器官には、そのいずれか一方の支配しか受けていないものも存在します。副腎髄質や立毛筋、汗腺などは交感神経のみ、眼の瞳孔が縮む時にはたらく瞳孔括約筋は副交感神経のみが支配しています（表7-3）。

表7-3　自律神経と器官

	部位
交感神経のみ	瞳孔散大筋、副腎髄質、立毛筋、汗腺、大部分の血管など
副交感神経のみ	瞳孔括約筋

> **MEMO**
>
> **サリン中毒の患者を救ったパム**
>
> 神経伝達物質は放出された後、もとのニューロンに再吸収されるが、速やかに酵素によって分解されます。たとえば、放出されたアセチルコリンはアセチルコリンエステラーゼという酵素で酢酸とコリンに分解されます。オウム真理教が多数の死傷者を出した地下鉄サリン事件で使ったサリンや有機リン酸系の農薬はアセチルコリンエステラーゼ阻害剤です。ざっくり言うとサリン中毒はアセチルコリンが分解されずにはたらき続ける副交感神経中毒のようなものです。患者が運び込まれた聖路加病院の医師は患者の針の穴のように小さい瞳孔（pinhole pupil）をみて、有機リン酸系の農薬中毒に有効とされる解毒剤「パム」を投与する決断をしました。当時、パムの在庫が20人分しかなかったので、近隣の県から新幹線などを使ってかき集め、多くの命を救ったのです。

3 ホルモンによる調節

ホルモンとは何か

　ホルモンは、ギリシャ語の「刺激する、眼を覚まさせて活動させる」という語に由来し、ごく微量でも大きな効果を発揮します。人体には20数種類のホルモンがあり、ホルモンを出す臓器や器官は比較的小さく、人体のあちこちに散らばっています。

　ホルモンが分泌されると、それはすぐに血液に取り込まれ目的の場所まで運ばれます。身体の「内」と「外」でいうと、血液はからだの内部ということになりますから、ホルモンの分泌は内分泌ということになります。

　ホルモンの作用は、①代謝活動を調節する、②血液成分の恒常性維持にかかわる、③消化液の分泌にかかわる、④性と生殖にかかわる、⑤ほかのホルモンの分泌にかかわる——などです。

　また、ホルモンはその化学成分によって、アミノ酸系（蛋白質、ペプチド、アミン）とステロイド系の2種類に分けられます。ステロイド系はコレステロールから合成されます。性ホルモンと副腎皮質ホルモンだけがステロイド系です。

> **MEMO**
> **脳と消化管ホルモンの関係**
> 消化管ホルモンの多くは脳や神経にも存在していて、それらは脳・腸管ペプチドと呼ばれています。たとえば、小腸から分泌されるコレストキニンは胆嚢を収縮させるはたらきのあるホルモンですが、このホルモンは、脳の神経細胞や末梢神経にも存在しています。つまり、消化管で分泌されるホルモンが、神経系では神経伝達物質としてはたらいているのです。

COLUMN

外分泌と内分泌

　分泌とは、腺細胞が血液から必要とする物質を獲得し、分泌物を合成してそれを放出するまでの能動的な過程をさします。

　腺は特定の産物を産生し分泌する1個以上の細胞から構成されています。内分泌と外分泌の違いは、その構造にあります。外分泌腺は導管を有し、上皮の表層（体外）へ導管を経由して分泌物を注ぎ出しますが、内分泌腺は体表や管腔に接続（導管）していないので、その分泌物（ホルモン）は、腺組織を通る血管中へ直接拡散します。消化腺は唾液や胃液、膵液を消化管という体外に分泌するので外分泌腺なのです。

分泌：腺細胞が特殊な代謝産物を生成し、排出する機能

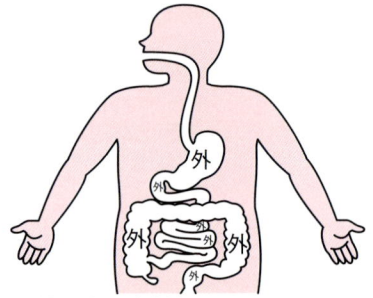

外分泌：消化液
消化管という身体の**外**に分泌される

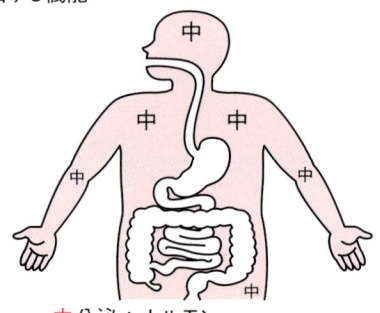

内分泌：ホルモン
血管という身体の**内**に分泌される

ホルモンがはたらくしくみ

　分泌され血液に取り込まれたホルモンは、決まった蛋白質と結合して体内を移動します。全身を移動するということは、すべての臓器にホルモンが作用してもよさそうですが、ホルモンが関係のない臓器にはたらくことはありません。ホルモンとそれが作用する標的細胞（ターゲット）との関係は、「運命の赤い糸」で結ばれ、合わないもの同士がくっついてしまうことはないからです。

　細胞の表面もしくは内部には、決まったホルモンにだけ結合する受容体があります。この受容体はいわば鍵穴で、細胞近くにやってきたホルモンは自分が持っている"鍵"でこの鍵穴を開け、細胞内に作用します。もちろん、鍵が鍵穴と合わなければ、ホルモンはその細胞の扉を開けることはできず、細胞に作用することはありません。

COLUMN

ホメオスタシスの３つの要素

　あらゆるホメオスタシスの制御機能には必ず３つの要素が関与しています。１つは環境の変化に応答する受容器（レセプター）で、これは情報をキャッチするセンサーのようなはたらきをします。この受容器がキャッチした情報は、次の構成要素である調節中枢へ送られます。ここでは、情報の変数を解析して、維持すべき水準（セットポイント）を決定し、その情報をもとに第３の構成要素である効果器（エフェクター）が反応します。

　つまり、正常な状態からどれだけズレているかをキャッチして、そのズレのぶんだけ効果器をはたらかせるというわけです。この一連の流れはそこで終わりではなく、反応の結果を受けて、必ずフィードバックがあります。効果器の反応によって、ズレの状態が緩和させると、受容器はそれをキャッチし、調節中枢が効果器の反応を抑える指令を出すのです。

　ホルモンが常に必要な時に必要な量だけ分泌されるのも、こうしたフィードバック機能がはたらいているためです。

MEMO

インスリンは注射で効く
蛋白質系のホルモンは、飲むと胃液の蛋白分解酵素によって消化されてしまうため、効果がなくなってしまいます。そのため、もっぱら注射によって予薬するのです。

MEMO

フィードバック
「フィード；feed」とはfoodを語源とする食べ物、「バック；back」は返す、という意味で、結果（出力）を原因（入力）に差し戻すことによって入力を加減するということで、日本語では帰還制御機構といいます。

MEMO

ホルモンの分子量
ホルモンはほかの生体構成物質に比べて一般的に小さく、分子量はだいたい100〜1,000ぐらいといわれています。比較的分子量の大きいのは成長ホルモンですが、せいぜい約２万。これに対し、筋肉を構成するアクチンは約４万、ミオシンは軽鎖が約２万、重鎖で約20万にも上ります。

第7章　生体を維持する恒常性のはたらき

第2節 何を調整するのか

1 血圧の調整

　血圧の受容器は、大動脈弓と頚動脈洞、そして腎臓の糸球体に入る輸入動脈にあります。大動脈弓は全身に血液を送る最初のポイント、頚動脈洞は脳に血液を送るルート、腎臓は体内の水分を調節する重要な役割を果たしている器官ですから、それぞれに受容器があるのは、本当にうまくできているというほかありません。

　たとえば、事故で大量出血し血圧が急速に低下したと仮定しましょう。こうした場合、まずは神経ルートがはたらきます。大動脈弓と頚動脈洞の受容器が血圧低下をキャッチすると、大動脈弓からは迷走神経を通って、頚動脈洞からは舌咽神経を通って、延髄の血管運動中枢に伝わります（図7－3）。

　すると、血管運動中枢は、交感神経を使って心臓の収縮力を高め心拍数を上げます。同時に、生命維持に直接関係しないような末梢の細い血管を収縮

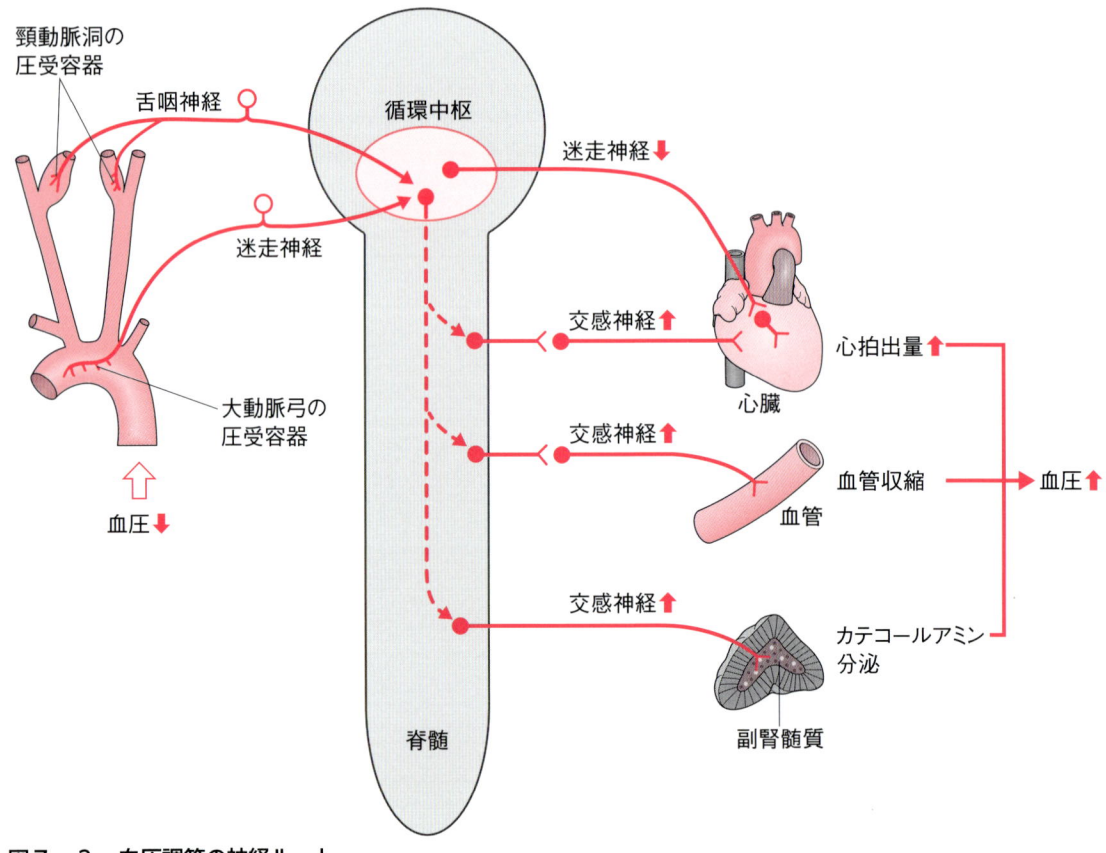

図7－3　血圧調節の神経ルート

させ、脳や心臓など生命維持に必要な身体の中央部に優先的に血液が流れるようにします。

　また、交感神経の刺激を受けた副腎髄質は、カテコールアミン（アドレナリンと少量のノルアドレナリン、ドーパミン）を分泌します。このカテコールアミンも、血管に作用し、細動脈を収縮させるはたらきがあるからです。血圧が上昇したときは逆に迷走神経が心臓のはたらきを抑えます。

　しかし、これだけでは効果が持続しないので、次にホルモンによる調節が重要になります。大量出血を起こすと血液が足りなくなりますから、体内の水分を逃がさないようにして血液量を保たなければなりません。血圧は血管の抵抗と血液の量に比例しますから、血液の量が増えれば、血圧も上がることになります（図7-4）。

　腎臓の機能でも説明しましたが、血圧が下がると糸球体の入り口にある細胞からレニンという蛋白分解酵素が分泌されます。このレニンはまず、血液

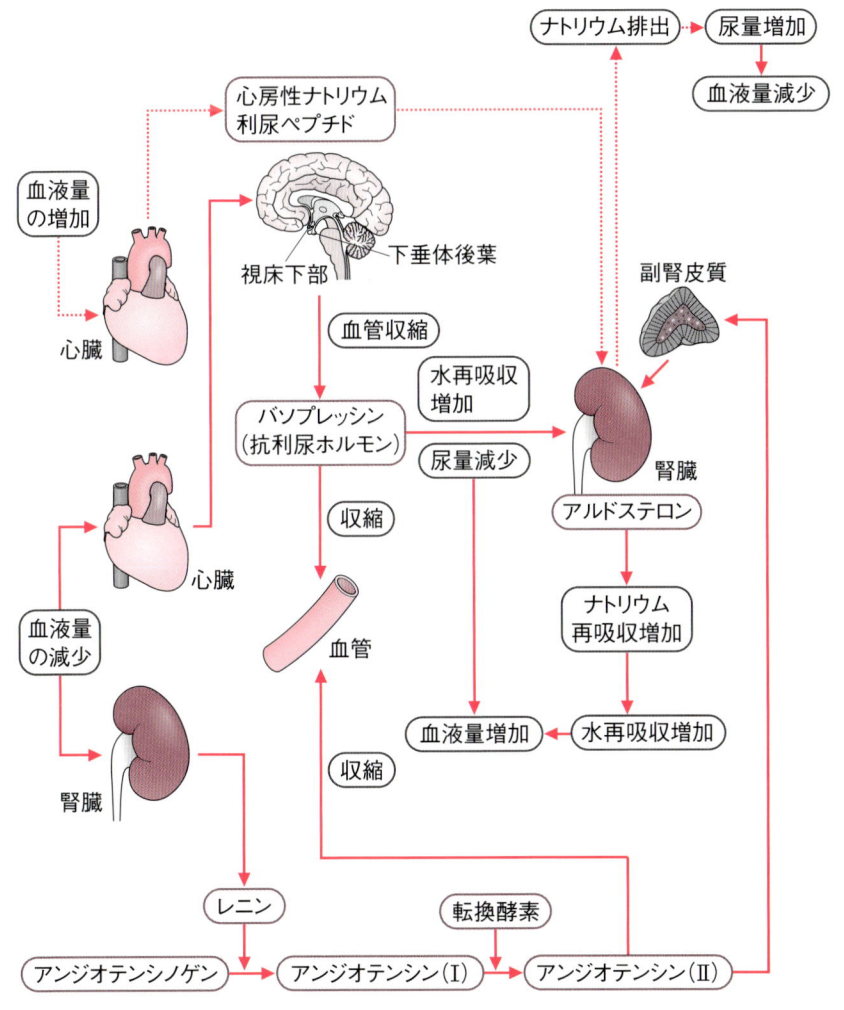

図7-4　ホルモンによる血圧調節

COLUMN

カテコールアミン

　アドレナリン、ノルアドレナリン、ドーパミンは、アミノ酸のチロシンから合成されるもので、その分子内にカテコール基をもつのでカテコールアミンといいます。

　交感神経の末端にはノルアドレナリンをアドレナリンに変える酵素がないので、分泌されるのはノルアドレナリンだけです。一方、副腎髄質からは分泌されるのは最終産物であるアドレナリンが8割以上です。残りの2割はこれからアドレナリンになろうとしていたノルアドレナリンで、さらにノルアドレナリンになろうとしていたドーパミンもわずかに分泌されます。

　パーキンソン病は大脳基底核の黒質のドーパミン細胞の変性によりドーパミンが枯渇することにより起るとされています。ですから、治療として足りないドーパミンを投与することですが、ドーパミンが脳血液関門を通ることができないので、脳内でドーパミンに変わることを期待してその前駆物質であるドーパが投与されています（図7−5）。

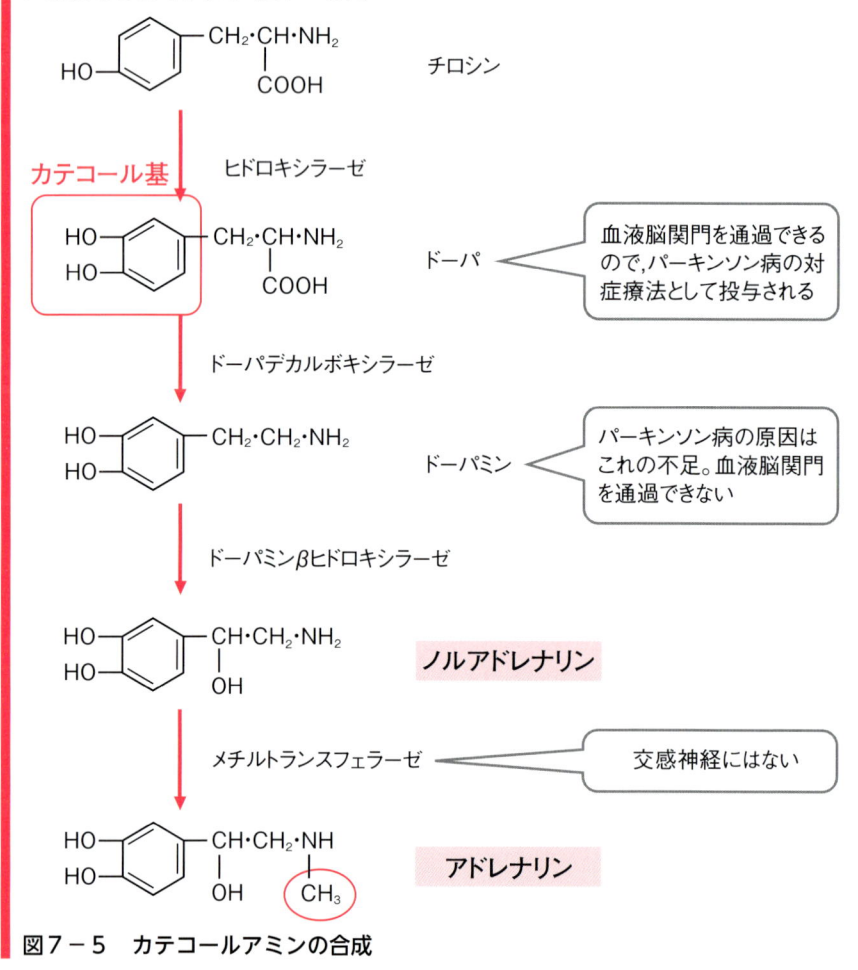

図7−5　カテコールアミンの合成

中に待機していたアンジオテンシノーゲンという物質にはたらき、それがアンジオテンシンIに変換し、それがアンジオテンシンIIへと次々に変化して

COLUMN

ナトリウムイオンとカリウムイオン

　血液の浸透圧に関係するナトリウムイオンの濃度は、副腎皮質から分泌される電解質コルチコイドによって調節されています。電解質コルチコイドというのは、ナトリウムイオン、カリウムイオンの代謝に作用する複数のホルモンの総称で、なかでも最も作用が大きいのは、アルドステロンです。

　アルドステロンは腎臓でのナトリウムイオンの再吸収を促すほか、唾液や胃液に含まれるナトリウムイオンの吸収も促進し、体内にナトリウムイオンを貯めるはたらきをします。一方、ナトリウムイオンが多い時は、心房ナトリウム利尿ペプチドという心房から分泌されるホルモンがはたらき、腎臓からのナトリウムイオンの排泄を促します。

　アルドステロンなどのはたらきでナトリウムイオンの排泄が抑制されると、これと裏返しにカリウムの排泄は促されます。これは、ナトリウムイオンとカリウムイオンが同じ陽イオンのために、陽イオンの総量を保とうとして起きる現象です。

末梢血管を収縮させます。また、このアンジオテンシンⅡは副腎皮質を刺激し、アルドステロンというホルモンの分泌も促します。

　アルドステロンは、腎臓でのナトリウムの再吸収を促すはたらきがあります。以前もお話したように、ナトリウムと水は常に一緒に行動しますから、ナトリウムが再吸収されれば水も一緒に再吸収され、血液量が増えることになります。

　このように、交感神経の作用と、レニン→アンジオテンシン→アルドステロン系の作用によって、心臓の心拍数が増え、末梢の血管が収縮し血液量が増加、その結果として血圧が上がるという一連の流れが起こります。

　一方、血液量が増え血圧が上昇すると、それは静脈を介して心房に戻る血液量の増加として検知されます。そこで、心房から心房性ナトリウム利尿ペプチドというホルモンが分泌され、腎臓におけるナトリウムが水を伴って尿とともに排出され血液量が減少します。

2 血糖値の調整

　寝ている間にお腹が空いて起きてしまったという経験はありますか？　もしあるとしたら、それは夕食を食べ損ねたか早く食べ過ぎたかして、肝臓に蓄えたグリコーゲンをすっかり使い切ってしまったからかもしれません。

　細胞が「今すぐ使う」ための最も効率のよいエネルギー源は、ブドウ糖です。私たちはこのブドウ糖を通常、朝、昼、晩の1日3回の食事を通じて摂取しています。血液1dL中に含まれるブドウ糖の量を血糖値といい、1日の血糖値の変化をグラフにすると食事の直後はやや高くなりますが、それ以外は寝ている間も含めてほぼ80〜100mg／dLに保たれています。これは、

第7章　生体を維持する恒常性のはたらき

MEMO

低血糖も危険

血糖値が高いのは糖尿病の兆候などとして知られていますが、血糖値が低すぎても人体には悪影響を及ぼします。特に脳はグルコースを必要とする臓器であり、血糖値が下がりすぎると昏睡状態に陥ることがあります。治療としてインスリンを使い始める時は、投与量の加減が難しく、多すぎて低血糖になることがあるので注意が必要です。

183

肝臓が食後すぐには使わない糖質をグリコーゲンとして蓄え、長時間ブドウ糖を取り込むことができない場合は、グルカゴンやアドレナリンがグリコーゲンを分解して血液中に流しているからです（figure 7-6）。

　グリコーゲンの分解だけで間に合わない時は、肝臓はアミノ酸やグリセリンなど糖質以外の物質から新たに糖を作り出します。これを糖新生と呼びます。糖新生を促進し、血糖値を上げる効果があるのは、成長ホルモンや副腎皮質のグルココルチコイドなどのホルモンです。なかでも、アドレナリンやグルココルチコイドの分泌には、ストレスが関係しているといわれます。

　人体にストレスが加わると、まず交感神経が優位になり、心臓の拍動が激しくなります。さらに食事が取れない状態でも血糖が下がらないように、肝臓に蓄えておいたグリコーゲンを分解し、血液中に放出します。でも、肝臓に貯蔵できるグリコーゲンの量は肝臓の重量の約8％、大人で100〜120g、

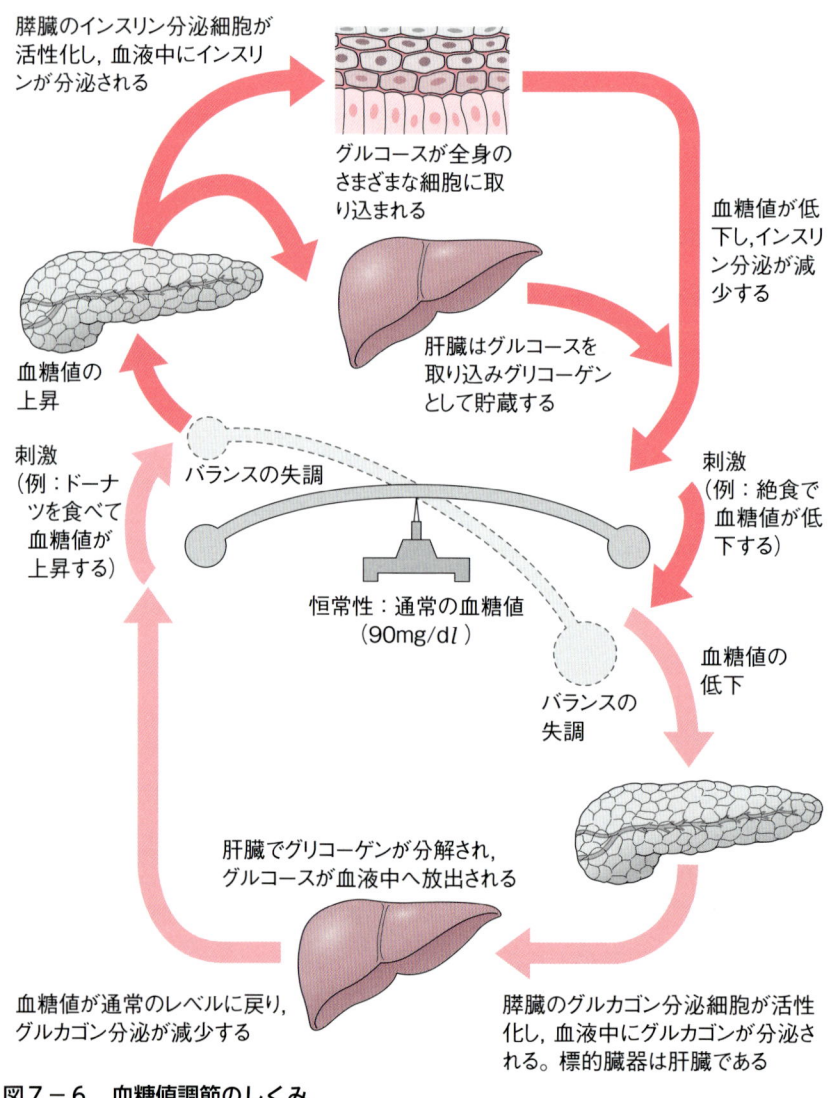

図7-6　血糖値調節のしくみ

400kcalですから、あっという間になくなってしまいます。そこでグルココルチコイドが糖新生を促し、血糖を維持します。

グルココルチコイドはステロイドホルモンと称され、さまざまな疾患の治療で使われます。しかし、食事が取れる状況で投与されると血糖が上昇し、糖尿を引き起こすことがあります。

高くなった血糖値を下げる唯一のホルモンは、膵臓のランゲルハンス島から出るインスリンです。インスリンはほとんど全ての細胞にはたらき、糖の細胞内への取り込みを助けます。インスリンが欠乏すると、血液中に糖があってもそれを細胞内に取り込むことができず、糖が不足しているのと同じ状態になります。すると、エネルギー源として脂肪や蛋白質を分解されるため、身体は痩せ細ってしまいます。

身体が必要とする以上のエネルギーを摂取し血糖が上昇するとインスリンのはたらきで、グルコースを細胞内に取り込ませます。しかし、こうした状態が長く続くと膵臓は大量のインスリンを出し続けることに疲れ、血糖を正常に維持するのに必要な量のインスリンを出すことができなくなります。また、細胞膜にあるインスリン受容体の感受性が落ちてしまいます。成人の糖尿病の大部分はこのタイプの糖尿病（Ⅱ型糖尿病）で、ほとんどの患者は太っています。

重症の糖尿病では、食事療法によって血液中の糖をコントロールすると同時に、このインスリンを補充して糖の利用を促進し、血糖値を下げる方法がとられます。

3 水素イオン (pH) の調整

私たちの身体は酸性でしょうか、それともアルカリ性でしょうか。第1章を思い出してください。私たちの身体を流れる血液のpHは7.35〜7.45が正常値で、つまり弱アルカリ性でした。

細胞はとてもデリケートで、この正常値の範囲を超えると、とたんに代謝活動が止まってしまいます。代謝活動が止まるということは細胞が死んでしまうということで、それはすなわち細胞の集合体である個体もまた生きてはいけないことを意味しています。

pHはpotential Hydrogenあるいはpower of Hydrogenの略で、「ピーエイチ（英語読み）」あるいは「ペーハー（ドイツ語読み）」と呼びます。つまり、pHは水素イオンで決まります（[ ]はモル濃度を意味する。[H$^+$]はH$^+$のモル濃度）。

分子式H$_2$Oで表される水は、H$_2$O → H$^+$ + OH$^-$ のようにごくわずか解離しています。式を見てわかるように、右辺の水素イオンH$^+$と水酸化物イオンOH$^-$の数は同数です。そして、中性の純水の場合は[H$^+$] = [OH$^-$] =

> **MEMO**
> **ステロイドホルモン**
> ステロイドホルモンは、①グルココルチコイドのほかに、②ミネラルコルチコイドと、③性ホルモンがあります。
> ①グルココルチコイドはインスリンの逆で、細胞内への糖の取り込みを抑制します。それは、脳や心臓に糖を優先して回すためです。しかし、その作用が強すぎると糖が余るので血糖が上がるのです。さらに、糖が入らなくなった筋肉と脂肪組織では蛋白質と脂肪の分解が進み、その分解産物が肝臓で糖に変換され、血糖はさらに上昇します。免疫細胞では糖が入らなくなることで炎症が抑制されるので、免疫抑制薬や抗炎症薬として多くの疾患の治療薬として使われています。しかし、副作用が多いので、注意が必要な薬です。②ミネラルコルチコイドの代表はアルドステロンで腎尿細管におけるナトリウムイオンの再吸収を促進するホルモンです。③性ホルモンには男性ホルモンと女性ホルモンがあり、スポーツ選手によるドーピングで問題になるのは筋肉増強剤として使われる男性ホルモンを指しています。

10^{-7} mol/LでpH = 7です。つまり、[H$^+$] = 10^{-7} mol/Lの10の右肩にある小さい数字（指数）のマイナスを取った整数部分の数字がpHを表しています。

[H$^+$]が10^{-7} mol/Lより高くなると、たとえば10倍になり10^{-6} mol/LとなるとpHは6となり、酸性になります。逆に[H$^+$]が10^{-7} mol/Lより低くなると、たとえば10分の1になり10^{-8} mol/LとなるとpHは8となり、アルカリ性になります。

代謝により生じる二酸化炭素が血液中に放出されると水と反応し炭酸を生じます。炭酸は水素イオンと重炭酸イオン（HCO$_3^-$）に解離します。つまり、栄養素の代謝により二酸化炭素が生じると二酸化炭素を減らすために下の式は右に進み、水素イオンが増え、血液は酸性に傾きます。

$$CO_2 + H_2O \Leftrightarrow H_2CO_3 \Leftrightarrow H^+ + HCO_3^-$$

たとえば、激しい運動をすると呼吸が荒くなりますね。これは代謝によっ

COLUMN

酸・塩基平衡異常

二酸化炭素が水素イオンを遊離する物質で代表的な酸性の代謝産物ですが、そのほかにも乳酸、尿酸といった物質も水素イオンを遊離するので酸性の代謝産物です。このように代謝により陽イオンである水素イオンが血液中に遊離されても、それと結合する陰イオンがあれば水素イオンは増えず、血液は酸性に傾きません。水素イオンと結合できる代表的な陰イオンが重炭酸イオンです。

つまり、pHは酸の代表的な二酸化炭素とそれを中和する塩基（アルカリ）の重炭酸イオンの比で決まります。両者の比は二酸化炭素が肺から呼気として排出され、重炭酸イオンが腎臓で再吸収されることで維持されています。このように、pHを正常値に保つためには、肺と腎臓のはたらきがとても重要だということがわかります。

$$pH \propto \frac{HCO_3^-}{CO_2} \quad \begin{array}{l}\cdots 腎臓による調節 \\ \cdots 肺による調節\end{array}$$

HCO$_3^-$が増えるかCO$_2$が減ると、この比が大きくなり、逆にHCO$_3^-$が減るかCO$_2$が増えると、この比が小さくなります。前者をアルカローシス、後者をアシドーシスといいます。

アルカローシスの代表的なものに過換気症候群があります。これは精神的なストレスなどにより過呼吸になり、その結果、手足のしびれやけいれんなどの症状を起こすことがあります。この病態は二酸化炭素が過剰に排出されpHが大きくなるので、呼吸性アルカローシスといいます。

アシドーシスの代表的なものは、上記の逆で、呼吸器疾患で二酸化炭素の排出が障害され血液中にたまり酸性になる病態で、呼吸性アシドーシスといいます。また、腎臓による重炭酸イオンの再吸収が障害されるか、二酸化炭素以外の酸性代謝産物の増加により重炭酸イオンが消費されて減ることでアシドーシスになることもあります。この病態は代謝性アシドーシスといい、呼吸性アシドーシスと区別しています。

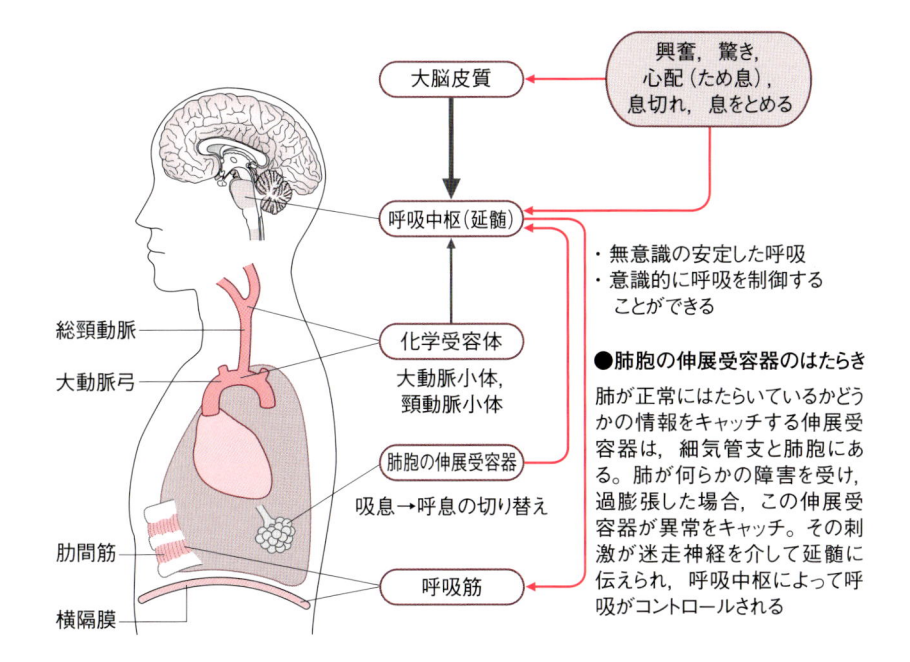

図7-7 呼吸調節のしくみ

て生じた二酸化炭素が体内にたまると血液中のpHが酸性に傾いてしまうため、それを早く吐き出すと同時により多くの酸素を取り込もうとするために起きる現象です。

　動脈血の二酸化炭素分圧が上昇する（水素イオンが増える）と主に延髄にある中枢化学受容器が、また、酸素分圧が低下すると主に大動脈体と頚動脈小体にある末梢化学受容器がそれをキャッチします。大動脈体からは迷走神経、頚動脈小体からは舌咽神経を伝わって、延髄の呼吸中枢へ情報が伝えられます。すると、呼吸中枢ではなんとか多くの二酸化炭素を吐き出して新鮮な酸素を取り込もうと、横隔膜や外肋間筋にはたらきかけ、呼吸の回数を増やしたり、呼吸を深くしたりするのです（図7-7）。

> MEMO
> **チェーン・ストークス呼吸**
> 無呼吸の状態が続いた後不規則な呼吸が表れ、また無呼吸となる状態を反復する病的な呼吸型を、チェーン・ストークス呼吸といいます。呼吸中枢の興奮性の低下によって起こるといわれています。

4 体温の調節

　私たちは日々、さまざまな栄養素を取り込んで体内で代謝活動を行っていますが、こうした代謝によって生じるエネルギーのおよそ6割は体温維持のために使われています。体温を維持することは、細胞が生きていくうえで、それだけ重要だといってもよいでしょう。

　第1章でもお話したように、生体内での化学反応がちょうどよいスピードで行われるには、体温を36～37℃に保つ必要があります。一般に、化学反応の速度は温度が10℃上がると2倍になるといわれます。したがって、体温が高すぎると、代謝のスピードが速すぎて栄養素が過剰に消費されるおそ

COLUMN

1日の間にも体温リズム

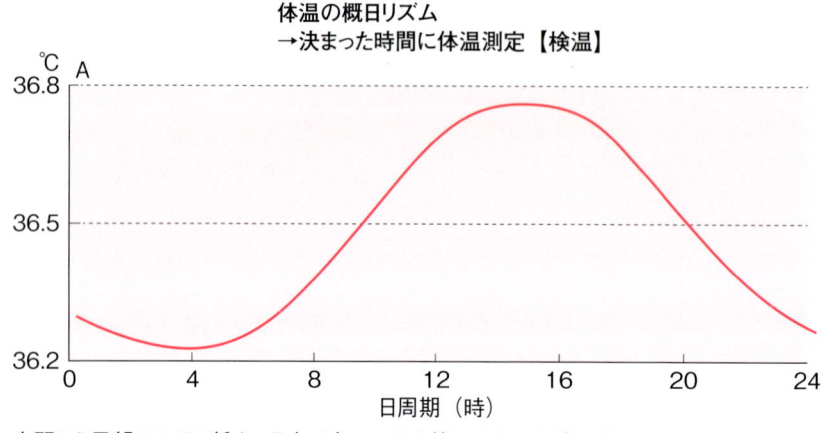

体温は1日中一定ということはなく常に変動しています。夜間から早朝4時頃が最も低く、起床し活動始めると体温も上昇し始め、昼から夕方まで高く維持されます。そして夜になって下がり始めます。その差は0.5～0.7℃です。夜になって体温が下がるときに眠気を感じやすく、入眠には最適なタイミングです。ですから、寝る前に入浴すると体温が上がり、その後の体温が下がってきたところで就寝すれば、よい睡眠が得られるでしょう。ただし、入浴直後は体温が高いので、就寝1時間くらい前までには入浴を済ませたいものです（図7－8）。

体温の概日リズム
→決まった時間に体温測定【検温】

夜間から早朝にかけて低く，日中は高い。その差は0.5～0.7℃である。

図7－8　体温の日内変動

れがありますし、体温が低すぎると必要な代謝の活動が迅速に進まないといったことになります。

体温が調節されている個体はリモコンで温度を設定し、室温が自動調節されている部屋と同じです。外気温の変化に伴い室温が変化するとその温度情報がセンサーで検知され、設定温度と比較します。室温が設定温度より低くなると冷房を弱くし暖房を強くして、室温を設定温度にまで上げようとします。逆に、室温が設定温度より上がると暖房を弱くし、冷房を強め、室温を下げようとします。

個体の正常体温は視床下部に設定されており、視床下部は皮膚や脳から入力される体温情報と設定温度とを比較し、熱産生（暖房）と熱放散（冷房）のバランスをとることで、体温を調節しています。

体温を上げる調節

個体が体温よりも寒い環境にさらされた場合、脳の視床下部からは熱を逃げないようにする指令（冷房を弱める）と、熱を産出する（暖房を強める）指令が下ります（図7－9）。

MEMO

外殻温度と核心温度

四肢および体幹部表面の温度は外気温によって変動し、まわりの温度が低いと低下します。この部分の温度を外殻温度と呼びます。これに対し、脳や肺、腹部内臓などの身体深部の温度は核心温度と呼び、こちらは外気温にかかわらず体温調節によって一定温度域内に保たれています。

MEMO

晴天の雪山

輻射による熱の移動は2つの物体の温度差によって起こります。その間にある空気の温度は関係ありません。ですから、外気温の低い冬の雪山でも、晴れていて太陽からの輻射が多いときにはかなりの薄着でも過ごせるのです。

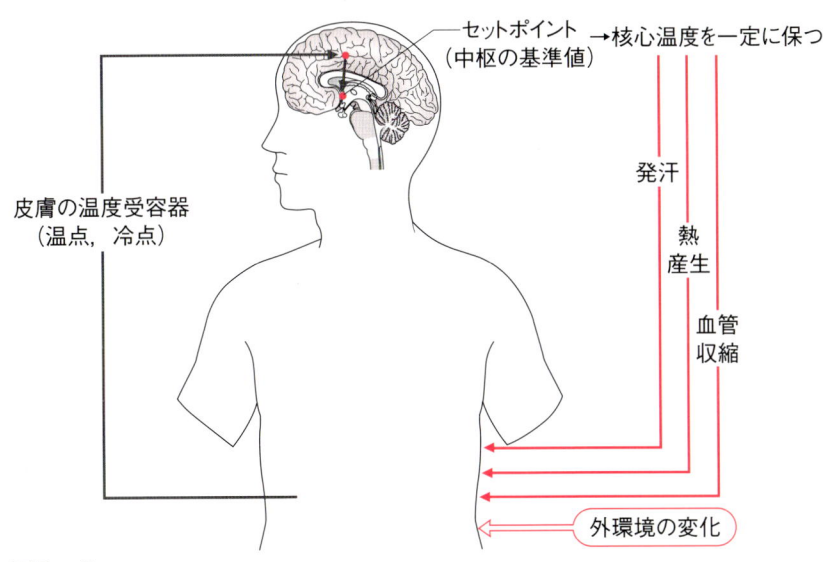

図7-9

　熱を逃げないようにする反応はまず、皮膚の毛細血管で起こります。血液は熱を運ぶ役割も果たし、皮膚の表面や手足の末端は熱が放出されるポイントでもあります。ですから、こうした場所の毛細血管を収縮させ、血液を流さないことによって、体内の熱を外に逃がさないようにするわけです。

　しかし、これが長引くと、末梢の細胞に酸素と栄養素が届かずに、やがて死んでしまいます。これが凍傷です。

　一方、熱を産出するのは骨格筋のはたらきです。寒いところに行くとからだがブルブル震えてくるのは、熱産出に大きな効果がある骨格筋の動きによって体温を正常な状態に保とうとする生体の反応です。骨格筋は実に一日に必要とされる熱量のおよそ半分をつくり出しているといいますから、骨格筋を動かすのがいかに効率のよい熱産出方法かわかるでしょう。

体温を下げる調節機構

　反対に体温が高くなりすぎると、どんな反応が起きるでしょう？

　視床下部からは、まず、どんどん熱を放出しなさいという（冷房を強める）指令が下ります。熱を放出するには、先ほどの反対に皮膚の毛細血管の血流をよくして、そこから多くの熱が放出されるようにすればよいわけです。

　体内から熱が放出されるしくみには、輻射と呼ばれる現象が関係しています。たとえば、コンクリートの壁に覆われた部屋に座っていると想像してください。座っている「わたし」という物体とコンクリートの壁を比較して、コンクリートの壁のほうが冷たい場合、熱は「わたし」からコンクリートのほうへ流れます。これが輻射です（図7-10）。輻射は暖房にも利用され、体温より高温のストーブやコタツからの輻射熱で暖まっています。

　輻射によっても体温が下がらない場合、今度は皮膚の表面から汗が出てき

MEMO

3種類の発汗
・温熱性発汗：手掌と足底を除く体表面に温熱が刺激となって汗をかくもの。主としてエクリン腺からの発汗で、この発汗により体熱を放散し、体温調節を行う。
・精神性発汗：手掌、足底に分布するアポクリン腺からの発汗は精神的な緊張、恐怖などによるもの。「手に汗を握る」という慣用句は文字通り精神性発汗のことで、体温調節の効果はない。
・味覚性発汗：わさびや唐辛子などの刺激性食品を摂取したときにみられる発汗で、口唇、鼻などの顔面や頭部に現われる。

MEMO

2種類の汗腺
皮膚にはエクリン腺とアポクリン腺の2種類の汗腺が分布しています。エクリン腺は全身に分布し、高温環境下での発汗により体温が上がらないように調節しています。アポクリン腺は腋窩、会陰部、顔面の一部など限局して分布しており、体温調節に関与していません。

第7章 生体を維持する恒常性のはたらき

189

図7-10 熱放出のルート

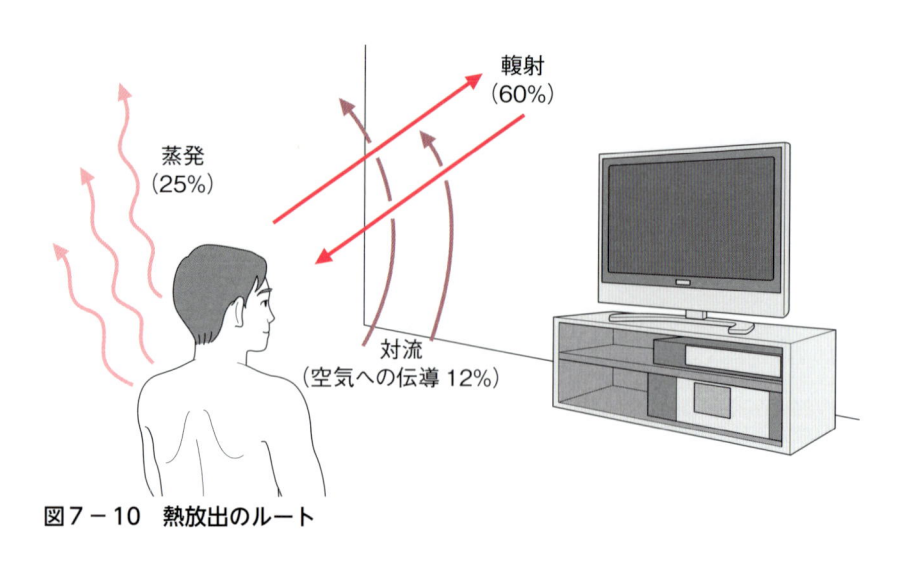

COLUMN

発熱はなぜ起こる？

　脳の視床下部にある体温調節中枢には、エアコンのパネルにあるような温度を設定するスイッチがあり、ふだんは36～37℃にセットされています。

　細菌などの病原体が侵入すると、マクロファージや白血球が発熱物質を放出します。これが設定温度を上げてしまい、身体は新たに設定された温度まで体温を上げる調節機構がはたらくことになるのです。これは個体が体温より低い環境にさらされた場合と同じ状況なので、寒気（悪寒）を感じるのです。それと同時に、皮膚血管の収縮により皮膚は冷たくなり、ふるえによる熱の産生が始まります（図7-11）。

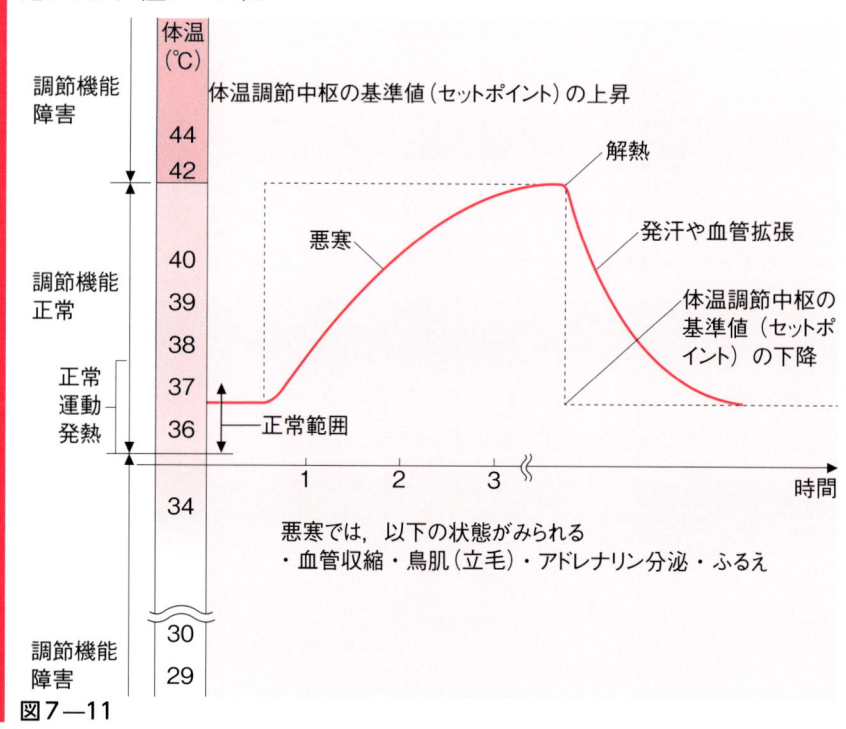

図7-11

ます。これには、気化熱が関係しています。つまり、水分が皮膚の表面で気化して水蒸気になる際にエネルギーを使って熱を放出するのです（蒸発）。

　もう1つ、熱を放散するには伝導を利用する方法があります。真夏の暑いとき、コンクリートの壁に直接触れるとひんやりしますね。これは、直接冷たいものに触れることで熱が冷たいほうへ移動する伝導を無意識に利用して熱を放出しているのです。また、金属を触れるとコンクリートより冷たく感じますね。それは、熱伝導率の高い金属が体熱をどんどん奪っていくからです。伝導はホットカーペットといった暖房にも利用されています。ただ、直接触れるのでカイロや湯たんぽでは低温やけどに気をつけなければなりません。

　また皮膚の表面で空気の動き（対流）があれば伝導・発熱による熱放出も促進されます。風があると体温が奪われるので、冬の寒い日に風が強いとなお寒く感じるのはこのためです。

> **MEMO**
> **動的力学作用（specific dynamic action；SDA）**
> 食物摂取後（2〜3時間後）、消化された栄養素が吸収される際、各栄養素が盛んに酸化され、熱の生産が増加します。これを特異力学作用と呼んでいます。

> **MEMO**
> **不感蒸泄とは**
> 皮膚の表面の潤いを保つために、皮下からは絶えず水分がしみ出て蒸発しています。また、呼吸では肺や気道の水分が呼気中に含まれ、蒸発します。これらを不感蒸泄といい、その量は成人で1日1,000mLにもなると言われます。

第7章　生体を維持する恒常性のはたらき

第8章

受精のしくみ
から理解する

第1節 連綿と続く生命の営み

　私たち一人ひとりの人生はさまざまで、生きることの目的もまた人それぞれに違います。しかし、ヒトをほかの生物同様に遺伝子を乗せた一個の個体と考えれば、その大きな役割は自らの遺伝子を次の世代へ受け渡すことにあるともいえます。

　生殖器の男女の違いは、こうした生命の営みを円滑に行うための「装置」でもあるのです。

　もちろん、装置があるだけでは新しい生命をこの世に送り出すことはできません。装置が生殖器としての機能を果たすためには、目覚まし時計のように「時」を知らせる性ホルモンのはたらきが欠かせないからです。

　性ホルモンは、思春期を迎えるまではひっそりと眠っているのに、思春期を迎えたとたん、活発に活動し始めるとてもユニークなホルモンです。また、性ホルモンは生殖器だけでなく、脳の発達にも影響を及ぼし、いわゆる「男性らしさ」や「女性らしさ」といった心理的な認識や性行動のパターンにも影響を与えるといわれています。

　思春期になるとなぜ、それまで眠っていた性ホルモンがにわかにはたらき出すのかについてはまだ定説はありませんが、思春期の開始時期や進み具合は個人差が大きく男女差もあります。女児は8〜9歳、男児は10〜12歳くらいになると下垂体から性腺刺激ホルモンが分泌され、身体はこの指令を受けて女性ホルモン、男性ホルモンをつくり始めます。このように、思春期の訪れは女児の方が少し早く、また、身体発育も女児の方が2年ぐらい早いようです（図8−1）。

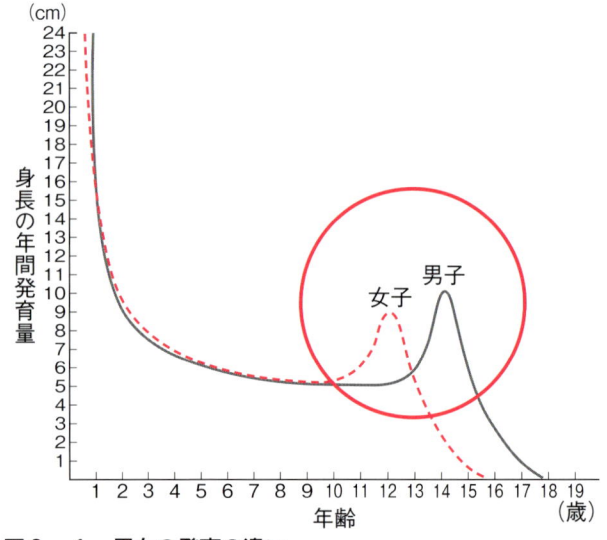

図8−1　男女の発育の違い

MEMO

ホルモンの相互作用
ホルモンの世界は、さまざまなホルモンが協力し合ったり反発し合ったりして見事な連携プレーを見せています。また、下垂体から分泌される成長ホルモンには、放出を促すホルモンと放出を抑えるホルモンという2種類の「お目付けホルモン（上司ホルモン）」が視床下部から分泌され、それぞれの分泌量に応じて成長ホルモンの下垂体からの分泌量が調節されています。

MEMO

思春期の成長スパート
思春期になると身長の成長速度は急激に増加し、最も伸びる時期には平均で男子が約10cm/年、女子で約8cm/年伸びます。これを思春期の成長スパートといいます。スパートの開始時期は女子が約9歳、男子が約11歳と女子のほうが早く訪れます。思春期の成長は、主に性ホルモンの影響によるもので、第二次性徴の成熟と深い関係をもっています。

第2節 男性生殖器の構造と射精のメカニズム

1 男性外性器の構造

　男性の外性器は、大きく陰嚢と陰茎に分かれます。陰嚢は内部が2つに分かれた袋のような形をしており、身体の中央部で両足の間からぶら下がっています。陰嚢の中には精子をつくる精巣（睾丸）が入っており、陰嚢がぶら下がっているのは、精子をつくるのに最も適した温度（32℃程度）を保つのに都合がいいからです（図8-2）。

　また、表面のシワシワは、外気温の変化により寒すぎると収縮して精巣を体に近づけて温める一方で、暑すぎると伸びて表面積を大きくし、熱を逃がします。

　陰茎は、精子を女性の生殖器官内に配送する器官で、その末端を亀頭といいます。陰茎の内部は主に海綿体で、男性が性的に興奮すると、この海綿体に血液が充満し勃起します。これによって女性の生殖器内に精子を射精することが可能になります。

> **MEMO**
> **成長ホルモンの分泌異常**
> 成長ホルモンは、①骨端での軟骨形成促進、②蛋白質合成の促進、③血糖値の上昇、④脂肪酸の遊離、などの作用があります。成長ホルモンの分泌が成長期に過剰になると、骨端軟骨の増殖が進み、巨人症になります。生長後の過剰では末端肥大症、逆に欠乏すると小人症を引き起こします。夜中から明け方に多く分泌されるので、「寝る子は育つ」はあながちウソではないようです。身長が伸びず、下垂体性小人症を疑う場合、夜間に採血して血中ホルモン量を測定、診断を下します。

第8章　受精のしくみから理解する

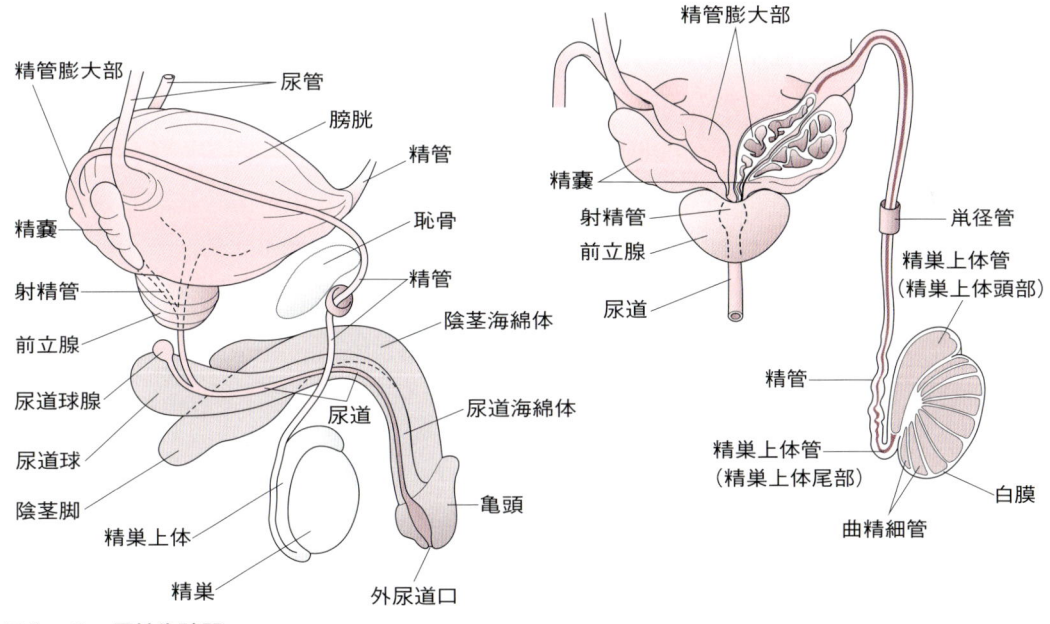

図8-2　男性生殖器

COLUMN

2次性徴に関係する男性ホルモンのはたらき

思春期を迎えた男の子が急に声変わりをしたり、ヒゲが濃くなったりするのは、テストステロンと呼ばれるホルモンのはたらきのためです。

テストステロンを分泌するのは、精細管の周りにある間質細胞（ライディッヒ細胞）です。思春期になると、視床下部から分泌される性腺刺激ホルモン放出ホルモンにより、下垂体前葉から黄体形成ホルモン（LH）と卵胞刺激ホルモン（FSH）が分泌され、間質細胞はこの「上司」ホルモンのLHに促され、テストステロンの生成を開始します。

テストステロンは、①声変わり、②体毛の発生、③骨格筋の増大――などを促すため、男性化ホルモンとも呼ばれます。また、このテストステロンが生成されると、これまで感じなかった女性への性的欲動を感じるようにもなります。

しかし、発情期にしか生殖行為を行わない動物と違い、人間の生殖は脳によってコントロールされているため、性的欲動がそのまま性行為に結びつくわけではありません（図8-3）。

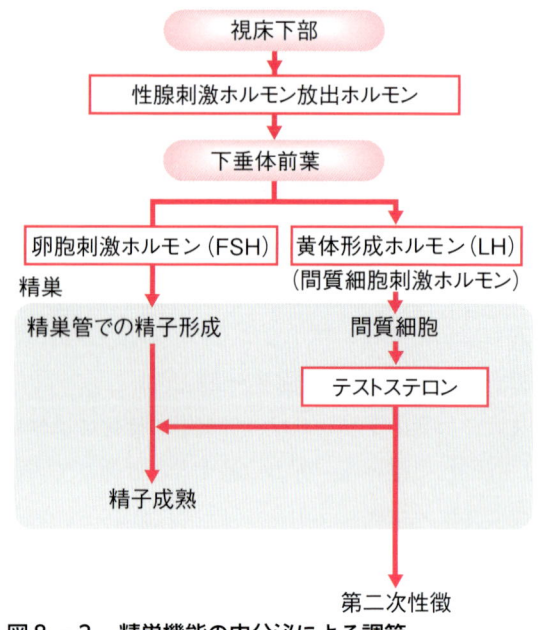

図8-3　精巣機能の内分泌による調節

2　射精のメカニズム

精子をつくっているのは、精巣の中にある精細管と呼ばれる部分です。男性は毎日、何百万という精子をつくるといわれており、月に一度しか排卵されない卵子とは大きく異なります。また、精子は日々新しく造り出されるため、個体がどんなに年をとっても、精子そのものが古くなることはありません。思春期に始まる精子の製造は、個体が死ぬまでずっと続いていくのです。

精巣には、精巣上体と呼ばれる蛇行した管が付着しています。引き伸ばすと約6メートルにもなるこの管は、精子が尿道へと向かう輸送管の始まりで、未成熟な精子を一時的に貯蔵するはたらきもあります。

男性が性的な刺激を受けると、この精巣上体の壁が収縮し、貯まっていた精子が次の精管へと放出されます。精子が精巣上体の中をのぼって精管へと向かうまでの日数は約20日で、精子はその間、受精に必要な運動能力などを身に付けていきます。

精巣上体に続く精管は骨盤腔内に入り、膀胱の後ろ側へと至ります。精管は次の射精管へと続き、射精管は前立腺に入った後、尿道に合流します。

射精のプロセスはそれが支配する神経の違いによって、精管から射精管を通って尿道に至るまでと、尿道から体外に出るまでの2段階に分かれます。射精時にはまず、精管の内の厚い平滑筋層が波打って精子を急速に尿道へと送り出します。これは交感神経のはたらきによります。

> **MEMO**
> **第一次性徴と第二次性徴**
> 性別はその個体が生殖細胞として精子を生産するか卵子を生産するかで決まります。この男女の判別の基準となる特徴を性徴といいます。
> 生まれてすぐわかる男女の性器にみられる特徴、つまり精巣あるいは卵巣とそれに付属する内外生殖器の特徴を第一次性徴、思春期になって現われる性器以外の体の各部分にみられる男女の特徴を第二次性徴といいます。
> 第一次性徴の発現は遺伝的支配、つまりY染色体の有無で決まりますが、第二次性徴の発現は視床下部からの性腺刺激ホルモン放出ホルモンに依存しています。

> **MEMO**
> **テストステロンの作用**
> ①二次性徴の発現
> ②男性生殖器の発達
> ③精子細胞の成熟促進

一方、尿道から体外に出て行くのは、体性運動神経が支配する脊髄反射によるものです。

　尿道は、泌尿器系と生殖器系の両方に属する器官ですが、尿と精子が一緒に通過することはありません。精子が尿道の前立腺部に入ると、膀胱の括約筋は収縮するため、尿は尿道内に流れず、精子が膀胱内に入ることもありません。

3 精子の構造と精液の役割

　精子は、頭部、中部、尾部の3つの構造から成ります。その格好は、よくおたまじゃくしに例えられます。

　遺伝情報のDNAを含む核は、丸く膨らんだ頭部にあります。中部には精子の運動に必要なATPをつくり出すミトコンドリアが詰まっていて、実際に運動するのは細長い軸糸が伸びた尾部の役目です。

　射精された精子は、尾部のしっぽを振りながら巧みに前へと進んでいきます。頭部の先端には酵素を抱え、卵子に出会うとその酵素を放出して卵子の膜を破り、中へと侵入します。

　この精子の運動を助けるのが精液です。精液の液体成分の60％は精嚢から分泌され、精子は運動に必要な栄養をこの精液から補給します。また、酸性の環境である女性の腟内に入る時には、この精液が酸性の環境を中和し、精子の運動力を高めます。

　射精時に射出される精子の数は精液1 mLにつき1億個ともいわれます。1回に射精される精液の量は約3 mL（茶さじ1杯分）といわれますから、たった1個の卵子に対して3億個もの精子が泳いでいく計算になります。

> **MEMO**
> **精子の産生**
> 精子は、精粗細胞→精母細胞→精娘細胞→精子細胞→精子の順に成熟していきます。精母細胞ができてから精子完成まで74日ほどかかるといわれています。

> **MEMO**
> **前立腺肥大症**
> 前立腺肥大症は60歳以上の男性の半数以上が経験する疾患で、尿道が圧迫され排尿困難が起こります。また、前立腺には、しばしば悪性腫瘍が発生することがあり、これは高齢の男性のがんとしては最も頻度が高いといわれています。

> **MEMO**
> **精子のエネルギー源**
> 精子に尿道球腺、前立腺、精嚢などからの分泌液が加わり精液となります。精液の約60％を占める精嚢液に含まれるフルクトース（果糖）が精子の主要なエネルギー源となります。精嚢液には子宮の収縮を促すプロスタグランジンも含まれ、子宮内での精子の輸送を助けています。

COLUMN

競争するほど燃える？

　精子が卵子にたどり着いて受精するには、ある程度のまとまった数が必要だといわれています。人間が競争心を駆り立てられて頑張ることがあるように、精子もまた、競争がないと卵子を探し出すことができないのかもしれません。人間社会も精子の世界も、持てる力を発揮するのには「ライバル」の存在が必要なのです。

　正常な状態では、精液1 mL中に1億の精子が含まれるといいましたが、一般にこの数が4,000万以下になると不妊症の可能性が高まるといわれています。さらに、精液1 mL中の精子が2,000万以下のケースでは、100％不妊症になるという研究結果が出ています。

　精子の数を減少させるはっきりした原因の1つは熱です。成人してから風疹などにかかると不妊症になるといわれるのは、高熱で精巣が温められて精子の製造ができなくなってしまうことによります。また、抗生物質や放射線、鉛、タバコ、過剰なアルコールの摂取なども精子の発生を障害する要因になりうると指摘されています。

第3節　女性生殖器と受精のメカニズム

　女性の生殖器は大きく、外陰部と腟、その奥の子宮、そして子宮から左右に伸びた卵管と卵巣でできています（図8-4）。

1　女性外性器の構造

　女性の生殖器官のうち、腟の外側にあるものを外性器と呼びます。外性器は外陰ともいい、恥丘、陰唇、外尿道口、腟口、大前庭腺からなります。
　思春期になると、恥丘にはうっすらと陰毛が生えてきます。その下には大陰唇と呼ばれる皮膚のヒダがあり、その内側にはよりやわらかな小陰唇と呼ばれるヒダがあります。両側の小陰唇の間を腟前庭といい、腟前庭の前方には陰核があります。陰核は男性の陰茎に相当する小さな突起物で、陰茎と同様、海面組織からなり、性的に興奮すると血液が充満するしくみになっています。

> **MEMO**
> **性腺とは**
> 性腺とは、生殖細胞を作る器官で、男性では精巣、女性では卵巣がそれにあたります。性腺からはホルモンも分泌され、それらは性ホルモンと呼ばれます。

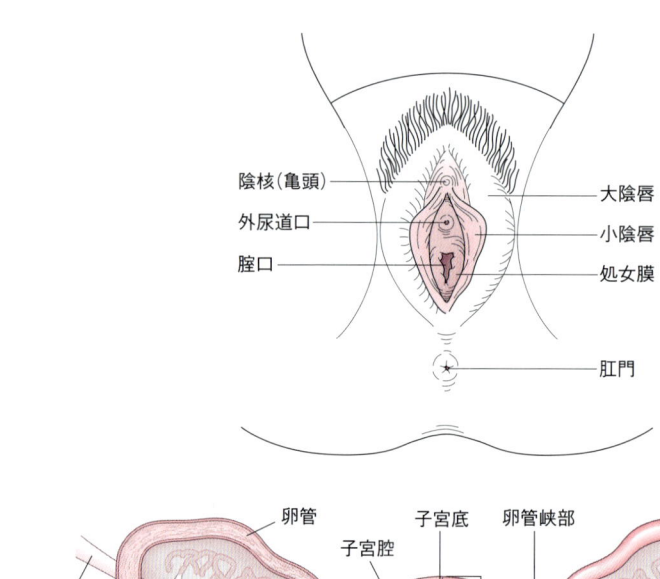

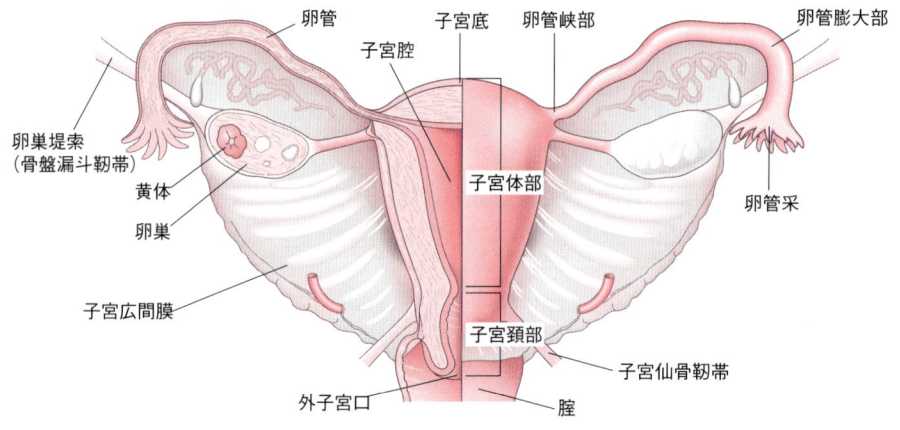

図8-4　女性生殖器の構造

また、大前庭腺は粘液を分泌する一対の腺で、性交時はこの粘液が膣の入り口を潤し、陰茎の挿入を助けます。

2 卵子はどこで生まれるか

　男性が一生涯精子をつくり続けるのに対し、女性が供給できる卵子の数は出生時にすでに決まっています。卵子の幹細胞である卵祖細胞は胎児の発育中に急速に増殖し、出生時にはすでに消滅してしまうからです。

　では、卵子の発生について少し説明しましょう。

　卵祖細胞はまず、娘細胞として一次卵母細胞（原始卵胞）を卵巣の中に送り込みます。卵巣の内部には、卵胞という小さな袋がたくさんあり、未熟な卵母細胞はまず、この袋の中に入り、排卵の時を待ちます。

　排卵を促すのはホルモンのはたらきです。思春期になると、視床下部から分泌される性腺刺激ホルモン放出ホルモンにより下垂体前葉からまず卵胞刺激ホルモン（FSH）が分泌されます。卵胞刺激ホルモンは少数の一次卵母細胞を刺激し、成長を促します。

　一次卵母細胞が成長し、二次卵母細胞になると、卵胞が炎症を起こした腫れ物のように膨らみ、卵巣の外膜から突き出てきます。すると、2番目の下垂体ホルモンである黄体形成ホルモン（LH）が爆発的に分泌され、それに反応して排卵が起こります（図8-5）。

　排卵された卵子は卵管へと送られ、今度は精子の到着を待ちながら子宮へと向かいます。

> **MEMO**
> **成熟卵胞**
> 性腺刺激ホルモンの影響を受けて成熟した卵胞を成熟卵胞、またはグラーフ卵胞といいます。

> **MEMO**
> **排卵痛**
> 文字通り、排卵期に出現する下腹部痛を排卵痛といいます。基礎体温をつけていれば、体温が低温期から高温期に移行するあたりで痛みの症状が出れば、排卵痛でしょう。原因として、排卵は卵子が卵巣の壁を突き破って飛び出てくる現象なので、卵巣壁からの少量の出血による腹壁への刺激や卵巣壁に起る収縮によるものなどが考えられています。

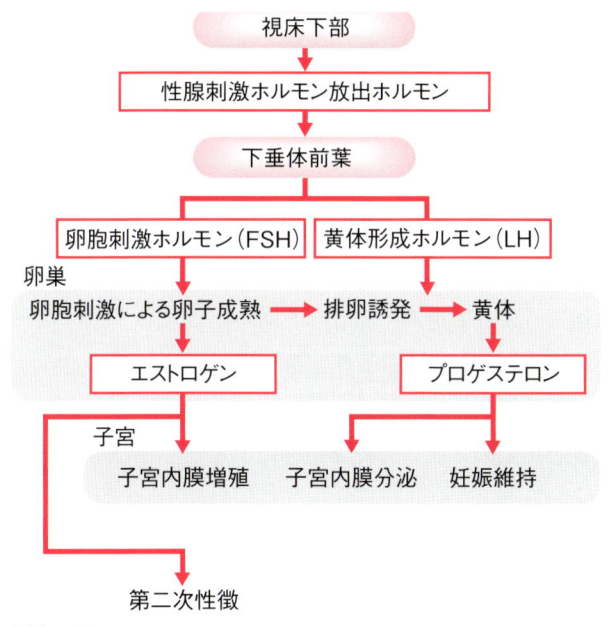

図8-5

COLUMN

卵子も競争する

　卵子になる前の原始卵胞の数は20週の胎児が最も多く、約700万個あるといわれます。ところが出生するとそれが70〜100万個まで減り、思春期には30万〜50万個と10分の1以下になってしまいます。つまり、卵子は加齢とともに古くなり、その数も減っていく宿命を負っているというわけです。

　最終的に排卵されるのはたった1個の卵子ですが、精子同様、ここでも競争原理がはたらきます。卵胞刺激ホルモンは一度にだいたい10数個の卵母細胞を刺激し、その中から選りすぐりの卵母細胞だけが排卵を許されるからです。

　月経が始まってから閉経までの期間は一般的に40〜45年間ぐらいです。1カ月に十数個の卵母細胞を消費するとしても、その間に使う卵母細胞の総数はせいぜい4,800〜5,400個。残りの何十万という数の卵母細胞は競争のスタート台に立つこともできず、死滅していきます。

> **MEMO**
> **主席卵胞と次席卵胞**
> 通常、10〜15個の原始卵胞が成長を始めますが、成長の速度は卵胞により異なるので、優劣が出てきます。一番優秀な状態に育った卵胞が主席卵胞となり排卵に向かいます。また、主席には及ばなくても頑張って成長した卵胞が次席卵胞として待機しています。主席卵胞が無事に排卵すれば次席卵胞の出番はなくなりますが、成長したものの消滅してしまうこともあるようで、少し遅れて次席卵胞が排卵することもあるようです。また、主席卵胞が排卵した後、次席卵胞も同じくらい成長していると、遅れて排卵することもあるようです。この場合、二卵生双生児になります。

❸ 精子と卵子が出会うまで

　さて、女性の体内に入った精子はいったいどうやって卵子にたどりつくのでしょう。ここでは、その道筋を追いながら、女性の内性器の構造を詳しくみていくことにしましょう。

　射精された精子がまず眼にするのは、女性の腟です。腟は、長さが8〜10cmある薄い筋の壁でできた空洞で、分娩時には胎児の通り道にもなります。

　腟を奥へ奥へと進んでいくと、子宮頚部にたどり着きます。子宮頚部は精子にとっては子宮への入口ですが、赤ちゃんにとっては子宮から体外へ出る出口になります（**図8-6**）。

　子宮頚部から子宮へ入ると、大きさも形も洋ナシに似た広い空間がみえてきます。その壁は厚く3層からなっており、最も内側を子宮内膜、中間層を子宮筋層（分娩時に収縮する平滑筋）、外側を子宮外膜と呼んでいます。

　子宮内膜は、受精卵を受け止めるベッドの役割を果たします。妊娠しないとこのベッドは定期的に新しいものにつくり変えられ、古いベッドは脱落して腟を通って体外に排出されます。これが月経です。

　精子はさらに子宮の中を潮の流れに逆らうように進み、卵管へと向かいます。卵管は細長い10cmほどの管で、末端は膨らんで、ちょうど手の指のような卵管采という突起を広げています。排卵時、この卵管采が波打つようにして卵子を吸い込み、卵子は卵管の蠕動と線毛のリズミカルな動きによって子宮へと運ばれていきます。

　卵管に入った精子が子宮へ向かう卵子と出会うのはこの時です。卵子が卵管を通って子宮にたどり着くまでには3〜4日かかりますが、卵子の寿命は排卵後わずか24時間です。ですから、精子は卵子が子宮にたどり着く前、

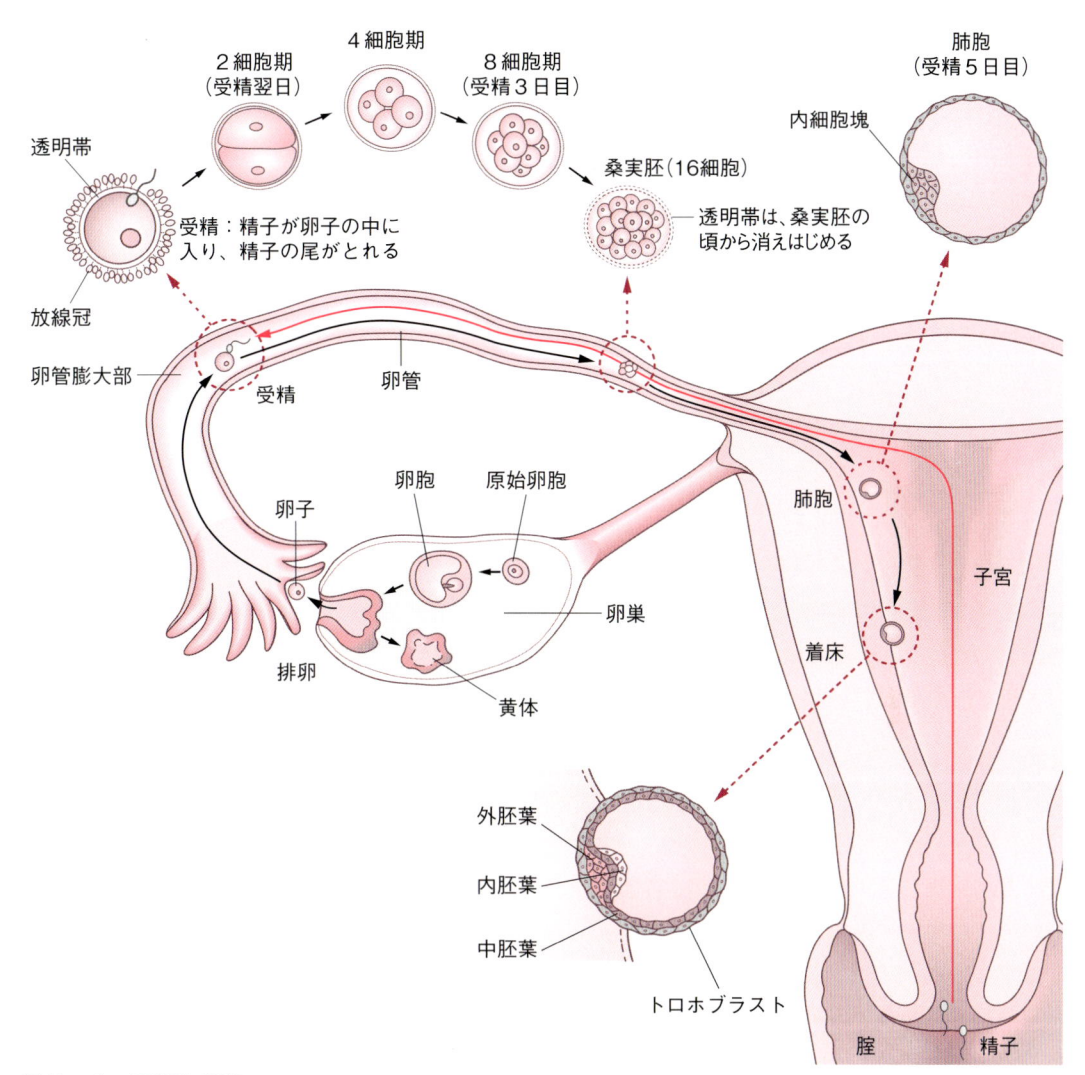

図8-6 受精と着床

卵管をちょうど動き始めたところを捕まえなくてはなりません。

子宮は膨らむ

子宮の大きさは平均で長さ7cm、幅4cm、厚さ3cmほどといわれます。これが、妊娠中は長さ30cm、幅25cmぐらいにまで膨らみます。

4 受精のメカニズム

精子は、卵子が発する化学物質によって誘導されます。精子が進むスピードは毎分3mm程度といわれ、30分から1時間かけて卵管に達し、卵子を探し出します。

群れをなした精子の大群が卵子をみつけると、数百もの精子の先端が破裂

MEMO

卵割

受精卵の細胞分裂は、卵が割れるようにみえることから卵割と呼ばれます。卵割では体細胞分裂と同様にDNAの合成は起こりますが、細胞質の成長がないので、卵割のたびに細胞の数は増えますが、個々の細胞の大きさはしだいに小さくなっていくのが特徴です。

し、酵素を放出します。ちょうど酵素が卵子の膜を破壊して通り道ができたところで、幸運な一個の精子が卵子の中へと入ります。この時、卵子の細胞質内に引き込まれるのは核をもった頭部だけで、それ以下は切り離されてしまいます。

　精子が入ると卵子は受精卵となり、ほかの精子を受け付けなくなります。受精とは、具体的には精子のもつ遺伝子と卵子のもつ遺伝子が合体して、全く新しい細胞をつくることを指します。

❺ 受精卵から胎児へ

　新しい個体の元となる受精卵は、受精後、ただちに分裂を始めます。受精卵が分裂することを卵割といいます。

　卵割を始めた受精卵は卵管の蠕動と線毛の動きによって子宮へと運ばれます。この頃、受精卵は幾度も卵割を繰り返し、ちょうど16個の細胞からなる桑の実のような形をしています。そのため、この頃の受精卵を桑実胚とも呼びます。

　子宮にたどり着いた受精卵はしばらく子宮の中を漂い、栄養を補給しながら子宮内膜のベッドが整うのを待ちます。そして、ベッドの準備が整うとベッドに潜り込み、胚葉を形成していきます。胚葉とは、その後分化して個体を形づくるさまざまな器官の基礎になるものです。この胚葉が形成されるまでの時期を妊娠の前胚葉期と呼んでいます。

　胚葉は、外胚葉、内胚葉、中胚葉の3つに分かれます（図8-7）。外胚葉は皮膚や神経組織、内胚葉は消化腺や消化管上皮、呼吸上皮、中胚葉は骨格や筋、循環器系や泌尿器系などそのほかの組織へと分化していきます。こ

> **MEMO**
> **閉経**
> 閉経は女性にとって更年期の始まりです。この時期、次第に卵巣ホルモン産生が低下し、卵胞成長と卵胞破裂が起こらなくなり、子宮内膜が薄くなります。

> **MEMO**
> **妊娠期間**
> 着床前の月経（最終月経）開始日から満280～286日間が正常な妊娠期間といわれています。妊娠月は10に分け、週単位で数える時は40週としています。分娩予定日は、最終月経から数えて280日目をいいます。

> **MEMO**
> **子宮外妊娠**
> 受精卵は子宮内腔の粘膜に着床するのが正常ですが、それ以外の場所に着床し妊娠が成立したものを異所性妊娠といいます。一般には子宮外妊娠という病名で知られており、98％以上が卵管妊娠です。原因は、卵管内の炎症などで受精卵の通過が悪くなり、卵管内にとどまってしまうためと考えられます。受精卵は受精後、すぐに卵割を始めるので、着床能を獲得するようになっても、まだ子宮にたどり着けないと卵管で着床してしまうのでしょう。

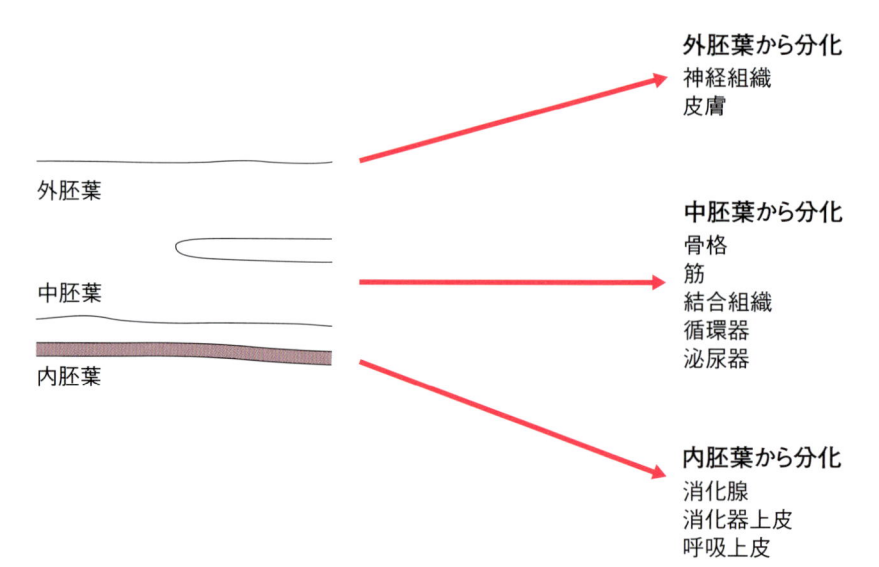

外胚葉から分化
神経組織
皮膚

中胚葉から分化
骨格
筋
結合組織
循環器
泌尿器

内胚葉から分化
消化腺
消化器上皮
呼吸上皮

図8-7　胚葉が分化する組織

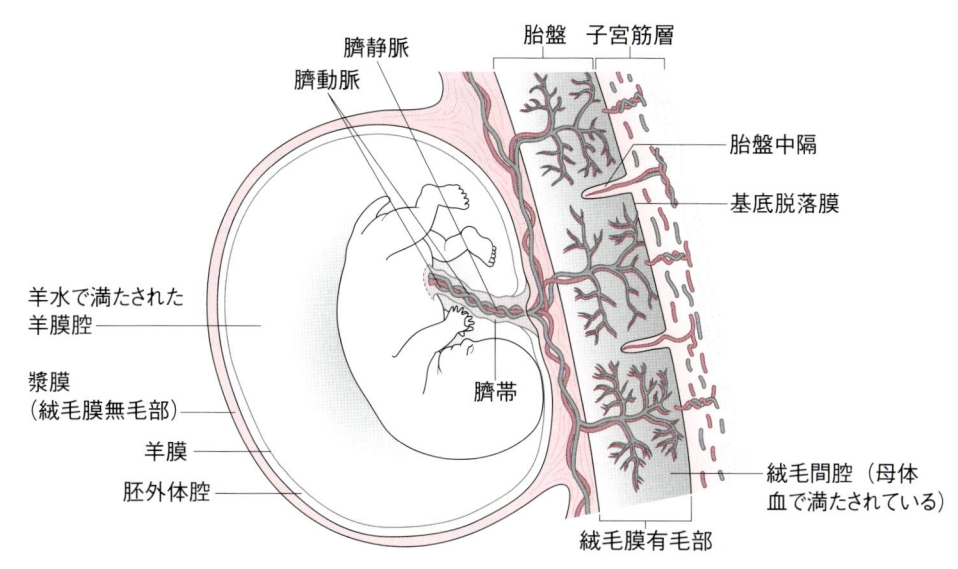

図8-8　胎児と胎盤

COLUMN

胎盤の機能と先天性奇形の危険性

　胎盤の機能は、空気呼吸できない胎児の肺になって酸素と二酸化炭素のガス交換を行い、あるいは口から食事の取れない胎児の消化器、そして腎臓となって栄養素を届け、老廃物を運び出すことにあります。また、胎盤を介して母親側から胎児側へ移行する物質があります。母親の抗体が胎児に移行して、胎児は免疫を得る（受動免疫）ことができる伝染病（ジフテリア、天然痘、麻疹など）もあります。

　しかし、多くの薬物も胎盤を自由に通過できるので、薬物によっては先天性の奇形を起こすことがあります。妊娠中に眠れないために、サリドマイド睡眠薬を服用していた妊婦から四肢奇形を主徴とするサリドマイド症候群という奇形児が出生したという報告はよく知られています。また、免疫のない女性が妊娠初期に風疹にかかると風疹ウイルスが胎盤を介して胎児に感染し、出生児に先天性風疹症候群を引き起こすことがあります。これは心奇形、白内障、聴力障害が主な徴候です。

　風疹は過去5年ほどの周期で大流行を繰り返し、1965年に沖縄県で400人以上の赤ちゃんが先天性風疹症候群になったといわれています。流行した1976年には風疹による人口妊娠中絶が全国で2500件にも上ったようです。そこで、1977年からは中学生の女子を対象に風疹ワクチンの定期接種が始まり、風疹の大流行は1993年を最後に起きていません。

　ただ、接種方法が学校などで一斉に行なう集団接種から医療機関での個別接種に変わったので、接種漏れの女性が妊娠すると先天性風疹症候群になる危険が高いので、妊娠前のワクチン接種や抗体価の測定が大切になります。

の器官の分化の始まりを原基といい、この時期の赤ちゃんを胚子と呼びます。

　この原基の頃は赤ちゃんにとってはとても大切な時期で、この時期に何らかの障害が起きると奇形を生じることがあります。原基はだいたい妊娠3カ月ぐらいまでに終わり、その頃ちょうど胎盤も完成します。

　胎児にとって、胎盤は食事も呼吸もトイレもまかなってくれる大切な器官です。受精卵がしっかりと子宮内膜に着床すると、まず、受精卵は多数の突起を出し、母体の組織と共同で胎盤づくりを始めます（図8－8）。

　胎盤には臍帯を通って胎児の血液が入ります。一方、母体からの血液は絨毛間腔に入り、胎児は絨毛を介して母親の血液から栄養分を吸収し、呼吸して老廃物を排泄します。

6　胎児循環のしくみ

　胎盤を介し栄養や酸素を取り込むため、胎児の循環は出生後とは大きく異なります。胎児の臍と胎盤を結ぶ臍帯には3本の血管が含まれます。一本の太い臍静脈と2本の細い臍動脈です。

　ここでいう動脈、静脈とは、中を通る血液とは関係なく、胎児の心臓を基点にして心臓から出ている血管を動脈、心臓に戻る血管を静脈と呼んでいます。

　母体から取り込まれた酸素と栄養素が豊富な血液は胎盤を介し、まずは臍静脈へと流れます。臍静脈の血管は肝臓や静脈管（アランチウス管）を通り、下大静脈から右心房へと入ります。右心房に入った血液の一部は出生後と同じように右心室へと流れますが、その多くは、下大静脈弁により卵円孔という左右の心房をつなぐ穴を通って左心房へと流れていきます。ここは出生後の循環と大きく異なるポイントです。

　左心房へと流れた血液は左心室へ入り、そこから大動脈を経てまずは頭部へ、次いで腹部や下肢へと流れます。

　一方、胎児の頭部や上半身を流れた酸素の少ない血液は、上大静脈から右心房を通って右心室に流れ込みます。成人の循環ではこの後、右心室から肺動脈を通って肺へと向かいますが、肺が機能していない胎児では、実際には血液のほとんどは肺へ向かわず、動脈管（ボタロー管）を通って大動脈に合流し体循環へと入るので、合流する前の血液より酸素の量は少なくなります。こうして胎児の全身を巡った血液は、大動脈から臍動脈を通って胎盤に戻り、母体の血液から酸素や栄養素を取り込み、再び臍静脈へと流れます（図8－9）。

　このようにして、比較的酸素の少ない血液は胎児の胴体や下肢に流れ、頭部は左室からの酸素がより多い血液を受けることになります。

　肺が機能していないため、胎児の血液の酸素濃度は出生後のそれと比べて

> **MEMO**
> **動脈血が流れるのは……**
> 胎児循環で動脈血が流れるのは、臍静脈と静脈間の間だけです。それ以外はすべて動脈と静脈が入り混じった血液が流れています。

> **MEMO**
> **胎児のヘモグロビン**
> 胎児（fetus）期のヘモグロビン（HbF）は成人（adult）のヘモグロビン（HbA）より酸素との親和性が高いので、胎盤を介した比較的低い酸素分圧での大量の酸素を運ぶことができます。HbFは寿命が短く、出生後は寿命の長いHbAに置換されます。HbFが壊れ、その際に放出されるビリルビンが新生児黄疸の一因となります。

図8-9　胎児循環

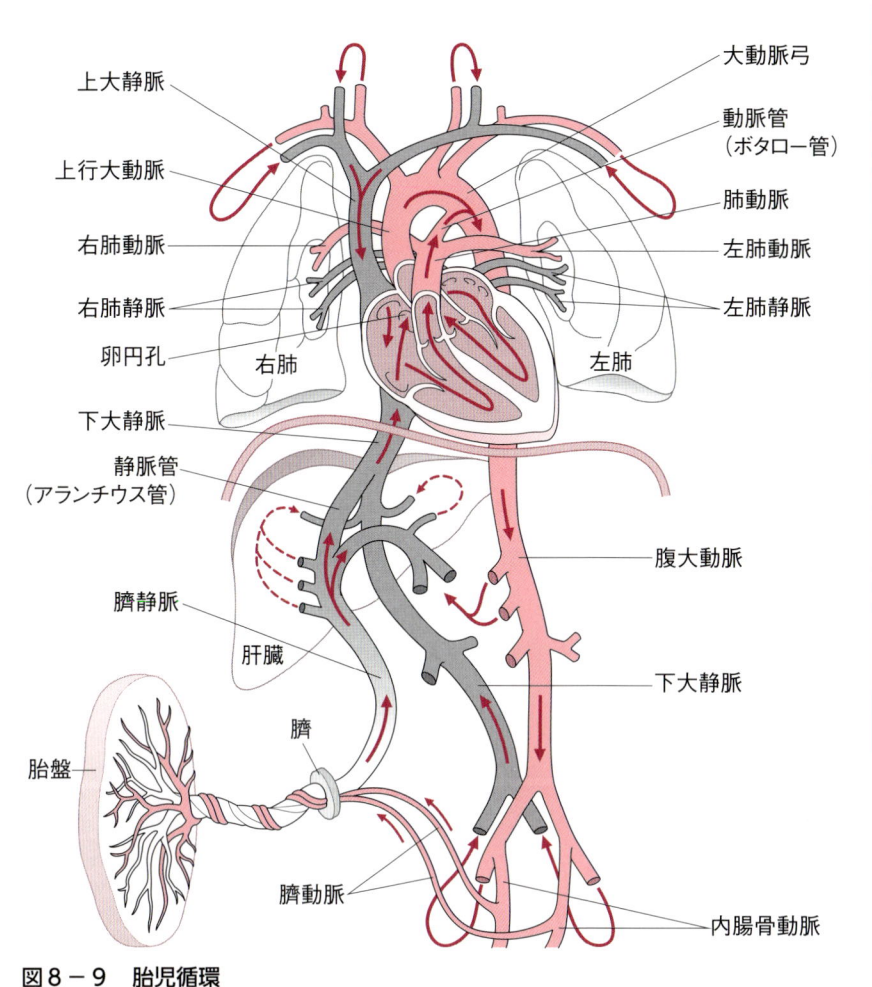

極端に低くなっています。しかし、こうした胎児循環により、比較的酸素濃度の高い血液は心臓や脳など生命の維持に欠かせない器官に優先的に巡るようなしくみができています。胎児の頭が大きく、手足が小さいのも、こうした血液の流れと関係しています。

胎児に特有の臍動脈や動脈管、静脈管、卵円孔は出生後、閉塞しますが、何らかの原因で卵円孔が閉塞しない場合を卵円孔開存症（心房中隔欠損症）、動脈管が閉塞しない場合を、動脈管開存症（ボタロー管開存症）と呼んでいます。

7 性周期とホルモンのはたらき

精子・卵子の製造から受精、出産にいたるプロセスは、すべて性ホルモンが関係しています。ホルモンのはたらきは実に巧妙ですが、思春期になるといっせいに性ホルモンがはたらき出すしくみについてはまだよくわかってい

> **MEMO**
> **下大静脈弁**
> 下大静脈弁を発見したイタリアの解剖学者（Bartolommeo Eustachio）の名からオイスタキオ弁ともいいます。心房への下大静脈の開口部に位置する弁で、胎児では大きく下大静脈の血液を卵円孔に導く役目をしています。出生後には退縮し、その過程で多くの孔が開いて網目状に遺残したのがキアリ網といいます。耳管にもオイスタキオの名が付いています。

> **MEMO**
> **胎児循環遺残物**
> 胎児循環の構造物　その遺残物
> 卵円孔　→　卵円窩
> 動脈管　→　動脈管索
> 静脈管　→　静脈管索
> 臍動脈　→　臍動脈索
> 臍静脈　→　肝円索

> **MEMO**
> **性周期とホルモン分泌の流れ**
> 卵胞刺激ホルモンにより卵胞が成熟→成熟卵胞がエストロゲンを分泌→黄体形成ホルモンの分泌→排卵→卵胞が黄体に変化→黄体からプロゲステロンを分泌→卵胞刺激ホルモンと黄体形成ホルモンの分泌を抑制→受精しない場合は黄体がしぼんでエストロゲンとプロゲステロンの分泌が低下し、月経が起こる。

ません。ここでは、少し、性周期とホルモンの関係について整理してみていきましょう。

　精子や卵子を形成するのに関係するホルモンは、男女ともまず、視床下部から分泌されます。この視床下部から分泌されたホルモンは性腺刺激ホルモン（ゴナドトロピン）放出ホルモンといい、これは下垂体前葉を刺激し、卵胞刺激ホルモンと黄体形成ホルモンの2種類の性腺刺激ホルモンの分泌を促します。

　男性の場合、卵胞刺激ホルモンは精巣での精子の形成を促します。一方の黄体形成ホルモンは精細管の周りにある間質細胞に作用するので、間質細胞刺激ホルモンとも呼ばれます。この間質細胞刺激ホルモンが出るとテストステロンをはじめとする男性ホルモン（アンドロゲン）が分泌され、ヒゲが濃くなったり声変わりが始まったりといった変化が第二次性徴として起きます。

　女性の場合、卵胞刺激ホルモンは卵巣での卵子の形成を促し、エストロゲン（卵胞ホルモン）を分泌させます。エストロゲンは卵を成熟させると同時に、受精卵のために子宮内膜のベッドを整え、着床の準備を助けます。

　また、エストロゲンの分泌によって、乳房が発達したり、皮下脂肪が増え、女性らしい身体つきになるなどさまざまな変化も現れます（女性の第二次性徴）。

　エストロゲンの血中濃度が高まると、今度はそれが刺激になって黄体形成ホルモンが分泌されます。黄体形成ホルモンは排卵を促し、排卵後の卵胞は一時出血して赤色体になりますが、すぐに黄体となり、この黄体がプロゲステロン（黄体ホルモン）を分泌します。プロゲステロンは受精卵に栄養を与えるために子宮粘膜からグリコーゲンを含む分泌物を分泌させます。

　しかし、黄体がプロゲステロンを分泌する期間はそう長くはありません。一般に黄体は排卵後10～14日でホルモンの分泌を停止するといわれています。黄体は子宮内膜を子宮にとどめるはたらきがありますが、受精せずベッドが無駄になったとわかると黄体はしぼんでプロゲステロンを出さなくなり、子宮内膜は脱落して月経が始まります。

　このように、女性の生殖器では約28日を1周期として卵巣内の卵胞と子宮粘膜の変化が繰り返されます（図8-10）。これを性周期といいます。男性は生殖細胞をつくり、体外に出すだけですが、女性は生殖細胞をつくるだけでなく、精子を受け入れ受精した場合は受精卵を胎児として体外で生活できるまで育てなくてはなりません。その際、卵巣から卵子を放出してから胎児の生活環境である子宮の準備をするのでは間に合いません。したがって、思春期を向かえた女性の卵巣で卵子が成熟を始めると、卵巣での変化と同時進行で子宮でも受精卵を迎え入れる準備を始めます。

　プロゲステロンは体温上昇作用があるので、卵胞期から黄体期に入ると基礎体温が上昇する低温期から高温期に移ります。この基礎体温の変化は排卵があるから起こるので、基礎体温を毎日続けて測定することで排卵日を知る

> **MEMO**
> **黄体と白体**
> 排卵直後の卵胞は一時出血して赤味を帯びていますが、すぐに黄色味を帯びた黄体になります。黄体がしぼむと脂肪分となり白く変化することから、しぼんだ黄体は白体と呼ばれています。

> **MEMO**
> **精子（22＋Y）は速い**
> ヒトのY染色体はX染色体に比べて小さく、Y染色体をもつ精子はX染色体をもつ精子より軽くなります。そこで、Y染色体をもつ精子は、子宮内をより速く泳いで卵子にたどり着ける、という仮説があります。ですから、男子の出生数が多くなるのではないか、というわけです。

> **MEMO**
> **オキシトシンとは**
> オキシトシンは、子宮の収縮を促進したり、乳汁が出るのを促したりする作用があるホルモンです。授乳時に乳児が乳頭を吸引すると、オキシトシンの分泌が増加して射乳を起こします。これを射乳反射と呼んでいます。

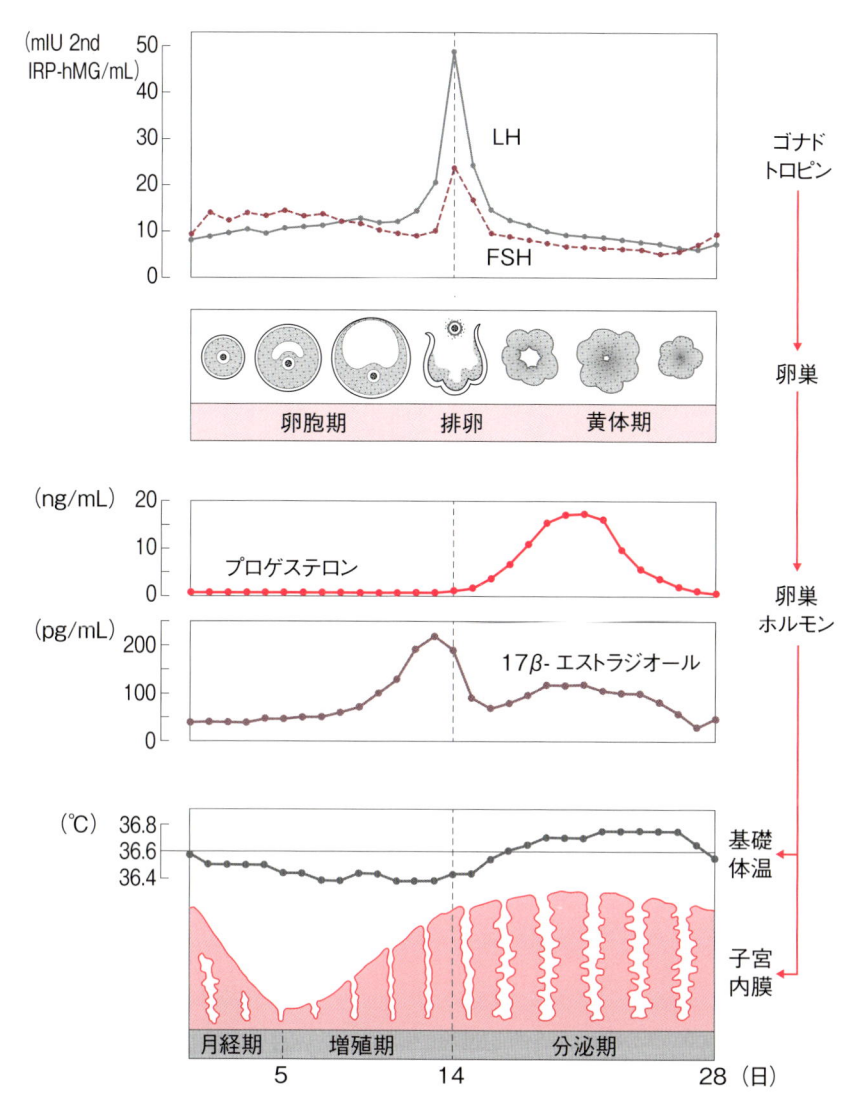

図8-10 女性の性周期

こともできます。

　一方、受精し受精卵が着床すると、黄体はしばらく子宮にとどまって成長を続け、胎盤の形成を待ちます。胎盤が無事形成されると、今度は胎盤からプロゲステロンが分泌されるため、黄体はプロゲステロンを分泌しなくなります。妊娠初期の流産は主に、この黄体から胎盤へのホルモン分泌の引継ぎがうまくいかないために起こります。

8 分娩から出産へ

　約9カ月間もの間、母親の胎内で生活し、すくすくと育った胎児は、いったいいつ、何に促されて体外へと出てくるのでしょう。実はこの出産のメカニズムにもホルモンが重要な役割を果たしています。

> **MEMO**
> **乳腺**
> 乳腺の成熟は、女性ホルモン（エストロゲンとプロゲステロン）によって促されます。女性ホルモンは、乳腺刺激ホルモン（プロラクチン）のはたらきを抑制するので、思春期や妊娠時には乳汁の分泌は起こりません。一方、出産して授乳をすると、乳児の吸引刺激がプロラクチンの分泌を促し乳汁分泌が維持されます。

妊娠最後の数週間、胎内での発生プロセスがほぼ完了すると、母体は出産の準備を始めます。胎盤からのプロゲステロンの分泌が弱まると、下垂体前葉から今度はオキシトシンと呼ばれる子宮の収縮を促すホルモンが分泌されます。このオキシトシンは胎盤を刺激し、プロスタグランジンが放出され、

COLUMN

遺伝による男と女

　精子や卵子の元になる細胞は成熟する過程で分裂を繰り返し、遺伝子の量を半分にします。これを減数分裂といいます。

　遺伝子の情報は通常、常染色体22対と性染色体（男性はXY、女性はXX）からなります。したがって、母に由来する卵子は22＋X、父に由来する精子は22＋Xもしくは22＋Yという遺伝子をもっています。

　受精卵が将来、どんな性へと分化していくかは、この遺伝子の組み合わせによります。つまり、卵子（22＋X）が精子（22＋Y）と結びつけば、遺伝的には男の子が生まれ、卵子（22＋X）と精子（22＋X）が結びつけば、遺伝的には女の子が生まれます。

　では、男女の違いを決定するのは遺伝子だけかというと、実はそうではありません。ここでもまた、ホルモンが重要なはたらきをしています。

　6週目ぐらいの胎児では、男女の違いははっきりしていません。この時点では、男女とも皮質と髄質からなる未分化な生殖腺をもっています。男女の性の分化が始まるのはその後、7週目から8週目にかけてです。

　性の分化に重要な役割を果たすのは、精子（22＋Y）がもっている精巣決定因子です。この精巣決定因子が皮質を退化させ、髄質から精巣をつくります。そして、この精巣からテストステロンという男性ホルモンとミュラー管抑制物質が分泌されることで、「男になる」ことができるのです。

　これに対し、Y染色体をもたない精子と卵子が結びつくと、これらのホルモンは分泌されず、皮質は卵巣へと発達し、髄質は退化していきます。つまり、発生的に見ると、女性は自然に「女になる」のですが、男性はみな、自分がつくる男性ホルモンによって無理やり「男になる」よう、設計されているというわけです（図8-11）。

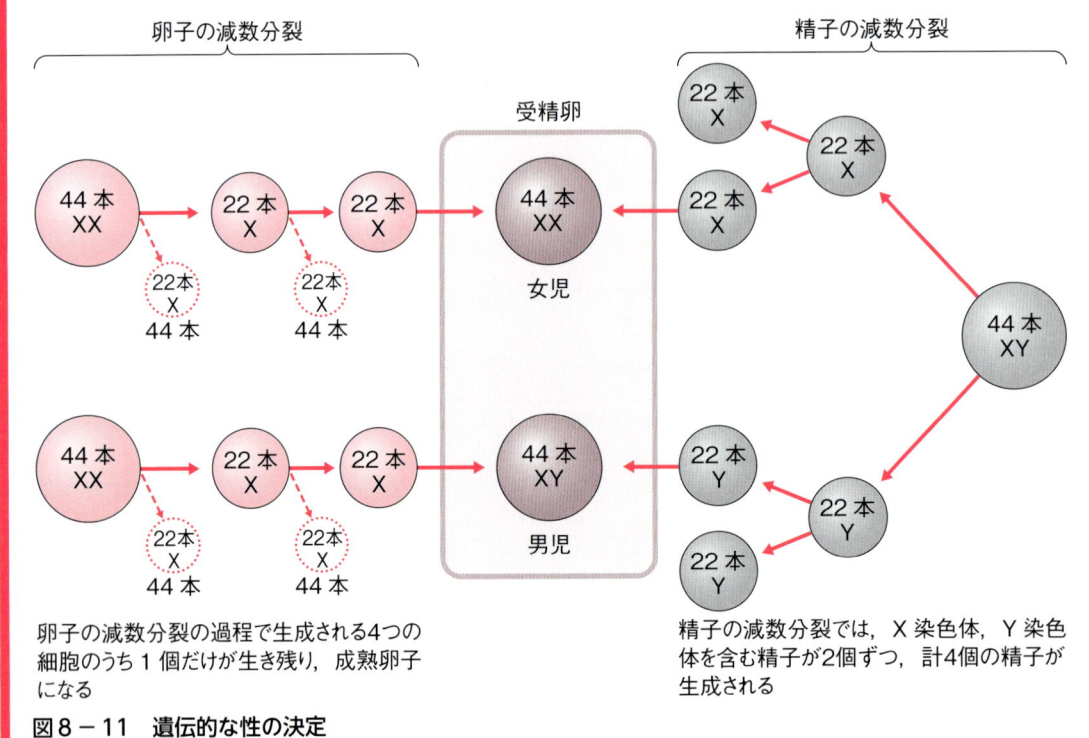

卵子の減数分裂の過程で生成される4つの細胞のうち1個だけが生き残り、成熟卵子になる

精子の減数分裂では、X染色体、Y染色体を含む精子が2個ずつ、計4個の精子が生成される

図8-11　遺伝的な性の決定

この2つのホルモンにより子宮の収縮はさらに強まります。

　胎児が骨盤内へ深く送り込まれると、そのストレスが子宮頸部を刺激し、下垂体からさらに多くのオキシトシンが分泌されます。すると、規則的に激しい子宮の収縮が起こり、この収縮がさらにオキシトシンの分泌を促すという正のフィードバックによって胎児は産道へと送り出されます。

　胎児の頭が産道近くにくると産道は押し広げられ、羊膜が破れて羊水が流出します。これを破水といいます。激しい収縮が始まってから産道の口が充分に広がるまでを開口期といい、通常で6〜12時間も続きます。

　開口期を過ぎると、胎児はようやく腟を通過して母体の外へと出てきます。出生後、臍帯は臍帯クリップではさみ切断されます。出生後も子宮の収縮はしばらく続き、胎児に栄養や酸素を与えていた胎盤や羊膜が出てきます。これを後産といいます。

　生まれたばかりの赤ちゃんにとって母体の外は未知の世界です。刺激の多い環境に驚き、産声をあげ、肺を使った呼吸が始まります。たった1つの受精卵が胎児となり、この世に生まれ出るまでのプロセスはこれで完了しますが、1人の人間としての人生は、まさにここから始まります。

> **MEMO**
> **子どもを産まないと増える子宮内膜症**
> 妊娠、出産を経験すると、長い場合約2年は月経がストップするので子宮を休ませることができます。妊娠、出産を経験すると子宮内膜症が軽くなるといわれています。それは子宮内膜症の原因の1つが月経回数の増加だからです。母体の適齢期に子どもを産まず、月経により子宮を使い続け子宮を休ませるヒマがないと子宮内膜症の発症を増加させるといわれています。

9　乳汁の分泌・射乳のしくみ

　妊娠中、胎盤からのエストロゲン、プロゲステロンは乳腺を発達させると同時に下垂体前葉からのプロラクチンの分泌を抑えています。分娩後、胎盤が娩出されるとこれらのホルモンは急速に低下し、プロラクチン分泌の抑制がとれ、乳汁分泌が始まります。

　新生児の乳首吸引が求心性の刺激となりプロラクチンだけでなく下垂体後葉からはオキシトシンも分泌されます（図8-12）。プロラクチンは乳腺の腺房上皮細胞での乳汁生成と乳汁分泌を促します。一方、オキシトシンは乳細管周囲の平滑筋を収縮させ、分泌された乳汁を乳頭から射出させます（射出）。

　プロラクチンは視床下部からの性腺刺激ホルモン放出ホルモンの分泌を抑制するので、下垂体からの性腺刺激ホルモン（ゴナドトロピン）の分泌を抑制し、卵巣での卵胞の成熟・排卵が抑制されます。そのため、月経が起こらないので、これを授乳性無月経と呼びます。要するに乳飲み子がいる間は次の卵胞の成熟は抑えるということでしょう。

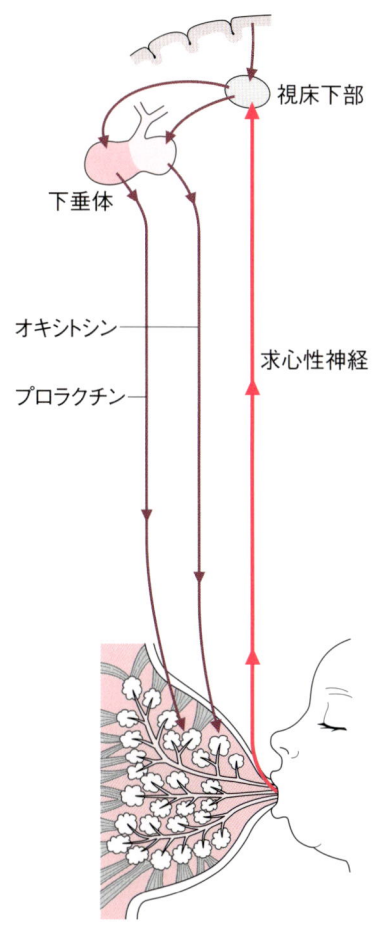

図8-12　乳汁分泌とホルモン

第9章

身体を守る免疫系のはたらき

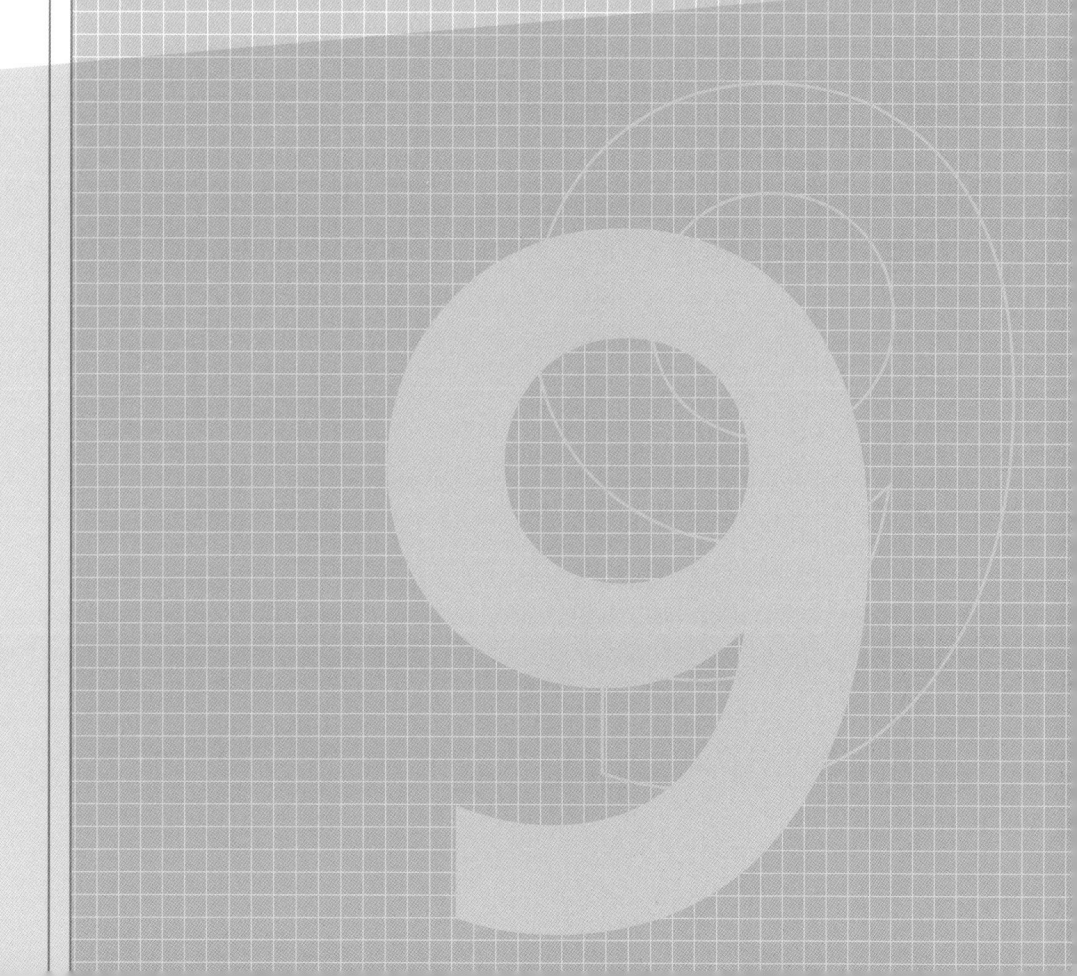

第1節 免疫とは何か

1 もう1つのホメオスタシス

　生体には、ホメオスタシスといって体内の環境を一定の状態に保っておくはたらきが備わっていると話しました（第1章の第4節参照）。たとえば、血圧が何らかの原因で低下したとすると、ただちに血圧調節機構がはたらき、元の正常な状態に戻そうとします。血圧だけでなく、体温、血糖値など多くの生理的機能が、それぞれの調節機構によって正常な状態を維持しています。

　実は、こうした「正常な状態を維持しよう」というはたらきは、生体に病原体が侵入してきた時にも同じようにはたらきます。こうした場合、生体はただちに病原体の侵入を物理的・化学的に防いだり、病原体の増殖を止めたり、殺したりして排除しようとします。

　そして、病原体に対する生体防御機構で最も重要なのが免疫（immunity）です。免疫とは、一般に「自然治癒力」ともいわれますが、私たちの身体は、この自然治癒力のお陰で病原体が侵入してきたからといって、すぐに病気（感染症）になってしまうことはないのです。

2 「自己」と「非自己」を区別する（図9-1）

　免疫、つまり「疫病を免れる」という現象は、経験的に古くから知られていました。古代ローマではペストに感染した後、回復した者だけがペスト患者の看護が許されたといいます。また、梅毒から回復した患者は、梅毒の再感染に対して抵抗性を示すことも知られていました。当初、免疫とは、このように、一度ある感染症にかかると、二度とその病原体による感染症に罹らない（発症しない）現象、つまり「二度なし現象」を指すものとしてとらえられていました。

　しかし、免疫現象は病原微生物に対してのみ起こるのではありません。自らの生体以外の異物、時には自らの生きた細胞に対してまでそれを排除しようとはたらくことがあるのです。したがって免疫とは、正確には、自己（self）の構成成分以外の非自己（not self）を生体から排除し、生体の恒常性（ホメオスタシス）を維持する基本的機能の1つであるといえます。

3 自然免疫と獲得免疫

　免疫には、自然免疫と獲得免疫の2つの種類があります（表9-1）。自

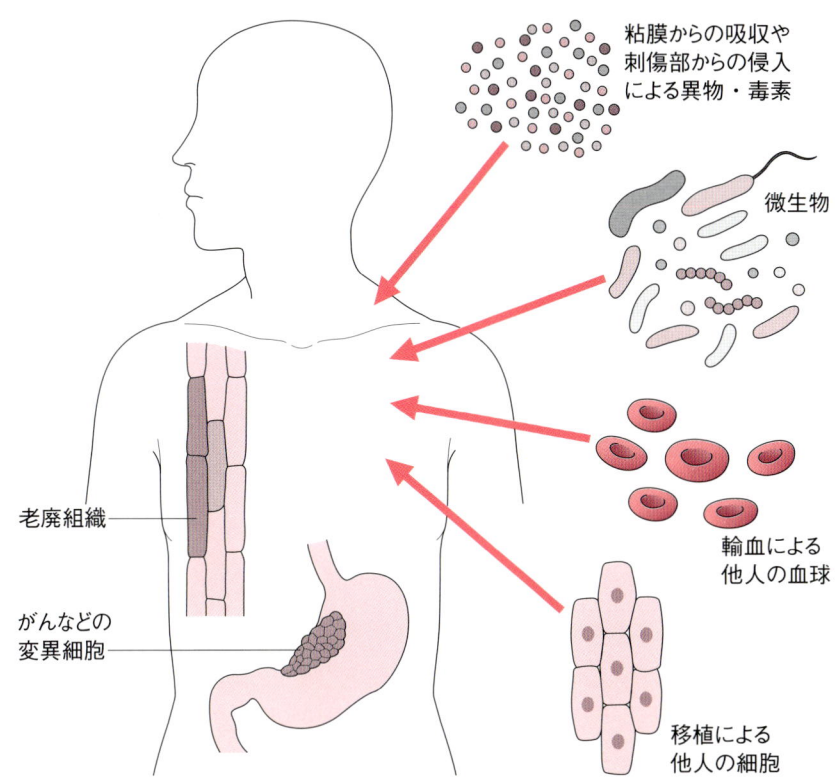

図9−1　生体をおびやかす外界からのnot-selfと生体内に発生するnot-self

表9−1　3つのバリア

非特異的(先天的)防御機構		特異的(後天的)防御機構
1番手バリア 生体表面のバリア	2番手バリア 生体内の防御機構	3番手バリア 免疫
皮膚 粘膜 皮膚・粘膜からの分泌物	食細胞 NK細胞 炎症反応 抗菌物質 発熱	液性免疫：抗体 細胞性免疫：リンパ球

　然免疫とは生まれつき備わっている先天的な防御機構で、あらゆる異物、つまり「非自己」に対してその特異性に関係なく対応できるので、非特異的防御機構とも呼ばれています。

　一方、獲得免疫は生後に異物が侵入してきたとき、その特異性を記憶することで獲得できるものなので、後天的防御機構と呼ばれています。言い換えると、この免疫は「非自己」との遭遇で獲得できるということです。また、一度侵入したことがある異物だけに対応するので特異的防御機構とも呼ばれています。

　両者のはたらきは、それぞれ別個のものではなく、密接に関係しながら生体を守ってくれています。

MEMO

顆粒球の役割
白血球の約60％を占める顆粒球は、体内に侵入したブドウ球菌のような比較的大きいサイズの「非自己＝細菌類」を、まるごと飲み込んで消化・分解します。顆粒球は身体を守るシステムの一部ではありますが、いわゆる免疫を発生するわけではないので、食中毒を起こして治ったからといって二度と食中毒にならないというわけではありません。とはいうものの、顆粒球は自然治癒力という免疫力に関係するという観点から、免疫に深くかかわる免疫細胞の1つとしてとらえることができ、また免疫を語るうえで欠かすことはできない存在です。

第9章　身体を守る免疫系のはたらき

まず、体外からの病原体の侵入は、生体表面の機械的なバリアで妨げられます。病原体がこの1番手のバリアを越えて侵入してこなければ病気ならずに済みます。しかし、この1番手のバリアを越えて病原体が侵入すると、2番手のバリアとして白血球の一種である食細胞や抗菌物質が頑張りますが、炎症を起こしたり発熱したりして発病してしまいます。このとき発病しなくても、2番手のバリアで食細胞が活躍すると生体は侵入してきた病原体の特徴を記憶しておきます。そして、その病原体が2度目に侵入してきたとき、今度は発病しないように反応してくれます。これが3番手のバリアで特異的防御機構といい、狭い意味で免疫ともいいます。

　ですから、免疫は「疫病を免れる」と書きますが、どんな病気にもかからないというわけではなく、一度かかったことがある病気に限定されることがわかりますね。また、病原体が侵入しても生体がその病原体の特異性を記憶すれば、発病しなくてもその病原体による病気にならなくてもすむこともわかりますね。このように感染が成立していながらも臨床的な症状を示さない感染様式を不顕性感染といいます。これを臨床で応用したのが後述するワクチンです。

　過去の失敗を教訓として、同じ失敗を繰り返さないように歴史を学ぶのと同じではははいでしょうか。臨床では、医療事故が起きた場合にアクシデント・レポートを提出して再び同じ事故を起こさないようにしますね。これが一度は病気になってしまう例です。

　一方、不顕性感染の場合、症状が表面化しないので、感染源であることに気づかれず病原体を他者に広げてしまうおそれがあります。ですから、患者に傷害を及ぼすことがなかったとしても、日常の診療現場でひやりとしたりはっとした経験に関する報告書、インシデント・レポート（ヒヤリ・ハット報告書ともいいます）を提出し、事例を分析することで、インシデントの再発や医療事故の発生を未然に防ぐことができます。

　さて、非特異的防御機構と特異的防御機構を警察官にたとえてみましょう。普段、巡回して町の安全を守ったり、怪しい人を捕まえて尋問したりする警察官が自然免疫の主役で、特に決めた人を捕まえようとしているわけではないので非特異的防御機構になります。一方、ある事件を起こした犯人がまだ捕まっていないとき、その犯人が再び事件を繰り返さないように捕まえる警察官がいます。その事件の目撃者から得た犯人の特徴をもとに、その特定の犯人を捕まえようとしているので特異的防御機構です。

第2節　非特異的（先天的）防御機構

1　生体表面のバリア

皮膚のバリア（図9-2）

　広い意味での免疫には、生体表面の機械的なバリアも含まれます。皮膚はその厚い細胞層で多くの微生物の侵入を阻止しています。ですから、皮膚を清潔に保ち、体表にうようよいる微生物が生体に入ることがないよう注意するのは、看護の重要な役割でもあります。

　また、アカ（垢）として剥離し続ける角化表皮細胞は、付着する微生物や有害化学物質を排除するのにきわめて有効です。

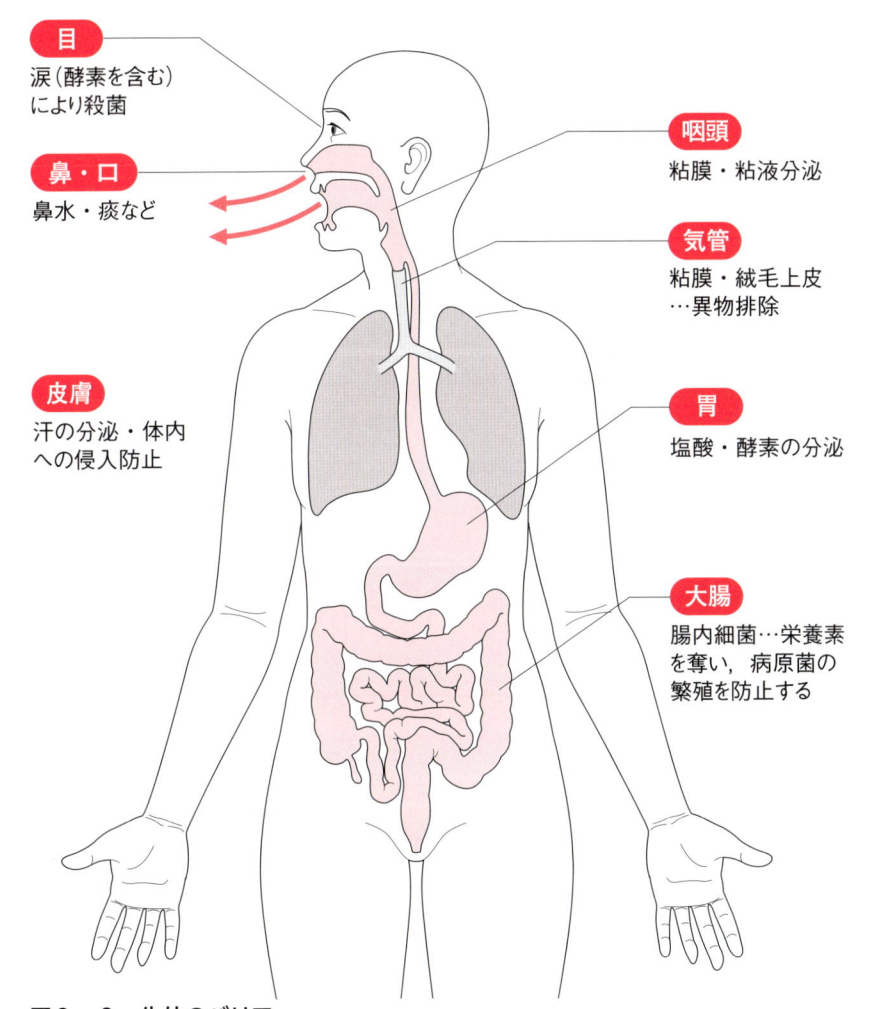

目
涙（酵素を含む）により殺菌

鼻・口
鼻水・痰など

咽頭
粘膜・粘液分泌

気管
粘膜・絨毛上皮…異物排除

皮膚
汗の分泌・体内への侵入防止

胃
塩酸・酵素の分泌

大腸
腸内細菌…栄養素を奪い、病原菌の繁殖を防止する

図9-2　生体のバリア

MEMO

塩酸で死なないピロリ菌

胃の内部は胃液に含まれる塩酸により強酸性となっているため、細菌が生息できない環境とされていました。しかし、ピロリ菌、正確名称ヘリコバクター・ピロリはウレアーゼという酵素を生成し、この酵素で胃液内の尿素をアンモニアと二酸化炭素に分解し、このアンモニアで胃酸を中和するので胃に生息し、胃潰瘍を起こすとされています。ヘリコバクター・ピロリの「ヘリコ」はらせん形を意味する「ヘリコイド」に由来しています。ヘリコプターのヘリコもらせん状に舞い上がるからでしょうか。「バクター」は細菌を意味する「バクテリア」のことです。「ピロリ」は胃の出口である幽門のことを指す「ピロルス」からきており、多くがそのあたりで発見されることから名付けられました。ですから、ピロリ菌の語源は幽門にいるらせん形の細菌からきています。いずれにしてもピロリ菌とはかわいい名前ですね。でも、胃潰瘍から胃がんになることもあるので、実は恐い細菌です。ですから、名前だけで判断するのは禁物ですね。

第9章　身体を守る免疫系のはたらき

皮膚の表面は分泌された皮脂により通常、弱酸性（pH4.5〜6.6）に保たれています。弱酸性であることは、ヒトも含む生物は弱アルカリ性を好むので微生物の増殖を抑制する効果があります。

　一方、一般的に使われている石鹸は皮脂を除去して皮膚の新陳代謝を高めますが、多くはアルカリ性であり、皮膚に残ると掻痒感や発赤も生じることがあります。石鹸を付けて清拭した後にはしっかり拭き取って石鹸分を除去し、皮膚のpHを前の状態に近くすることが重要です。

粘膜のバリア

　生体内でこうした皮膚と同じようなはたらきをしているのが粘膜です。以前、ヒトの消化器官というのは一本のチューブのようなものだとお話ししました。言ってみれば、このチューブの中というのは、生体にとっては「外」の世界です。食物を摂取するということは、さまざまな細菌や雑菌を同時に取り込む危険性をはらんでいるので、こうしたチューブの表面を粘膜で覆うことによって不必要な異物がからだの「中」の世界（血液中）にまで入ってこないように未然に防いでいるのです。

　消化管だけでなく、外界と通じている生体内のあらゆる器官、たとえば呼吸器、泌尿器、生殖器などの表面がすべて粘膜に覆われているのも同じ理由です。

　食物と一緒に絶えず外来の微生物が侵入し続ける腸管には、さまざまな防御因子が備わっています。まず、胃の粘膜からは塩酸と蛋白質分解酵素が分泌され、微生物を殺しています。唾液と涙腺にはリゾチームという酵素が含まれており、微生物を破壊しています。加えて生体にとっては無害な常在細菌叢が定着し、新しく侵入してきた病原微生物が腸管内で爆発的に増殖するのを抑えたりもしています。

　また、粘膜を覆う粘稠度の高い粘液は微生物の付着を阻害するはたらきをもっています。微生物が腸管に定着したり、組織内への侵入ルートとするには、粘膜上皮細胞に付着して足がかりをつくる必要があります。剥離し、活発に入れ替わる粘膜上皮細胞は、付着している微生物を一緒に捨てる役割も果たしています。

　免疫が成立した後には、蛋白質分解酵素に抵抗する形に変身した分泌型IgAが粘液中に分泌され、付着をより効率よく阻害しています。

　また、呼吸器系の粘膜細胞には線毛があります。この線毛のはたらきによって粉塵や微生物を含んだ粘液は口腔の方に排出され、病原体の肺への侵入が妨げられています。

　生物は進化の過程で、単細胞生物から多細胞生物へ、変温動物から恒温動物へと変化しました。体内の恒温システムが実現されると生体にとってだけでなく、微生物にとってもきわめて居心地のよい環境ができあがってしまい

> **MEMO**
> **女性に多い膀胱炎**
> 尿道口にいる細菌が尿道をさかのぼり膀胱まで到達し増殖すると膀胱炎になります。尿道の長さが男性では16〜20cmであるのに対して女性では4〜6cmなので、膀胱炎が圧倒的に女性に多い原因とされています。でも、排尿により洗い流されることで尿路感染は防止できます。ですから、女性の中でもトイレに行きたいときにトイレに行けない、トイレに行く機会を逸してしまう看護師、美容師、幼稚園の先生などにとっては職業病の1つになっているようです。

> **MEMO**
> **冬は風邪を引きやすい**
> 気道の粘膜には線毛が生えており、粘液がひっとらえた細菌を線毛の動きで外界へ追い出してくれます。空気が乾燥する冬は、空気中の細菌が舞い上がり気道へ入りやすく、また粘膜がひからびて線毛の動きも悪くなるので、細菌が気道の奥や肺に行くので風邪を引きやすいのです。

ました。ヒトの身体において、より高度な免疫系が発達したのは、進化の過程で寄生者や侵入者が一気に増大していくなか、必死に生体を守ろうとしてきた結果でもあるのです。

2 生体内の防御機構

生体は自分自身を守るために、莫大な数の細胞と化学物質を動員します。食細胞やＮＫ（ナチュラルキラー）細胞をはじめ、炎症反応や種々の化学物質のはたらきにより、病原体を殺し、組織の修復を促進しています。発熱自体も非特異的防御反応の1つとして考えられます（表9－2）。

①食細胞

機械的バリアを突破して生体内に侵入してきた病原体は、侵入口がどこであろうと、食細胞（phagocyte）の攻撃を受けます。マクロファージや好中球

表9－2　非特異的生体防御機構

(1)表面の機械的バリア	
正常な皮膚	
・酸	皮脂は皮膚の非病原性の常在菌により脂肪酸に分解され、皮膚の表面を酸性に保つことで、細菌の発育を阻止している。
・ケラチン	酸やアルカリ、細菌由来の酵素に対して強い保護作用をもつ。
正常な粘膜	
・粘液	気管や消化管で微生物を捕捉する。
・鼻毛	鼻腔を通る微生物を捕捉する。
・線毛	塵芥を含んだ粘液を気道から外に出す。
・胃液	濃い塩酸と蛋白質分解酵素を含み、胃に侵入してきた病原体を破壊する。
・腟内の酸性環境	女性の生殖器において、細菌や真菌の増殖を抑制する。
・涙腺・唾液の分泌	涙液には持続的に眼を潤し、清浄化する。唾液には口腔内を清潔に保つはたらきがある（唾液の自浄作用）。それぞれ微生物を分解するリゾチームという分解酵素を含んでいる。
(2)非特異的細胞および化学的防御機構	
食細胞	粘膜から侵入してきた病原体を貪欲に食べ、破壊する。マクロファージは免疫反応にも関与している。
ＮＫ細胞	ウイルスに感染した細胞やがん細胞を直接攻撃して融解する。抗原を特異的に認識することはできない。
炎症反応	病原体や傷害された組織の破片を処理し、治癒過程を促進する。食細胞や成熟した免疫細胞を局所に呼び集める走化因子を放出する。近隣の組織に障害制物質が広がるのを防ぐ作用もある。
抗菌物質	
・インターフェロン	ウイルスに感染した細胞が放出し、他の細胞を感染から守る。
・補体	微生物を融解し、オプソニン化により食作用を増強する。炎症反応を強める。
・尿	通常は酸性に保たれているので、細菌は発育しない。排尿時には尿路下部は無菌的な尿により洗浄される。
発熱	発熱物質により起こる全身的な反応である。高体温の状況下では細菌の増殖は抑えられ、治癒過程を促進する。

図9−3　マクロファージによる食作用　　図9−4　食細胞の動員

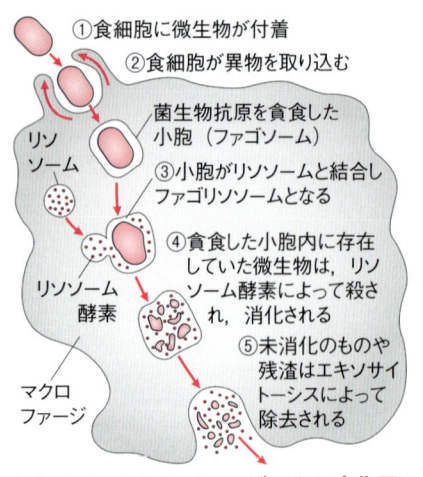

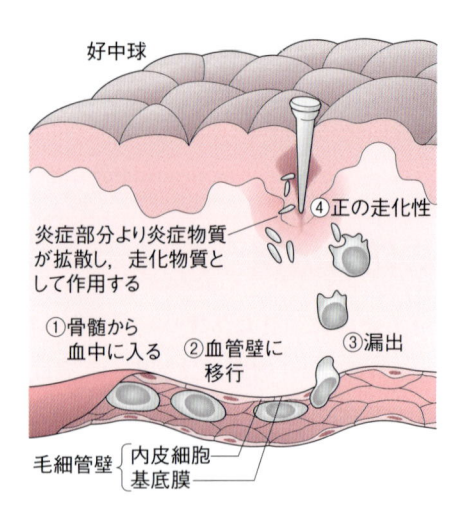

のような食細胞は、アメーバが食物を摂取するのと同じような方法で異物を取り込みます。細胞質の中でリソソームと融合させて、その中身が分解され消化されます（図9−3）。

②NK（ナチュラルキラー）細胞

NK細胞は、ウイルスやがん細胞の種類にかかわらず、細胞を認識して殺すことができます。常に血液やリンパの中を巡回しているユニークな防御細胞です。これについては後ほど詳しく、「第4節：がん細胞と免疫」でお話します。

③炎症反応

細胞が傷害されると、まずヒスタミンやキニンなどの炎症性物質が遊離されます。これは、傷害部位から侵入してきた病原微生物や壊れた細胞の破片を処理する食細胞である好中球を動員するためです（図9−4）。血管内の食細胞を多く呼ぶために、これらの物質は血管を拡張させ、血流を増加させるので、局所は赤くなり（発赤）、体熱を運ぶ血液により温かくなります（熱感）。また、食細胞の遊走を促すために毛細血管の透過性を亢進させる結果、血漿蛋白質など、正常では透過しない物質も血管外に透過させます。つまり、血漿がもれ出て炎症局所に集まるので、局所の腫脹（浮腫）が起こり、同時に痛みの受容器も活性化され、疼痛が起こるというわけです。

こうした反応が関節内で起こると関節の可動性が一時的に制限されます。炎症の局所では好中球が毛細血管の隙間から出てきて、傷害された細胞や病原体を取り込み始めます。それでも収まらないときには、好中球に引き続き単球が血管外に出てきます。単球自身の食作用はあまり強くありませんが、組織に到着してしばらくすると強力な食作用をもつマクロファージに分化し、寿命の短い好中球に代わって戦いを続けます。

炎症がおさまった時、細胞の破片や病原体の死骸を片付けるのもマクロファージの仕事です。炎症部位では血管内からもれ出た凝固系蛋白質（フィブ

> **MEMO**
> **ケルススの4兆候とガレノスの5兆候**
> 炎症は、発赤(redness)・腫脹(swelling)・熱感(heat)・疼痛(pain)を主症状とする反応です。この4つをローマ時代の発見者にちなんで、ケルススの4症候といいます。炎症部位が赤くなり（発赤）、腫れて（腫脹）、熱（熱感）と痛み（疼痛）を伴います。これらに機能障害を加えたものをガレノスの5症候と呼んでいます。

リン）が生成され、病原体や有害な物質が広がらないように炎症部位を囲みます。

著しい感染が起こると、生体と病原体との間で激しい戦いが生じ、死んだあるいは死につつある好中球と組織の細胞の断片や病原体が混じった黄色い膿（pus）が形成されます。最終的にはこれら膿が完全に除去されないと膿の塊は壁に囲まれ膿瘍をつくってしまいます。膿瘍は外科的に切開して出さないと排出できません。

これらの過程を経ても病原体を除去できないときに、リンパ球による免疫機構が起こってきます。

④抗菌物質

尿は酸性で、細菌の増殖を抑えています。その他の抗菌物質として重要なのは補体とインターフェロンです。

補体（complement）とは、生体防御にかかわる血液中の20種類以上の蛋白質の総称です。補体は細菌や血液型の異なる赤血球と結合すると、活性化されてこれら異物に対して防御機能を発揮します。

まず、補体が結合すると細胞膜が破壊されます。細菌膜・細胞膜の表面に孔をつくり、そこから水分が中に入り込んで細菌・細胞を破壊させるのです。そのほかにも、補体は炎症反応を増強する作用をもっていたり、血管拡張因子や好中球・マクロファージの走化性を促す走化因子としてはたらくものもあります。また、細菌膜・細胞膜の表面に結合し、食作用がそれらを捉えやすくするはたらきももっています。この作用をオプソニン化（opsonization）と呼んでいます。

インターフェロン（interferon）はウイルスに侵入された細胞が、まだ感染していない細胞を守るために分泌する蛋白質の一種です。隣接する細胞の表面に結合し、その細胞内でウイルスが増殖するのを阻害します。

⑤発熱

体温は視床下部で制御されており、通常は37℃前後に調節されています。しかし、菌やその他の異物を発見したマクロファージによって生成される発熱物質により、体温の設定温度が高くなると、発熱が起きます。

体温の上昇は酵素や他の蛋白質を変性させるため、生体にとっては有害です。しかし、軽度から中等度の体温上昇は細菌の増殖を抑え、生体防御には有利にはたらきます。また、体温上昇は組織の代謝を活発にし、治癒過程を促進します。要するに、高温環境は生体にとっても細菌にとってもしんどいので、両者の根比べといったところでしょうか。

第3節 特異的防御機構の細胞性免疫

　特異的防御機構には、大きく分けると次の2種類に分けることができます（図9-5）。

【1】液性免疫 (humoral immunity)

　体液中に溶けている分子によるもの。主に血液の液体成分にある血漿蛋白質のうち、γグロブリン分画に存在する抗体 (antidoby) による。

【2】細胞性免疫 (cellular or cell-mediated immunity)

　リンパ球という細胞そのもののはたらきによる。

1 2つの免疫に関与するリンパ球

　リンパ球には、液性免疫に関与する細胞、すなわち抗体を産生するB細胞（Bリンパ球）と細胞性免疫に関与するT細胞（Tリンパ球）の2つがあります。

　免疫系の細胞にはたくさんの種類がありますが、元をたどると1種類の幹細胞から生まれています。骨髄でつくられたばかりの未熟なリンパ球がB細胞になる（分化する）か、T細胞になる（分化する）かは、生体内のどこで成熟するかによって決まります（図9-6）。

　ここでいう成熟とは、特異的な抗原を認識して結合する能力（結合力）を獲得することです。

> **MEMO**
> **リンパ球系の細胞は2兆個**
> ヒトの身体の細胞の総数は、約60兆個。そのうち脳の細胞は約1,000億個、肝臓の細胞は2,500億個といわれています。
> これに対し、免疫を担うリンパ球系の細胞は約2兆個で、その70％がT細胞、残りの30％がB細胞とその他の細胞です。リンパ球系細胞全体の重さは約1キロにもなるといわれています。

【1】液性免疫：体液に存在する抗体が担っている

血漿 — 血漿蛋白質 ┤ アルブミン
　　　　　　　　　│ γグロブリン＝抗体
　　　　　　　　　└ フィブリノゲン

赤血球

【2】細胞性免疫：リンパ球という細胞そのもののはたらきによる

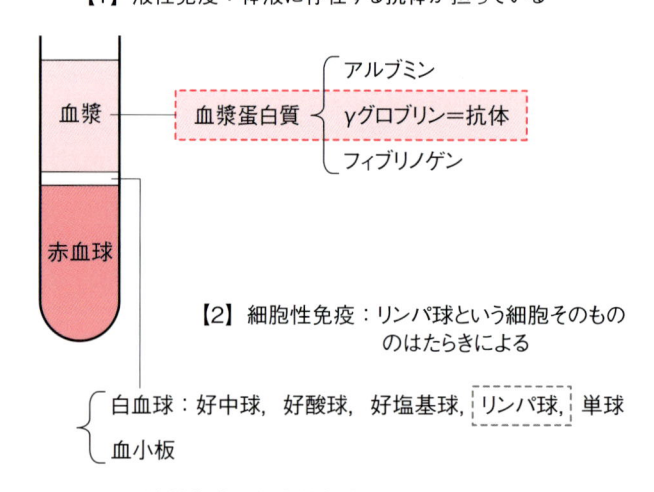

白血球：好中球, 好酸球, 好塩基球, リンパ球, 単球
血小板

図9-5　液性免疫と細胞性免疫

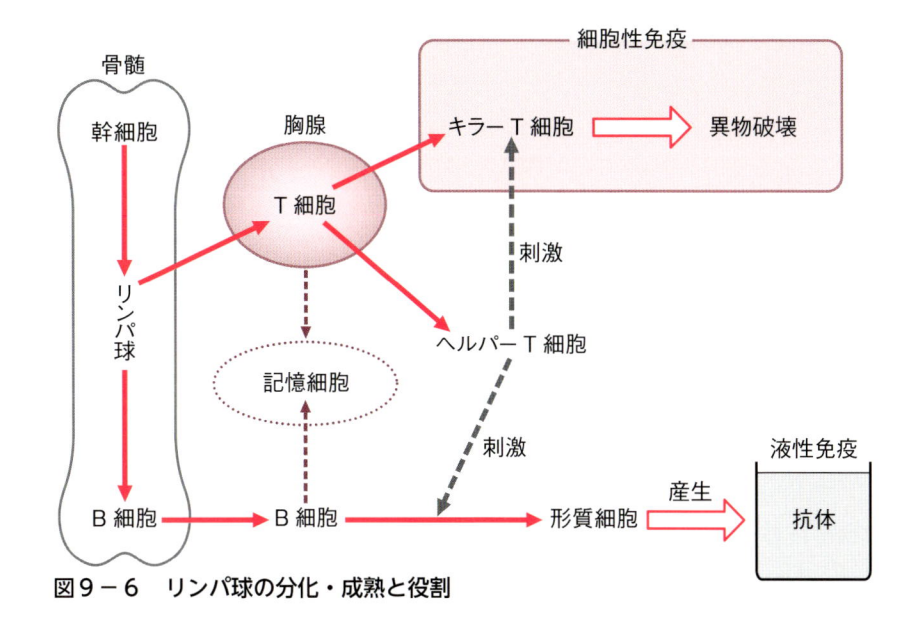

図9-6　リンパ球の分化・成熟と役割

T細胞が成熟するまで

骨髄で生まれたリンパ球の一部は、胸腺（thymus）に入っていきます。

胸腺とは、文字通り胸の真ん中にある白っぽいプヨプヨした臓器です。若い頃は心臓の前にあり、10歳代前半で最大になり、約35gに達するといわれます。しかし、性成熟後は小さくなり、高齢者になるとかすかに痕跡を残すまでに小さくなってしまいます。

謎に包まれていた胸腺のはたらきが明らかになってきたのは、1900年代半ばごろからです。マウスの胸腺を取ると伝染病にかかりやすくなったり、マウスにヒツジの赤血球を注射しても抗体ができないなどの結果から、胸腺が免疫反応を起こすために必須の臓器であることがわかってきたのです。

同時に、胸腺がリンパ球の学校であることもわかってきました。骨髄で生まれた未熟なリンパ球は、その後胸腺に移動し、そこで教育され、胸腺から卒業して出ていきます。この成熟した細胞は、Thymus（胸腺）の頭文字を取ってTリンパ球と呼ばれるようになりました。

胸腺に定着したリンパ球の細胞は急速に分裂し増殖を始めます。しかし、そこに定着したすべてのT細胞がそのままTリンパ球となって活躍するわけではありません。

未熟なリンパ球はまず、胸腺で「自己」と「非自己」を見分けるアンテナを獲得します。T細胞抗原レセプターと呼ばれる分子を細胞の表面に備えるのです。しかし、その中のほとんどは、「自己」と「非自己」を正確に区別することができずに脱落していきます。脱落した細胞はアポトーシスと呼ばれる周囲に害のない形で死を迎え、排除されます。

こうした選別を経て、実際に防衛部隊として配備されるのは胸腺に定着した細胞全体の5％以下といわれています。つまり、実際にTリンパ球として

> **MEMO**
> **胸腺の由来**
> 大昔、胸腺は謎に包まれた臓器でした。ギリシャ人は若い動物を神の犠牲に捧げていたので、早くから胸腺の存在は知っていましたが、彼に伴い消失していくことから、それを魂の座と考えていたようです。食べると香りがよく、香草タイムの香りに似ていることから、チムス（thymus）と呼ばれました。

身体を守っているのは、厳しい胸腺での訓練を突破したエリート中のエリートということになります。

胸腺を卒業したT細胞にはそれぞれ役割が与えられます。その種類は主に、ヘルパーT細胞とキラー（細胞傷害性）T細胞です。それらの役割については、後に詳しく説明します。

さらに、ごく一部のT細胞はメモリーT細胞として抗原情報を記憶したまま長期にわたり分裂せず、休止状態を維持し、同じ抗原が再度侵入した際の免疫反応に備えています。

B細胞が成熟するまで

B細胞が成熟するのは、ニワトリでは消化器官であるファブリキウス嚢（bursa of Fabricius）、哺乳類では骨髄（Bone marrow）です。骨髄説には疑問を唱える声もありますが、いずれにせよ、B細胞のBは、その細胞が初めて発見されたファブリキウス嚢の頭文字をとって名づけられ、骨髄の頭文字にも一致しています。

B細胞は、液性免疫に関与しています。抗原が侵入すると、B細胞は、抗原とヘルパーT細胞の刺激により形質細胞に分化し、その抗原に特異的な抗体を産生します。形質細胞に分化しなかったB細胞は記憶細胞（メモリー細胞）となり、次に同じ抗原が侵入してきた時にすばやく反応できるよう、待機します。

> **MEMO**
> **ファブリキウス嚢**
> 鳥の場合、ヒヨコのうちにファブリキウス嚢を除去すると、抗体産生が低下することが示されています。

2 抗体とは

抗体と抗原は鍵と鍵穴の関係

「自己」と「非自己」を区別し、「非自己」を攻撃・殺傷・排除することとは、どういう現象を指すのでしょうか。

生体を脅かす非自己は、細菌、カビ、ウイルス、微生物、原虫（単細胞生物）、寄生虫、植物細胞（花粉）、異種の動物、化学物質など、無限に存在しています。生体はこうした異物に対して、1つには「抗体」をつくることによって対抗しています（図9-7）。

抗体とは文字通り、あるものに「対抗する物質」という意味で、身体の中に侵入した異物に結合する性質をもった蛋白質のことです。これに対し、細菌やカビなど、その抗体をつくらせるきっかけとなる異物を「抗原」と呼んでいます。

抗原と抗体は鍵と鍵穴にもたとえられます。鍵と鍵穴はピッタリ合わなければ機能を果たしません。したがって抗体は、いつも、ある抗原にピッタリ合うようにつくられます。このピッタリ合うことを「特異性」と呼んでいま

す。

　抗原は1000万種類以上とも1億種類以上ともいわれていますので、抗体も同じ数だけあると考えてよいでしょう。

抗体の基本構造

　抗体は、血漿蛋白質のうちγグロブリンに相当します。免疫に関係するので免疫グロブリン（immunogloblin；Ig）と呼ばれています。IgG、IgM、IgA、IgE、IgDの5つのクラスに分けられています。その基本構造は2本の重鎖（heavy chains：H鎖）と2本の軽鎖（light chains：L鎖）からできて

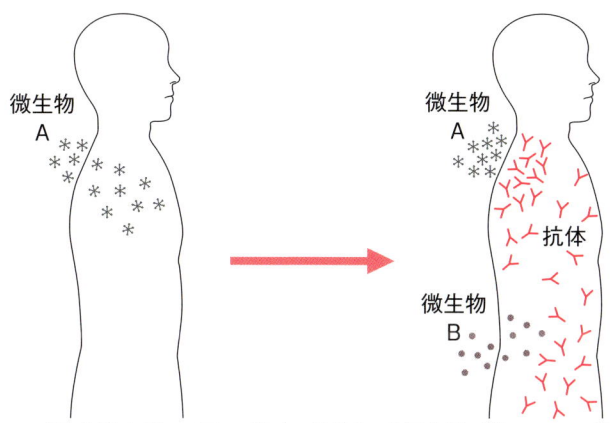

微生物Aの感染を受けると，それに対する抗体という蛋白質が作られる。微生物Aが再度侵入してきても，その抗体の結合を受けて無害化されてしまう。しかし，その抗体は微生物Bには無効である

図9-7　免疫ができるということ

COLUMN

免疫学的な記憶と特異性

　ハシカ（麻疹）にかかったときの免疫反応を考えてみましょう。麻疹ウイルスが体内に入るとB細胞はヘルパーT細胞のヘルプで形質細胞に変身し、ウイルスを排除するためにまず抗体としてIgMをつくります。IgMは寿命が短く、量も少ないのですべてのウイルスが退治されずにいると、残りのウイルスが増殖し始めます。すると今度はIgGをつくります。これはIgMよりは寿命が長く、また大量なのでウイルスを除去してくれます。このようにしてハシカは治り、同時に一部のB細胞は記憶細胞として長期にわたって生存し、麻疹ウイルスの抗原性を保持して次の抗原侵入に備えることができます。これを免疫学的に「記憶をもつ」ということです。

　翌年に再びハシカが流行して麻疹ウイルスが体内に侵入しても、記憶細胞が即座に大量のIgG抗体をつくり、ウイルスを排除してくれるのでハシカを発病しなくてすみます。これが一度ハシカに感染すれば、一生かからないというしくみです。

　この抗体はあくまでも麻疹ウイルスに対してだけであり、風疹ウイルスに対しては無力ですから、おたふくかぜが流行し、抗体をもっていなければかかってしまうこともあります。これを「抗原特異的である」といいます。

いて、H鎖とL鎖およびH鎖とH鎖の間はジスルフィド結合（S‑S結合）で結ばれています。4本の鎖が結合すると、抗体はまったく対称的な構造からなり、全体としてT字型あるいはY字型となります（**図9－8**）。

抗体分子はFab（antigen-binding fragment）領域とFc（crystallizable fragment）領域に分けられます。また、一方の端には抗体分子ごとに非常に異なる可変部（variable region：V領域）があり、他方にはほとんど同一の構造をもつ不変部（constant region：C領域）が存在します。

H鎖とL鎖の可変部が抗原結合部位（antigen-binding site）となり、その形は、どの抗原に対応するかで大きく異なります。すなわち1つの抗体には抗原と結合する部位が2カ所あり、抗体の不変部は鍵の取っ手の部位と考えられます。ここはどの鍵でも機能は同じで、そこを持って鍵を回せば抗原と抗体がピッタリ結合することになります。

COLUMN

免疫グロブリンの種類（図9－9）

IgG

分子量は約16万。正常人では血清中の濃度は約1,200mg/dLです。胎盤通過性がありますが、約3～6カ月で消失します。IgG抗体は一般にIgMより遅れて出現します。

IgM

分子量は約100万。正常人の免疫グロブリンの10％を占めています。感染症の初期に血中に出現する抗体で、通常は5量体（pentamer）の形で存在しています。それぞれのFc部分はJ鎖（joining chain：J chain）により結合されています。IgM分子には多くの抗原結合部があるので、IgGと比較して、赤血球凝集能、細菌凝集能、溶血能、殺菌能などは高くなります。

これに属する抗体として、同種赤血球凝集素、慣例凝集素、異種好性抗体、リウマチ因子などがあります。IgMは、抗原刺激後、IgGより早い時期（3日前後）より出現しますが、短期間で下降していきます。個体発生的にも初期に産生されます。

IgA

血清IgAと分泌型IgAの2つがあります。血清IgAは全体のIgAの10～20％で、血清IgAの分子量は約17万です。一方、分泌型IgAは外分泌液中（唾液、涙、気管支分泌液、鼻汁、前立腺液、腟分泌液、腸管分泌液）に含まれており、それぞれの局所粘膜における防御機能を担っています。分泌型IgAは2量体の形で存在し、分子量は39万です。

分泌型IgAには分泌成分（secretory component：SC）とJ鎖が結合しています。SCは分子量が75,000の糖蛋白質で、分泌型IgAのFc部分に結合しています。SCは粘膜上皮細胞で産生され、J鎖は分子量約15,000の糖蛋白質で、粘膜下組織の形質細胞で産生されます。

IgE

分子量は約19万です。IgEは気道、消化管粘膜、リンパ節などの局所でつくられます。全血清中の免疫グロブリンの0.004％にすぎません。

Ⅰ型アレルギーを起こすレアギン抗体であり、組織中の肥満細胞や末梢血中の好塩基球と結合し、細胞表面上でアレルゲンと反応して即時型アレルギーを起こします。IgEの血中濃度は0.03mg/dLです。一般にIgEは補体を結合しないといわれます。

IgD

分子量は約19万で、全血清中の免疫グロブリンの0.2％です。末梢血中のリンパ球の膜表面に存在するが、正確な生物学的機能についてはよくわかっていません。

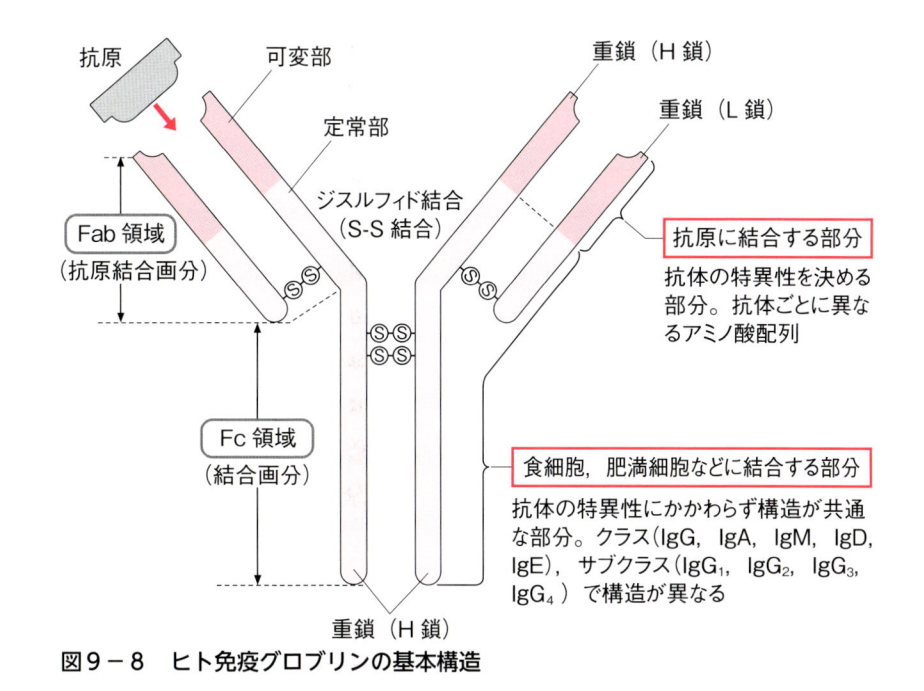

図9-8 ヒト免疫グロブリンの基本構造

図中ラベル：
- 抗原
- 可変部
- 重鎖（H鎖）
- 定常部
- 重鎖（L鎖）
- ジスルフィド結合（S-S結合）
- Fab領域（抗原結合画分）
- 抗原に結合する部分：抗体の特異性を決める部分。抗体ごとに異なるアミノ酸配列
- Fc領域（結合画分）
- 食細胞，肥満細胞などに結合する部分：抗体の特異性にかかわらず構造が共通な部分。クラス（IgG, IgA, IgM, IgD, IgE），サブクラス（IgG$_1$, IgG$_2$, IgG$_3$, IgG$_4$）で構造が異なる
- 重鎖（H鎖）

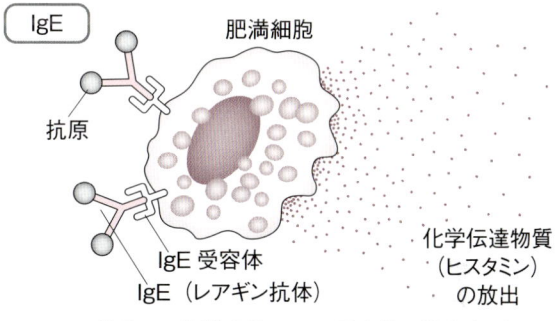

IgG, IgE, IgD, 血清中のIgA
- 抗原接合部位

IgE
- 肥満細胞
- 抗原
- IgE受容体
- IgE（レアギン抗体）
- 化学伝達物質（ヒスタミン）の放出

IgE抗体は，肥満細胞のIgE受容体に結合するという特別の性質を持っている。そこに抗原が反応すると肥満細胞からヒスタミンなどの化学伝達因子が放出され，組織傷害反応（即時型アレルギー）をもたらす

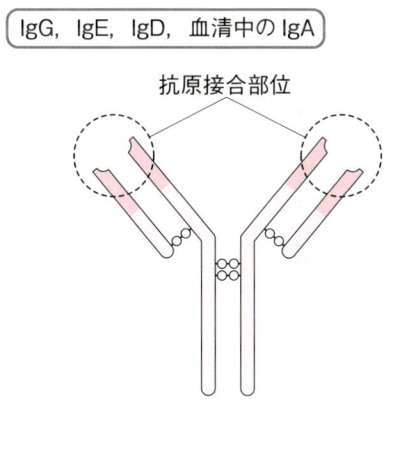

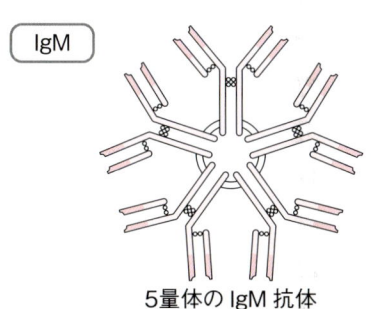

IgM
5量体のIgM抗体

補体の活性化のためには2分子の抗体のFc部が必要である。IgM抗体は5量体の型をしているものが多い。そのため補体活性化の効果が高い

IgA
- 分泌成分
- J鎖
- 上皮細胞
- 分泌型IgA（2量体）
- IgA

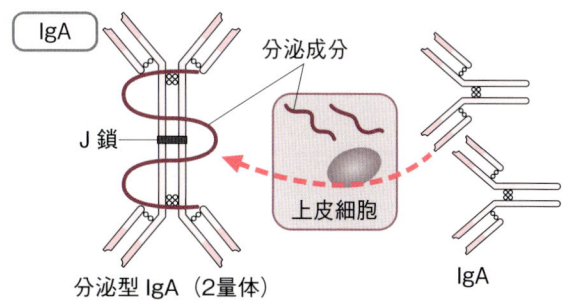

IgA抗体は分泌型抗体として粘膜上や分泌液中に多く存在し，粘膜からの異物侵入に対して重要な役割を果たしている（局所免疫）

図9-9 免疫グロブリンの種類

抗体のはたらき

　抗体にはさまざまなはたらきがありますが、異物を破壊することはできません。抗体は鍵と鍵穴の関係のように、ぴったり合う抗原を認識し結合するはたらきと、免疫を担う細胞を活性化し抗原を排除するはたらきがあります（図9-9）。

　抗体は抗原の周囲を取り囲むことで、毒になる部分を覆い隠してしまいウイルスが細胞に感染できなくしたり毒素を中和したりします。これを中和といいます。また抗原同士をくっつけてしまいます。これを凝集といいます。抗原と抗体が結合した複合体（抗原抗体複合体）は大きいので不溶性となり析出してきます。これを沈降といいます。いずれにしても、動き回る抗原より凝集したり沈降した抗原のほうが食細胞は食べやすくなります。これはだのご飯よりふりかけをかけたご飯の方が美味しそうで食欲をそそるのと同じです。この作用を、抗体がこのふりかけのように味付けをしているように見えるので、味付けという意味をもつオプソニン作用といいます。そうでなくても、抗原に抗体が結合していると食細胞の目に付きやすくはなるとは思います。

　また、肥満細胞に結合したIgEと抗原が結合すると肥満細胞からヒスタミンなどが放出されて炎症反応が引き起こされます。

　抗体が抗原に結合すると、補体が次々と将棋倒しのように活性化され細胞膜に円陣を組んで居座ることで細胞膜に穴を開けてしまいます。これで細胞の中身を流出させることで破壊します。

❸ 細胞性免疫

　体内に侵入した病原微生物は、食細胞のマクロファージによって貪食されます。マクロファージはそれを細胞内で処理し、抗原の一部を細胞表面に提示します。その抗原に対する受容体をもっているヘルパーT細胞はその刺激を受け、キラーT細胞を活性化します（図9-10）。

　キラーT細胞は、パーフォリンという物質を放出し、病原微生物の細胞膜に穴を開けます。そして、この穴を通してグランザイムという酵素を注入し、細胞を死滅させます（図9-11）。

❹ 免疫反応の概要と流れ

　では、これらを総合して免疫反応の概要の流れを追ってみていくことにしましょう。免疫反応の流れは、縦の命令系統がはっきりしているので、よく軍隊にたとえられます。

　生体表面のバリアを打破して侵入してきた異物に攻撃を仕掛けるのは、好

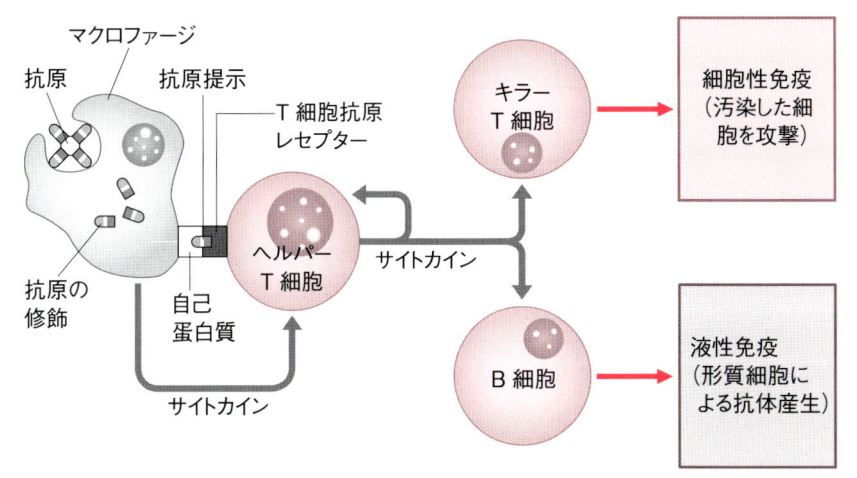

図9-10　マクロファージの抗原提示とヘルパーT細胞の役割

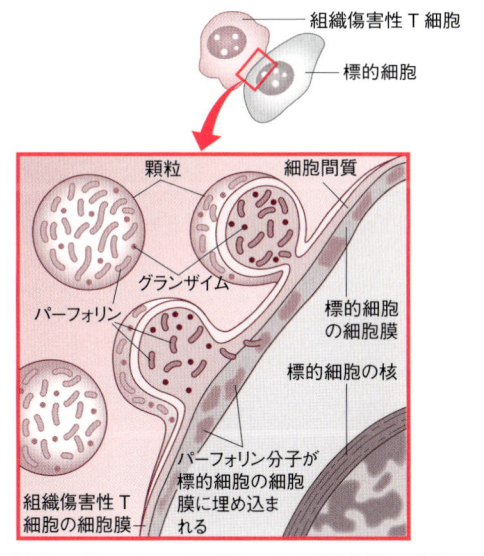

図9-11　キラーT細胞による標的細胞の破壊

中球とマクロファージです。軍でいえば歩兵隊にあたります。

　好中球は異物を食べて限界に達すると自滅していきます。好中球だけで敵に太刀打ちできないと、次にマクロファージが前線に出てきます。実は、マクロファージの食作用は好中球よりも劣っています。しかし、マクロファージは好中球にはない重要な役割をもっているのです。

　マクロファージは敵をその触手でとらえ食べて細かくした後、その細胞表面に更なる応援を頼む旗を立てます。これが抗原提示です。さらなる免疫機能がはたらくためには、この旗がとても重要なのです。

　マクロファージが立てた旗を見て、次に免疫細胞のエリート軍団であるT細胞が応援に駆けつけます。最初に応援に駆けつけるのはヘルパーT細胞

> **MEMO**
> **サイトカイン・伝達物質**
> かつては「リンフォカイン（主として免疫の制御を行いリンパ球によって産生される抗体以外の活性物質）」、「モノカイン（単球の産生する活性物質）」、「インターロイキン（白血球間の情報伝達に関与する活性物質）」と呼ばれていたものを、最近はサイトカインと総称しています。インターフェロン-ガンマ（ヘルパーT細胞より放出）やインターロイキンといいた物質がこれに含まれます。
> インターフェロン-ガンマはマクロファージの食作用を増強し、さらに免疫細胞の抗原認識（敵が来たことを認識すること）や攻撃をより効果的はものにする作用をもっています。

で、ヘルパーT細胞はそのマクロファージと結合し、ある作戦指令書（サイトカインと総称される情報伝達蛋白質）を他のT細胞やB細胞、マクロファージに伝達します。

マクロファージが応援の旗を立てない限り、T細胞は動けないし、ヘルパーT細胞の指令がないと、さらに強力な応援団であるキラーT細胞も動けません。ヘルパーT細胞は、攻撃の作戦参謀ともいえるでしょう。

さて、ヘルパーT細胞の作戦指令（伝達物質）を受けてはじめて、免疫防衛軍の中で最強軍団のキラーT細胞が動き出します。それに加えて、その他多くのマクロファージも次々に戦場に集まってきます。

キラーT細胞が敵を攻撃すると同時に、ヘルパーT細胞の指令を受けたB細胞のうち、敵に対して最も効果的な武器を生産するB細胞（＝抗体をもつB細胞）が選出されます。作戦指令を受けたB細胞は「抗体」という武器を生産すると同時に分裂を始め、武器（抗体）を大量に生産できる形質細胞に分化し、どんどん抗体を生産していきます。

しかし、実際にはこの抗体という武器だけでは敵を死滅させることはできません。B細胞がつくるミサイルには起爆剤がないので命中しても死にません。そして、その起爆剤にあたるのが、「補体」と呼ばれる蛋白質です。

補体は、抗体というミサイルに爆薬を仕掛け、導火線のようにさまざまな反応を繰り返し、最終的に敵の細胞膜に穴をあけ、死滅させるはたらきをもっています。ほかにも、反応途中でほかの白血球を呼び寄せたり、マクロファージが食べやすいように自ら「取っ手」役になったりと、重要な脇役を演じています。

このような一連の動きにはすべて、免疫防衛軍の間で交わされるさまざまな作戦指令（情報伝達物質）が仲介しています。免疫反応が軍の動きにたとえられるのは、この指令系統によるものです。

さて、戦いには、引き際の決断も重要です。その引き際を決断する冷静な免疫細胞がレギュラトリーT細胞です。この細胞は自分は前線から身を引き、免疫防衛軍の攻撃のしすぎ（抗体の生産状況）を常に監視し、防衛軍全体の動きを抑制するはたらきをしています。

仮に、このレギュラトリーT細胞が抑制しないと、いわゆるアレルギー反応を起こしてしまったり、自分の陣地（正常な細胞）まで破壊してしまうということにもなりかねません。戦いの終焉を見極め、兵を撤退させる決断を下すのは、実際の戦場と同様に、とても重要な役割といえるでしょう。

第4節 がん細胞と免疫

1 「自己」から「非自己」へ

　免疫系は、基本的には「非自己」を排除しようとするはたらきです。しかし、最近の研究では、がん細胞のような「自己」の細胞に由来するもの、つまり身体の中から発生する変質した「自己」まで攻撃することがわかってきています。

　がん細胞は細胞分裂の際の遺伝子のコピーミスにより生じます。ノーベル医学・生理学賞を受賞したフランク・バーネットらの研究によると、人間の身体の中では、がん細胞が一日あたり約3,000個発生しているといいます。しかし、がん細胞が発生したからといって、すぐにがんになったとはいいません。がんになるというのはがん細胞が増殖し、その集団が目で見えたり、手で触れたり、あるいはX線などの検査で見えてくる状態を指すからです。

　バーネットの計算が正しいとすれば、一人の人間がもっているがん細胞は1日3,000個、寿命を80年とすると、9,000万個近く（3,000個×365日×80年＝87,600,000個）にもなります。しかし、これほど多くのがん細胞が発生しているからといって、誰もががんに罹るわけではありません。それは、毎日多数発生しているがん細胞に対し、発病する前に免疫がはたらき、がん細胞を攻撃し排除するはたらきがあるからです。

2 NK細胞のはたらき

　がん細胞と免疫機能のはたらきを語るうえで、1970年代に発見されたNK（ナチュラルキラー）細胞は重要な細胞です。

　NK細胞とは、血液やリンパの中を巡回しているユニークな防御細胞です。常に体内をパトロールしているため、本格的な免疫系が反応して機能を発揮するよりもずっと早く、がん細胞やウイルスに感染した細胞を見つけて破壊することができます。

　免疫系ではたらくリンパ球は、ある特定のウイルスに感染した細胞や特定の病原体しか認識して反応することができません。しかし、NK細胞は、ウイルスやがん細胞の種類にかかわらず細胞を認識して殺すことができます。

　マクロファージなどが産生するサイトカイン（細胞間情報伝達・制御物質）によって元気づけられたNK細胞は、通常は体内をくまなくパトロールしながら、がん細胞など自己の変質した細胞を見つけては、攻撃・殺傷・排除しているというわけです。

3 さまざまな免疫療法

具体的に免疫療法というと、大きく次の3つになります。
①自然免疫や獲得免疫を利用する療法
②免疫力を担っている白血球や抗体を利用する療法
③がん細胞を攻撃する白血球や抗体を身体の中に増やす療法
ここでは「がん免疫療法」に限定して話していきたいと思います。

私たちの体内では常にがん細胞が発生しています。しかし、がん細胞を排除する免疫力が正常にはたらいていれば、変質した自己の細胞は随時体内から排除され、がんの発病には至りません。がんの増殖が、免疫細胞による排除力を上回ってしまうとがんが病変として発症してしまうのです。

現在、がんに対しての治療として主流なのは、「手術療法」「化学療法」「放射線療法」の3つで、それぞれの療法が単独あるいは併用で行われています。しかし、このがんの三大治療法は、すべてがんを外的な力で取り除こうとする方法です。しかし、これらの療法はどれも副作用が強く、患者にとってはつらく過酷なものです。何よりもこれら療法自体が免疫力（自然治癒力）を極端に弱めるものとして、その限界も明らかになりつつあります。

放射線療法ではがん細胞のみに照射しようと努力していますが難しく、また、抗がん剤は自分の細胞とがん細胞をきちんと区別はできないので（抗がん剤は、がん細胞は正常の細胞より分裂が早いということを利用して開発されてはいますが）、免疫細胞も同時に殺してしまい、白血球の極端な減少をまねいてしまいます。

そんななか、最近では、副作用がないか、もしくは少ない第4の療法としての「免疫療法」が注目を集めています。

今までお話してきたように、ヒトは本来、病気やけがに対して自分で治そうとする自然治癒力（免疫力）をもっています。白血球の中でもリンパ球がその免疫機能の中心としての役割を果たしており、リンパ球の病気に対する攻撃力が強いほどがんになりにくい、あるいはがんに対する抵抗力が強いということになります。

そして、この人体の免疫システムに着目し、免疫機能を高めることによってがんを治療しようとするのが「免疫療法」です。

免疫療法には次のような種類があります。

①健康食品による免疫療法

今、はやりのプロポリスやアガリスク、舞茸などのキノコ類、ハチミツ類、ハーブ類

②心理療法による免疫療法

精神的サポートによる療法です。病気に対して精神的に前向きに生活する、「生きがい」をもつ、あるいは「笑う」ことなど、心理的要因が免疫系の

状態に影響を与えることは確かで、これについても最近は心理免疫学という分野がスタートし、学問的に研究されています。

③薬剤による免疫療法

　免疫調節または刺激物質、各種サイトカインなどがありますが、生体の免疫を刺激するのには限度があります。また、特定のがんにしか適用できないという問題もあります。BCGその他の菌体成分の注射、あるいは他人のリンパ球の移入など、医療として行われるものもありますが、一部は民間療法です。

④免疫細胞による免疫療法

　自分のリンパ球を取り出し、外部で培養・活性化させて再び点滴で体内に戻し、がん細胞を殺そうとする療法です。副作用が少なく、現在、いろいろな変法が考案され実施されつつあります。

第5節 胎児と免疫

1 母親の免疫系は胎児を非自己と認識する

　体内に異物が侵入すると免疫系が感知し、それを排除しようとすることで外敵から生体を守っています。臓器移植を行い、別の個体の臓器に対して生体は拒絶反応を起こしてしまいます。この拒絶反応は親子ですら起ってしまうのに、なぜ胎児に対しては拒絶反応が起らないのでしょうか？

　胎児は父親と母親それぞれに由来する遺伝子を受け継いでいるので、母親にとっては非自己になります。実際、妊娠中の母体の血液中には、胎児がもっている父親由来のHLAに対する抗体が検出されます。

　マウスを使った実験では、妊娠マウスに父親の皮膚を移植すると、移植された皮膚は拒絶されます。このように、妊娠中でも母親の免疫系は父親由来の非自己を認識しているのです。

　しかし、受精卵が子宮壁に着床すると母親の免疫系に影響を及ぼす何らかのシステムが誘発されるため、胎児を排除しないで、10カ月もの間、胎内で育てることができるのです。

　このような現象を免疫寛容といいます。

2 母親（自己）と胎児（非自己）の接点である胎盤

　妊婦は胎盤を通して胎児と接しています。その胎児は羊水で満たされた卵膜の中で浮かんでいます。卵膜の一番外側は母親由来の脱落膜で、その内側には胎児由来の絨毛膜と羊膜が順番に接してできています。胎児の血液は臍帯を通って胎盤に達し、胎児由来の絨毛膜を介してガス交換などを行っています。しかし、この絨毛膜を介して胎児と母親の血液は混ざりあうことはありません。胎盤が免疫バリアとなっているからかもしれません。

　絨毛膜は母親と父親の両方の遺伝子を発現するので、母親由来の脱落膜と胎児由来の絨毛膜の両方で何らかのバリアに「穴」ができると、母親は非自己である胎児の細胞と出会う可能性が高くなります。しかし、絨毛膜において胎児の抗原性の発現が弱く、母体の免疫系に非自己として認識されないからかもしれません。

　2012年、マウスを用いた実験で、妊娠マウスの脱落膜内では炎症部位へ免疫細胞を導くための遺伝子が不活性になることが、ニューヨーク大学ランゴーン医療センターの研究チームによって発見されました。そのため、T細胞は脱落膜に蓄積することができず、胎児や胎盤を攻撃することはありませ

ん。具体的には、受精卵が着床すると、発達中の脱落膜間質細胞の遺伝子に変化がおき、T細胞が誘引されなくなるようです。このように後天的に遺伝子の発現が修正されることで、脱落膜に部分的な免疫不全が起るのだといわれています。この機能が正常にはたらかないと、免疫細胞が胎児と母体の境界へと集まり、早産、流産、子癇などを含むさまざまな合併症の原因となるとされています。

3 胎児から新生児にかけての免疫

すべての人間が共通して、生命の危機に直面する瞬間とはいつでしょう？
それは母親の胎内から「オギャー」っと生まれ出た瞬間です。この時、免疫機能がほとんど発達していない状態で突然、さまざまな外界の刺激にさらされてしまうからです。

しかし、実はこの生命の危機に対応するため、私たちは生まれる前に母親から抗体をもらっています（図9-12）。また、生後母乳から母親の抗体を摂取したりしています。そして、生後6ヵ月ころになると、ようやく自分自身の抗体や感作リンパ球をつくり出すことができるようになるのです。

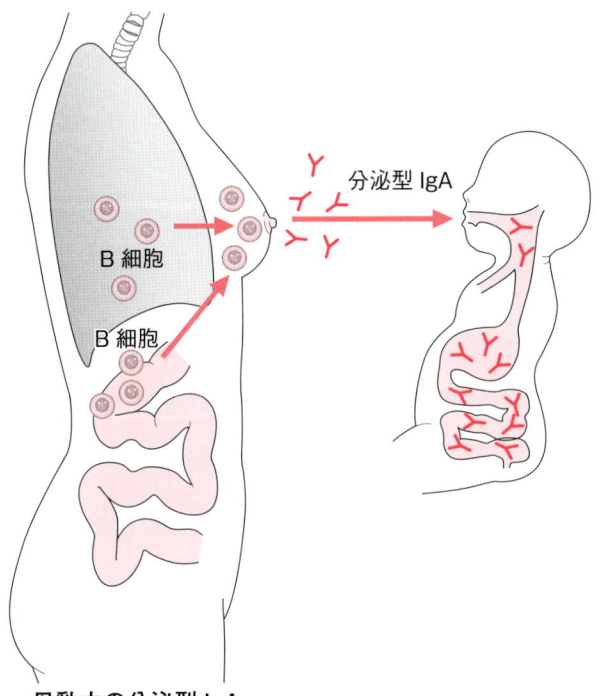

母乳中の分泌型IgA
母乳中には分泌型IgA抗体が多く含まれていて、それを飲んだ子供ののどや消化管の粘膜上に分布して外敵から子供を守るのに役立つ。呼吸器や消化管に多い微生物に対する抗体が多いのは、それらの微生物と反応したB細胞が乳腺に移動し、そこで抗体をつくるからである

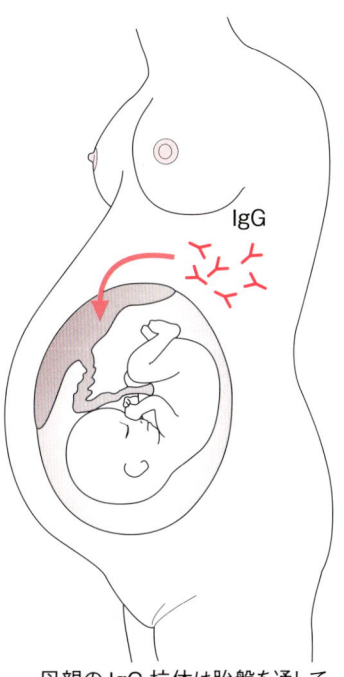

母親のIgG抗体は胎盤を通して胎児に与えられる

図9-12 母子間の免疫

ですから、実際には生まれてすぐの新生児が病気にかかることはほとんどなく、発熱などの症状が出やすいのは、生後6カ月の前後、つまり、母親からもらう抗体が次第に減って、自分自身の体内で抗体をつくり出すバトンタッチの期間ということになります。

　その後、赤ちゃんは病気に見舞われながらも徐々に免疫力を高めていき、10歳前後になると一人前の免疫力をつけることができます。

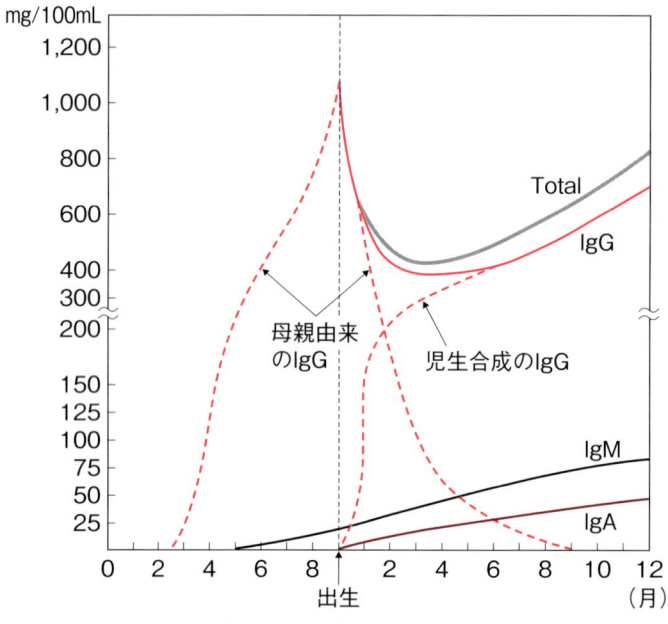

図9-13　ヒトの胎児期および生後の抗体量の変化

第6節 免疫異常とは何か

免疫系の異常は次の3つに分けることができます。

（1）免疫機能亢進：過剰なあるいは不適切な免疫応答により組織が傷害されることをアレルギーといいます。Ⅰ～Ⅳ型に分類されます。（2）免疫機能低下：免疫系のどこかが障害され、生体防御（抵抗力）の低下・不全をきたした状態で、後天的なものと先天的なものがあります。（3）免疫機能異常：免疫応答は、原則として自己の成分（自己抗原）に対しては起こりません。これを自己寛容といいます。この自己寛容が破綻した状態が自己免疫疾患です。

1 アレルギー

免疫反応は本来、生体にとって不都合な異物を排除して生体を守るということを目的としています。しかし、その反応自体が時には生体に危害を与えることもあります。その1つがアレルギーです。

花粉やダニが気管に侵入するとまず、マクロファージが異物と認識し、それを食べます。そして、花粉やダニの断片をヘルパーT細胞に提示し、ヘルパーT細胞はB細胞を元気づけるサイトカインが放出されます。これを受けてB細胞は形質細胞に変身し、IgEという抗体が放出されると、皮膚や気道

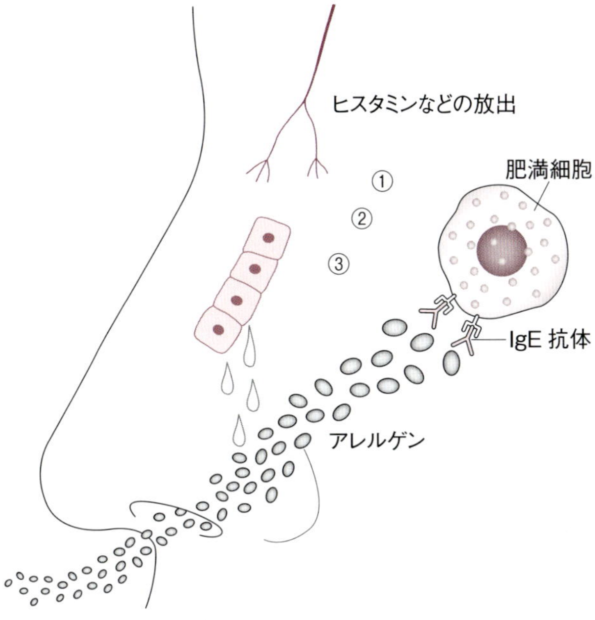

> **MEMO**
> **アレルギーとは**
> アレルギーという言葉は、クレメンス・フォン・ピルケという学者が、1906年に豊富な臨床経験と実験的事実をもとに思索してつくった言葉です。ギリシャ語のアロス（変わる）とエルゴン（力、反応）という言葉を組み合わせた造語で、「本来なら疫病を免れるはずの免疫反応がかえって有害な反応に変わる」という意味が込められています。

> **MEMO**
> **肥満細胞（マスト）細胞**
> 顕微鏡でみると顆粒がぎっしり詰まっているので、マスト（ドイツ語で肥満の意味）細胞と名づけられました。日本語で肥満細胞といっても、肥満とは無関係です。気管支、皮膚などのほとんどすべての外界と接触する組織に分布し、IgE抗体と強く結合する受容体（レセプター）をもっています。

図9-14　アレルギーの起こり方

粘膜や腸管粘膜のすぐ下に分布する肥満細胞と結合します（**図9-14**）。

さらに、IgE抗体が結合した肥満細胞に抗原が結合すると、秘密兵器である化学伝達物質ヒスタミンなどを発射します。そして、このヒスタミンが炎症状態を引き起こすのです。

ヒスタミンは平滑筋に作用すると急激な収縮を起こします。血管にはたらけば血管が拡張し、血液成分がもれ出ることもあります。その結果起きる症状がじんま疹です。

それと同時にロイコトリエンやプロスタグランジンなど新たな物質が合成され分泌されます。これらの物質は平滑筋を収縮させるので、気管支などは強く収縮することになります。喘息の発作で吸った息を吐くことができないのはこのためです。

そのほか、毛細血管の透過性が高まったり、涙や鼻汁などの外分泌がひどくなるなどの症状は、すべてこれらの物質が関与しています。

このアレルギーをⅠ型アレルギーといいます。また、抗体が作用してから早いと15分後、遅くても12時間くらいのは反応が起こし短時間で発症するので即時型アレルギーともいいます。

> **MEMO**
> **ヒスタミン histamine**
> ヒスタミンは広く結合組織の肥満細胞中に分布しており、血中では好塩基球と血小板に含まれています。肥満細胞の表面のIgE抗体と抗原との相互作用の結果として遊離され、即時型アレルギー反応の中心的な役割を果たします。

COLUMN

アレルギーに関するさまざまな研究

アレルギーになる人とならない人がいるのはなぜでしょう？

これには、アレルギーを抑える遺伝子が関与しているといわれ、この抑制遺伝子が欠損して免疫抑制がはずれると、IgE抗体がつくられやすくなり、アレルギーにかかりやすくなるそうです。

では、なぜアレルギーは増えたのでしょう？　小児の気管支喘息の発症率は戦後間もない頃は0.8％といわれていましたが、現在は3～7％です。花粉症などのアレルギーは戦前にはほとんどみられませんでしたが、現在はスギ花粉症だけでも8～12％といわれています。

アレルギーが増えた要因として、まず環境の変化があげられます。大気汚染、栄養過多、ストレス増大などを指摘する声もあります。

免疫学者の多田富雄が重要だと指摘しているのは、子どもの鼻や喉の感染症の変化です。戦前、子どもたちは鼻の下に二本の青い鼻汁を垂らしていて、それを袖口で拭うので袖口がテカテカしていました。青い鼻汁には緑膿菌を含む多くの細菌が存在していて、鼻や喉を通して粘膜に分布している免疫系を刺激していたというのです。

こういう化膿菌に対してIgG抗体はつくられますが、花粉症を引き起こすIgE抗体はつくられません。むしろ細菌感染はIgE抗体の生産を抑えます。鼻汁をたらしていた子どもの免疫系は副鼻腔に棲み着いている細菌に対してIgG抗体の生産で精一杯で、花粉のような弱い抗原に反応する無用なIgEを生産する余裕はなかったのだろうということです。

そう考えると、アレルギーが増えたのは、衛生状態の改善と抗生物質の普及によって強力な抗原である雑菌が上気道から一掃された結果、無菌状態でも強く反応するIgE抗体の生産が高まったためともいえます。

最近ではさまざまな抗菌グッズも普及していますが、それは逆にアレルギーを助長しているともいえるかもしれません。

Ⅱ型アレルギーは細胞傷害型アレルギーともいい、何らかの原因で自己抗体が作られ組織細胞を破壊するものです。これには不適合輸血による溶血や特発性血小板紫斑病などがあります。

　Ⅲ型アレルギーは免疫複合体アレルギーともいい、免疫複合体（抗原抗体複合体）が形成され、全身あるいは局所の組織細胞に沈着することで起ります。全身性エリテマトーデスにみられる糸球体腎炎がこれに相当します。

　Ⅳ型アレルギーは抗原を記憶したＴ細胞によって引き起こされるもので、遅延型アレルギーともいいます。というのも、抗原が侵入してから半日から数日たってから反応が起るからです。代表的なものに接触皮膚炎があります。俗に「ウルシかぶれ」とか「金属アレルギー」といわれるものです。ツベルクリン反応もこの反応の一種で、結核菌に感染し抗体をもっていれば、抗原を皮内に投与されたときに赤い硬結を生じるのです。また、臓器移植後の

COLUMN

アナフィラキシーショック

　Ⅰ型アレルギーが全身に起こった状態をアナフィラキシーショックといいます（図9-15）。ヒスタミンによる血管拡張が全身に起ることで血管抵抗が低下し、血圧が低下します。また、気道の平滑筋が収縮するので呼吸困難に陥ります。透過性亢進に伴う血管内脱水が起こり、循環血液量が減少するので血圧がさらに低下し、循環系が破綻して数分以内に死亡することもあります。

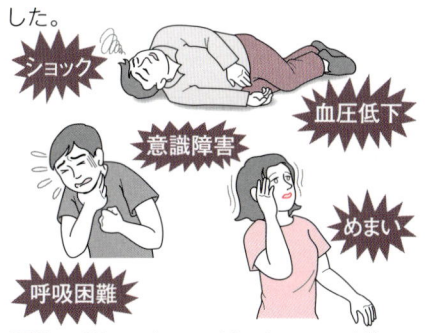

　アナフィラキシーショックの原因で多いのは食物です。そば、卵、ピーナッツなどさまざまな食物が原因となりますが、最も多いのが鶏卵です。食物のほかには蜂に刺されたときや造影剤、抗がん剤、ワクチン、ペニシリン系の抗生物質、血液製剤などの薬物で起ることもあります。

　ヒスタミンによる作用を即時に止めるには、アドレナリンによる治療が必要です。アナフィラキシーショックを起こす危険性が高い者に対しては、緊急時に医師の治療を受けるまでの間、症状の進行を一時的に緩和するために使用する自己注射薬があります。商品名は「エピペン®」（図9-16）といいます。アナフィラキシーショックで呼吸困難に陥ると意識も遠のくので本人の意思でエピペンを打つのは難しいでしょう。

　2012年12月に、小学校5年生の女の子が、乳製品アレルギーがあるにもかかわらず給食で出されたチーズ入りチヂミを食べた後に亡くなりました。この女の子もエピペンをもっていました。学校側の発表では、女の子が「打たないで」、と言ったため担任が打つのをためらったそうです。結局、校長先生が打ちましたが、遅かったようです。

　ちなみに、このエピペンは2011年9月には保険が適用されるようになりました。

図9-15　アナフィラキシーショックの症状

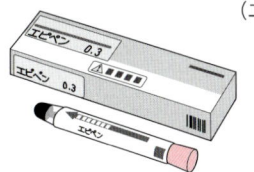

図9-16　エピペン®

> **MEMO**
>
> **アドレナリンとエピネフリンは同じ物質**
> 1900年に高峰譲吉と助手の上中啓三がウシの副腎から発見し、ad-は「傍らに」、renは「腎臓」という意味で、アドレナリンと名付けました。同時期にアメリカのエイベルも羊の副腎から発見し、epi-は「上」、nephrosは「腎臓」を意味し、エピネフリンと名付けました。当初、エイベルは高峰の研究は自分の盗作であると主張していましたが、上中の残した実験ノートから反証が示され、高峰らが最初のアドレナリンの発見者であることが確定しています。医薬品の正式名称を定める日本薬局方にはエピネフリンを使用していましたが、2006年4月からアドレナリンに変更されています。

拒絶反応もこれにあたります。

2 免疫不全

　免疫不全の重要な疾患の1つに、後天性免疫不全症候群、つまりエイズ（acquired immunodeficiency syndrome；AIDS）があります。

　エイズを発症するウイルス（ヒト免疫不全ウイルス、human immunodeficiency virus；HIV）はヒト白血病ウイルスと同じレトロウイルスの1つで、自分の遺伝情報としてのRNAを逆転写酵素（reverse transcriptase）を使ってDNAに転換させ、宿主細胞の遺伝子の中に入り込むことができます。

　HIVの粒子は、遺伝情報としてのRNAとそれを囲んだコア蛋白の層、さらに全体を包み込むエンヴェロープという被膜からできていて、人間のヘルパーT細胞の表面にあるCD4と呼ばれる糖蛋白質に結合します（図9-17）。

　CD4と結合したウイルスは、酵素の作用で被膜を脱ぎ捨て中身の部分だけが細胞の中に入っていきます。細胞の中に入ると、今度は中身に含まれている逆転写酵素を使ってウイルスは自分自身のRNAをDNAの形に書き換えます。すると、このDNAは宿主となったT細胞の核のDNAの中に入り込んでいき、宿主の遺伝子の一部になりすまします。

　さらに、宿主の遺伝子の一部になりすましたDNAは、まるでもともとそこにいたかのように、宿主のもっている転写装置を使って、次々ともとのウイルスのRNAで設計されていたものを複製していきます。

　複製されたウイルスのRNAの一部は、コアの蛋白や被膜の蛋白質をつくり出し、RNAを包み込んでウイルス粒子がつくり出されます。それが、細胞膜からちぎれるように放出され、次のCD4分子をもつT細胞を目指して流れていきます。これが感染の第一段階です。

　ウイルス粒子を放出している細胞はやがて崩壊して死ぬことになりますが、それまでにウイルスは血液中をめぐり全身の数多くの細胞への感染を完了させます。

　HIVに感染するはずのヘルパーT細胞は、一気に全部が殺されるわけではありません。ウイルスを大量につくり出しながら死んでいく細胞はCD4をもった細胞のごく一部で、多くは感染を受けずに正常な免疫活動を続けます。宿主がすべて死んでしまってはウイルスを増殖することもできなくなってしまうので、ウイルスはごく一部の細胞内に長い間潜伏し、最も効果的な攻撃の機会を待っているのです。

　HIVの感染に対して免疫系は必死の抵抗を試みます。しかし、その間にもCD4をもったヘルパーT細胞はゆっくりと減少し続け、ある時、ヘルパーT細胞が血液中からほとんど消失する時がきます。それがエイズという病気

> **MEMO**
> **レトロウイルス** retrovirus
> 逆転写酵素（reverse transcriptase）をもっているウイルスをレトロウイルスと呼びます。このウイルスは、細胞に感染するとRNAに書き込まれたウイルスの遺伝情報をDNAに読みかえて、宿主細胞のDNAの中に入り込みます。ウイルスの遺伝子情報は宿主の遺伝子発現装置を利用して、次々にウイルス粒子をつくり出し細胞から送り出されるため、非常に巧妙でずるがしこいウイルスです。

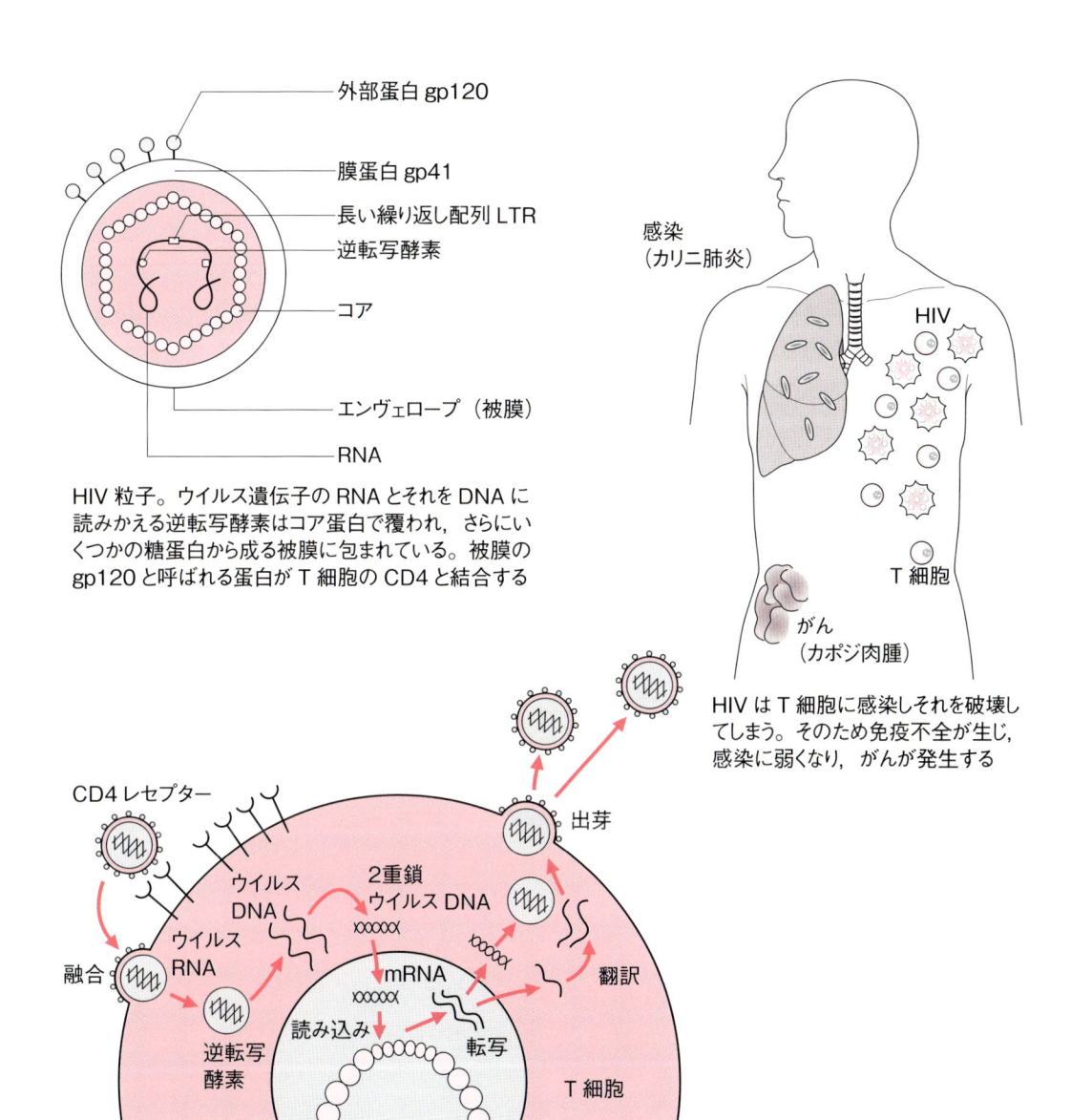

外部蛋白 gp120
膜蛋白 gp41
長い繰り返し配列 LTR
逆転写酵素
コア
エンヴェロープ（被膜）
RNA

HIV粒子。ウイルス遺伝子のRNAとそれをDNAに読みかえる逆転写酵素はコア蛋白で覆われ，さらにいくつかの糖蛋白から成る被膜に包まれている。被膜のgp120と呼ばれる蛋白がT細胞のCD4と結合する

感染（カリニ肺炎）
HIV
T細胞
がん（カポジ肉腫）

HIVはT細胞に感染しそれを破壊してしまう。そのため免疫不全が生じ，感染に弱くなり，がんが発生する

CD4レセプター
融合
ウイルスRNA
逆転写酵素
ウイルスDNA
2重鎖ウイルスDNA
読み込み
mRNA
転写
翻訳
出芽
T細胞

HIVのライフサイクル

HIV粒子は被膜上のgp120分子でT細胞表面nCD4分子に結合する（左上）。被膜はT細胞に融合してコア内のRNAが細胞内に移行する。RNAは逆転写酵素でDNAに読みかえられ，2本鎖DNAとなってT細胞核のDNAに組み込まれる（中央）。こうしてT細胞に入り込んだウイルスの遺伝子は，宿主の転写機構を利用してmRNAとして読み取られ，一部は蛋白にまで翻訳されて，もとのRNAを内包したウイルス粒子を形成して細胞外に飛び出す（右上）。このウイルス粒子は，別の細胞のCD4に結合して感染を拡大する

図9-17　後天性免疫不全症候群（AIDS）発症の機序

が完成し，実際に症状となって現れる時なのです。

　免疫機能が破壊された患者の体内には，周囲に存在していたカビや細菌が入り込んできます。一足先に棲みついていた他のウイルスなどが急速に増殖を始めます。カポジ肉腫という悪性腫瘍も発生します。この時期になると脳神経系にまで入り込み，多くの患者は痴呆状態となってしまいます。

　先天的な要因によりT細胞（細胞免疫）とB細胞（液性免疫）の両方の欠損

は最も症状の重い疾患で、重症複合型免疫不全症といいます。患者は病原体に対しては無防備の状態なので、ささいな感染症も致命的となります。骨髄や臍帯血による造血幹細胞の移植をしなければ、乳児に死亡してしまいます。

　先天性免疫不全症で患者が最も多いのはＸ連鎖無ガンマグロブリン血症で、ほとんどすべての免疫グロブリンがつくられません。ただ、生後約6カ月間は、母親から受け取った免疫グロブリンが感染症から乳児を守ってくれます。しかし、この母親の抗体は6カ月頃から減り始めるので、乳児は、耳、副鼻腔、肺などに、通常は肺炎球菌、レンサ球菌、ヘモフィルス属などの細菌による感染症を繰り返し起こすようになります。遺伝子はＸ染色体上にあり、伴性劣性遺伝するので、男児に多く発症します。治療は、感染症を予防するために免疫グロブリン製剤（血液製剤）の定期的な投与による補充となります。

❸ 自己免疫疾患

　免疫系は、「自己」と「非自己」を鋭敏に見分けて、「非自己」を排除する反応を起こすものであると述べました。しかし、このような反応が「自己」に対して起こったらどうなるでしょう。「自己」の細胞が殺され、「自己」に対する抗体は充満し、それこそ臓器まるごと排除してしまう自己拒絶の反応が起こってしまいます。自己免疫病は難病中の難病であり、今日でも的確な治療法は見つかっていません。

　自己免疫疾患は、全身に症状が現れるもの（臓器非特異的自己免疫疾患）とある臓器に限って症状が現れるもの（臓器特異的自己免疫疾患）とに大きく分けることができます。

　関節リウマチや全身性エリテマトーデスなどは全身性の疾患で、膠原病としてまとめられることもあります。膠原病は女性に多くみられます。関節リウマチは30〜50歳、全身性エリテマトーデスは10〜30歳の妊娠可能な年齢が好発年齢です。女性に多いのは、おそらく自己免疫疾患と女性ホルモンとの関係ではないでしょうか？　女性ホルモンそのものが発病のきっかけとなるというより、「自己」に対する抗体のはたらきや免疫反応を促す物質を活性化させると考えられています。ですから、さかんに女性ホルモンが分泌される、いわゆる月経がある年代に発症しやすいのかもしれません。

　また、妊娠中は男性の精子や胎児など、非自己を排除しないように、免疫の機能が抑えられており、出産を契機に再びその抑制が解除され、反動で一気に免疫のはたらきが高まるので自己免疫疾患が起りやすいと考えられています。

　臓器特異性のものとして、甲状腺では慢性甲状腺炎（橋本病）やバセドウ病、膵臓では1型糖尿病があります。

第7節 血液型と輸血

1 細胞は「自己」を主張する名札をつけている

　免疫とは、「自己」と「非自己」を区別し、非自己を排除しようとする生体の反応です。ですから、他者の臓器を移植すると排除しようとする拒絶反応が起ります。

　私たちの身体を構成している約60兆個の細胞一つひとつの細胞膜表面は「自己」を主張する名札が付いています。「自己」を主張する名札は主要組織適合遺伝子複合体（major histocompatibility complex；MHC）と呼ばれる遺伝子領域を設計図としてつくられる蛋白質分子でMHC分子と呼ばれています。MHCはほとんどの脊椎動物にみられ、ヒトの場合は白血球で最初に発見され、ヒト白血球抗原（human leukocyte antigen；HLA）といいます。その後、ほとんどすべての細胞表面での発現がみられMHCと呼ばれるようになりました。つまり、ヒトの場合、MHC＝HLAで、多くの書籍では両者を区別せずに書かれています。

　もちろん、血液細胞にも名札が付いています。ですから、輸血をするということは他者の細胞を体内に入れることですから拒絶反応を起こすことがあります。

　細胞の名札であるMHC分子には大きく分けてクラスⅠとクラスⅡがあります。クラスⅠ分子はほとんどすべての有核細胞と血小板の細胞表面に、クラスⅡ分子はマクロファージなど限られた細胞にだけあります。白血球のMHCはHLAともいい、これが一致しないと骨髄移植ができないのはよく知られています。

　一方、赤血球には核がないのでMHCもなく、当然クラスⅠ分子もありません。したがって、他人の赤血球を輸血しても赤血球だけに共通の名札、つまり血液型さえ合えば原則として拒絶は起りません。一方、血小板にも核がありませんが、クラスⅠ分子をもっています。おそらく造血の過程が赤血球と違ってクラスⅠ分子を発現した状態で細胞質がちぎれて血流中に出たからでしょうか。

2 赤血球の抗原と血清の抗体

　一般に血液型というと赤血球による分類を指しています。赤血球膜の表面にはさまざまな種類の抗原がついていますが、輸血で問題になるのはA／B抗原とＲｈ抗原です。

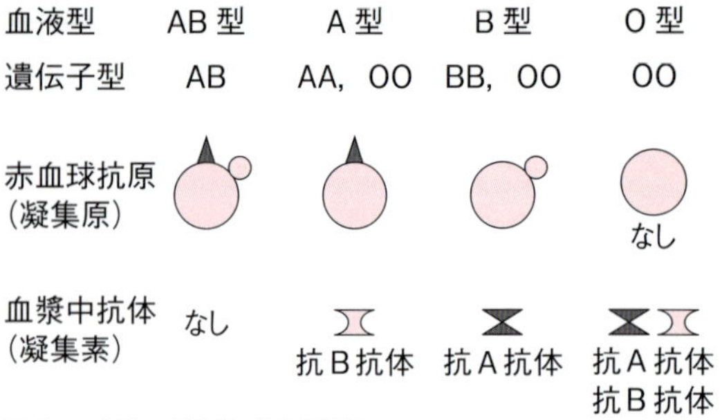

血液型	AB型	A型	B型	O型
遺伝子型	AB	AA, AO	BB, BO	OO
赤血球抗原（凝集原）	（A・B抗原あり）	（A抗原あり）	（B抗原あり）	なし
血漿中抗体（凝集素）	なし	抗B抗体	抗A抗体	抗A抗体 抗B抗体

図9－18　ABO式血液型

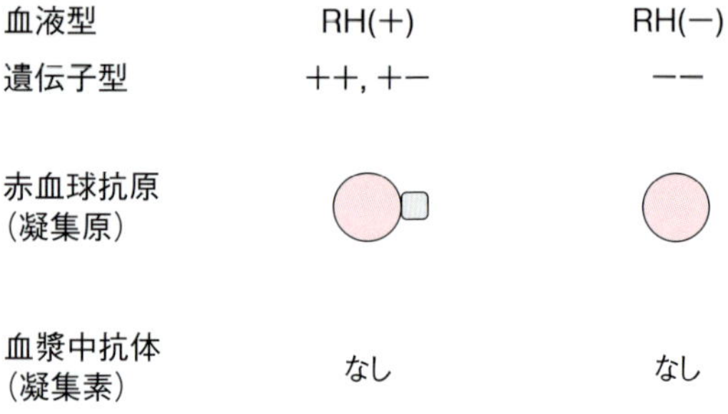

血液型	RH(+)	RH(－)
遺伝子型	＋＋, ＋－	－－
赤血球抗原（凝集原）	（Rh抗原あり）	なし
血漿中抗体（凝集素）	なし	なし

図9－19　Rh式血液型

　A／B型抗原で決まるのがABO式血液型で、A抗原があるとA型、B抗原があるとB型、両方の抗原があるとAB型、両方の抗原がないとO型としています。また、メンデルの「優性の法則」にしたがって遺伝するので、血液型A、Bの遺伝子型はそれぞれAAとAO、BBとBOの2種類あり、血液型AB、OはそれぞれAB、OOの1種類だけです。

　Rh抗原で決まるのがRh式血液型で、抗原をもつヒトの血液型をRh（＋）、ないヒトの血液型をRh（－）と呼びます。そして、やはり「優性の法則」に従い遺伝し、Rh（＋）は（＋）（＋）と（＋）（－）の2種類ありますが、Rh（－）は（－）（－）のみとなります。

　通常の免疫反応では、抗原と遭遇して初めて、それに対する抗体がつくられます。ところが、ABO式血液型では、A型のヒトは非自己であるB型の赤血球に遭遇したことがないのに、血液中にはB抗原に対する抗体（抗B抗体）、B型のヒトはA抗原に対する抗体（抗A抗体）を、O型のヒトは両方をもっています。しかし、これらの抗体は生まれたばかりの赤ちゃんにはありません。腸内細菌や新生児が取り込む食物中にAとB抗原に似た抗原があり、それに対する抗体を急速につくり始めるためと考えられています。ですから、赤ちゃんの血液型を正確な血液型を調べるのは1歳以降が多いようです（図9－18）。

　一方、Rh式血液型では、Rh（＋）のヒトにとってRh抗原は自己と認識されるので、抗Rh抗体は当然ありません。そして、Rh（－）のヒトにとってRh抗原は非自己になるので、Rh（＋）の血液が輸血などにより体内に入って初めてつくられます。ですから、普通のRh（－）のヒトは抗Rh抗体をもっていません（図9－19）。

3　輸血に必要な交差適合試験

　違う血液型の血液が輸血されると、入ってきた赤血球が非自己と認識され、この抗原に対する抗体が結合し赤血球を凝集させてしまいます。凝集した赤血球は細い血管につまり、壊されます（溶血）。赤血球からヘモグロビンが

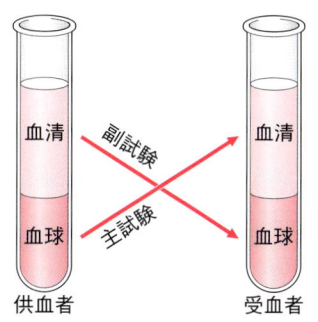

図9-20 交差適合試験

交差適合試験
供血者と受血者の血球および血清を直接混和する。抗A抗体、抗B抗体以外の抗体の検出感度を上げるために種々の方法が開発されている

放出されビリルビン尿がみられます。このヘモグロビンが腎臓の尿細管につまると重篤な腎不全を引き起こすことになります。そのほか、発熱や悪寒、嘔吐などの症状がみられます。

　AB型のヒトは抗A、抗B抗体の両方をもたないので、A,B抗原のいずれをもった赤血球が入ってきても免疫反応は起らないので万能受血者とも呼ばれていました。しかし、AB型のヒトにA型の血液を輸血したとき、A型の赤血球は凝集しませんが、A型の血清に含まれている抗B抗体がAB型の赤血球を凝集させてしまいます。

　一方、O型のヒトの赤血球はA、Bいずれの抗原をもたないので、抗A、抗B抗体のいずれをもったヒトに輸血しても、凝集は起らないので万能供血者とも呼ばれていました。A型のヒトにO型の血液を輸血すると抗A抗体と抗B抗体も一緒に入り、これらが受血者のA型の赤血球を凝集させてしまいます。

　いずれにしても入ってきた抗体は受血者の全血液で希釈されるので拒絶反応は少ないです。しかし、現在では、異なる血液型を輸血するのは災害時などの緊急時だけに限られています。また、たとえABO式血液型では同じ血液型であっても異なる種類の抗原もありますし、白血球や血小板にも抗原がありますから、輸血に伴う副作用が出る場合があります。それを防止するために行われるのが交差適合試験で、クロスマッチともいいます。

　受血者の血清に供血者の血球に対する抗体があるかどうかを調べる主試験と、供血者の血清に受血者の赤血球に対する抗体があるかどうかを調べる副試験があります（図9-20）。

4　Rh式血液型で起こる問題

　ABO式血液型が同じでも、Rh（-）型のヒトがRh（+）型の輸血を受けると、入ってきた赤血球を非自己と認識して抗Rh抗体をつくり始めます。入ってきた赤血球は寿命がくれば死んでいくので1回目の輸血では問題はありませんが、次に同じRh（+）型の輸血を受けると、その赤血球はすでにつく

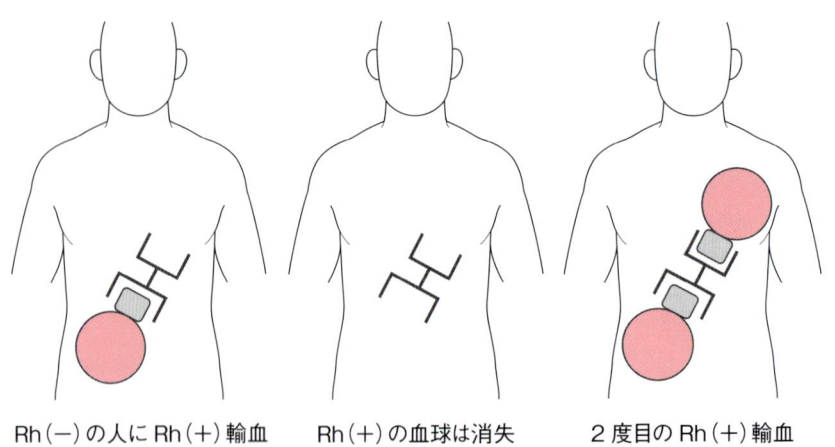

Rh(−)の人にRh(+)輸血
→抗体が産生される

Rh(+)の血球は消失
→抗体が産生継続

2度目のRh(+)輸血
→抗原抗体反応

図9−21　Rh式不適合輸血

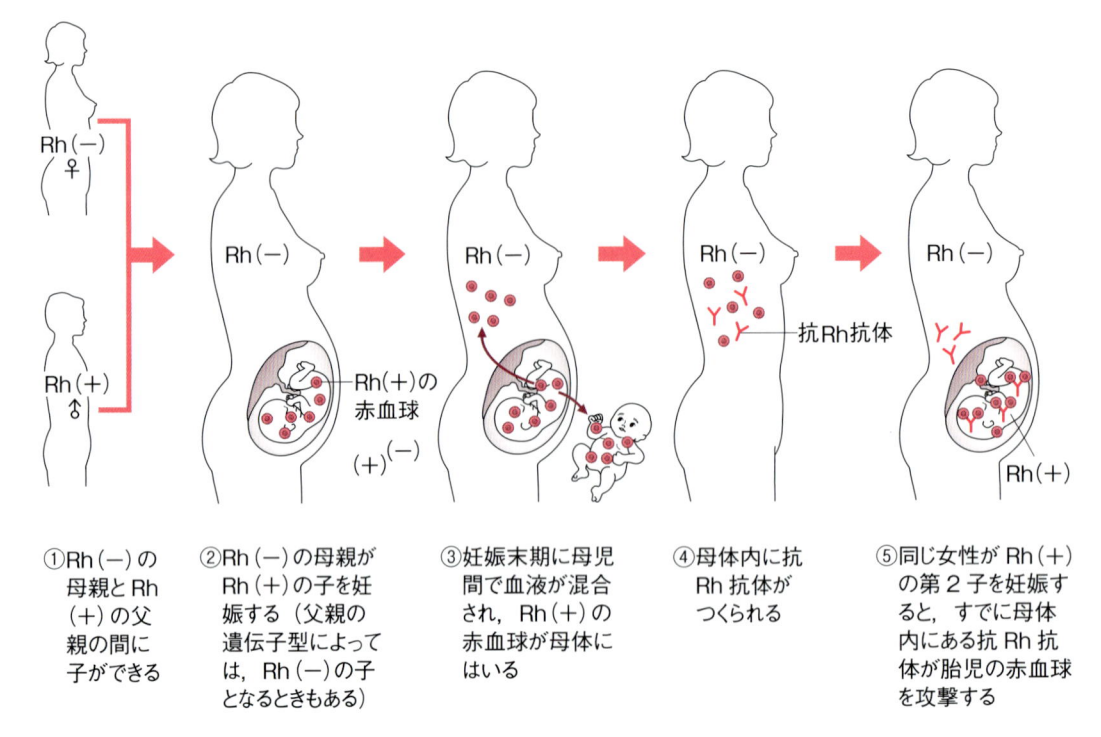

①Rh(−)の母親とRh(+)の父親の間に子ができる

②Rh(−)の母親がRh(+)の子を妊娠する（父親の遺伝子型によっては、Rh(−)の子となるときもある）

③妊娠末期に母児間で血液が混合され、Rh(+)の赤血球が母体にはいる

④母体内に抗Rh抗体がつくられる

⑤同じ女性がRh(+)の第2子を妊娠すると、すでに母体内にある抗Rh抗体が胎児の赤血球を攻撃する

原因：Rh抗体がIgGクラス（胎盤通過）だからである

図9−22　Rh式血液型の不適合妊娠

られている抗体によって凝集を起こします（図9−21）。

　この反復輸血に際してみられる抗原抗体反応は、Rh(−)型の母親とRh(+)型の胎児の間でも起こります。Rh(−)型の母親とRh(+)の父親との間の子どもは「優性の法則」によりRh(+)になる確率が高くなります。通常、妊娠中に母親の血液と胎児の血液が混じりあうことはありません。しかし、分娩時に胎児の血液が母体に入ることが多く、Rh(+)型の胎児の赤血球は母親によって非自己と認識されるので、抗体をつくり始めます。

初産では問題ありませんが、母親の体内では抗体がつくられ続けるので、次に妊娠したとき母親の抗体が胎児に移行し、胎児の赤血球を凝集させてしまいます。その結果、流産したり、生後、重度の溶血性黄疸になり、さまざまな後遺症を残したります（図9－22）。

　これを防止するには、母親が胎児の赤血球を認識して抗体をつくる前に抗体を投与して入ってきた赤血球を除去してしまいます。

COLUMN

輸血の前に放射線照射

　輸血する血液には赤血球だけでなく白血球や血小板も含まれています。白血球の中でリンパ球と単球が生きていて体内に入ると、患者の細胞を「非自己」として攻撃することになります。これを輸血後移植片対宿主病（Post Transfusion-Graft Versus Host Disease；PT-GVHD）といいます。

　輸血後1〜2週間後に発熱と皮膚の紅斑、その後肝障害、下痢、下血などが出現し、致命的な経過をたどることがあります。

　血液成分のうち、放射線の影響を最も受けやすいのはリンパ球で、赤血球や血小板はほとんど損傷を受けません。そこで、輸血血液製剤にあらかじめ放射線を照射し、混入している供血者のリンパ球に損傷を与え機能を抑えることで、輸血後GVDを予防することができます。

COLUMN

血液型と性格は関係ないらしい

　血液型がA型だから几帳面な性格…日本では血液型と性格に関連があると信じられていますが、それを実証した研究はありませんでした。2014年6月に血液型と性格の関連性に科学的な根拠はないとする統計学的な解析結果を九州大学の縄田健悟氏が雑誌「心理学研究」に発表しました。同氏は2004〜2005年に日本とアメリカで10,000人以上の規模でアンケートを行いました。その結果、個人の好みや将来の計画、宗教、ギャンブル、恋愛など68項目中65項目において、血液型間に有意な差が確認されませんでした。残りの3項目も偶然の範囲とし、血液型と正確に関連性はない、と同氏は結論づけています。

第8節 医療関係者と獲得免疫

1 獲得免疫の種類

　免疫には自然免疫と獲得免疫があると話しましたが、自然免疫は生まれつきのものですから、生体側の努力で向上させるのは難しいでしょう。一方、獲得免疫は生後に獲得するものですから、生体の努力により効率よく獲得できれば、病気を防いだりあるいは病気になっても症状を和らげることができます。

　獲得免疫には自然に獲得されるものと人工的に獲得するものに分けられます。また、それぞれの免疫には、抗体を自分でつくる能動免疫か、他の生体でつくった抗体をもらう受動免疫か、で分けることもできます（**表9-3**）。

　獲得免疫は病気の原因となり病原体と一度は出会う必要があります。私たちの暮らす環境は無菌ではないので、ごく自然に病原体と接触し病気になってしまうことがあります。そして、このつらい経験をもとに、二度と病気にならないように抗体をつくり免疫を獲得するのです（①）。でも、できることなら一度でも病気になりたくないものです。それは個人の努力で、たとえば感染者には近づかない、といったことで予防することもできます。しかし、病気が発症する前の潜伏期に接触し、感染してしまうのを避けるのは難しいでしょう。そこで病気にならずに、その病原体に対する抗体が作れれば、医療費の削減にもつながります。これが予防接種です（②）。

　予防接種とは、病気に対する免疫をつけるために抗原物質、つまりワクチンを投与することです。ワクチンによって病気にならなければ、なっても症状が軽くすめば、医療費の削減につながり、伝染病を予防するうえではコストパフォーマンスの高い方法だといわれています。ワクチン接種のほうが病気治療の費用より余計に費用がかかる場合もありますが、少なくとも患者の苦痛を緩和することができます。

　自然に感染あるいは予防接種による抗体は、B細胞が刺激を受け生体自身が身をもって抗体をつくる能動的なもので免疫系に記憶されます。一方、他の生体がつくった抗体を受ける受動免疫の場合、抗原刺激によるB細胞の刺

表9-3　獲得免疫の種類

	能動免疫	受動免疫
自然に獲得	①感染	③母親由来
人工的に獲得	②予防接種	④抗血清
記憶の有無	免疫系に記憶される	免疫系に記憶されない

激がないので記憶に残りません。「もらった」抗体による防御効果は一時的なもので、抗体が壊れたら防御効果もなくなります。この受動免疫には自然なものとして母親由来の抗体、人工的なものとして血清抗体があります。

　胎児は母親から胎盤を通して免疫抗体であるIgGを受け取ります。出生後は授乳により母乳中のIgA抗体を受け取ります（③）。これは、ごく自然に獲得するものです。いずれも抗体が壊れてしまえば効果はなくなりますが、それまでの間は母親がかかったことがある感染症からは守られるのです。そのうち自分で抗体をつくるようになります（図9-12）。

　一方、医療従事者が針刺し事故で肝炎ウイルスに感染している患者の血液に曝露されたり、毒蛇に咬まれたときや狂犬病ウイルス、破傷風菌による感染が起ったときは、抗体を含む血清（抗血清）あるいは抗体そのものを投与します（④）。なぜなら、病原体に対して自分で抗体をつくる能動免疫が発動するまでには時間がかかるため、それまでに病気が発症し、致命的になるからです。投与された抗体はすぐにその効果を発揮しますが、投与された抗体は自分でつくったものでないので記憶されておらず、投与されたものが壊れてなくなってしまえば防御効果はなくなります。防御効果は数時間間しかもちませんが、自分でつくり始めるまでの間の応急処置としての効果はあります。

2　患者と医療関係者のためのワクチン

　予防医学の観点から、ワクチンはすべての人にとって重要なことですが、患者と接する医療関係者に対してワクチンを接種することで得られる効果は、医療関係者自身の発病予防だけではありません。医療関係者が感染し、潜伏期間に接した周囲の患者へ感染するのを防ぐこともできます。さらに、発病により医療関係者が欠勤することによる病院側の損害も軽減することができます。

　患者と医療関係者に対してワクチン接種が勧められている主な疾患は、B型肝炎、麻疹、水痘、風疹、流行性耳下腺炎、インフルエンザです。B型肝炎ウイルスは血液汚染により感染しますが、他の5つの疾患のウイルスは飛沫感染あるいは空気感染によるものです。ですから、会話はもちろん近くにいるだけで感染してしまうので、たとえ実習生であってもワクチン接種は必要です。ですから、ここでは医療従事者と限定せず、患者と接触する可能性のある事務員や委託業者（清掃員その他）、実習生、指導教官、ボランティアなどのすべてを含みます。

　病院で実習する学生は、実習前にインフルエンザ以外の抗体検査を受け、検査を受けていない学生は実習に出ることができません。そして、抗体値が基準値を下回っている場合には予防接種を行うように指示されています。イ

> **MEMO**
> **予防接種とワクチン**
> 予防接種とは、免疫を獲得し感染症から防ぐ行為をいい、そのためにワクチンという医薬品を投与するので、ワクチンはツールということになります。実際には「ワクチンを受ける」と「予防接種を受ける」は同じように使われています。これを正確に表現するなら「ワクチンで予防接種を行う」になります。

ンフルエンザは流行の時期に間に合うように予防接種を行うところが多いようです。

　一般社団法人の日本環境感染学会（http：//www.kankyokansen.org/）から「院内感染対策としてのワクチンガイドライン第1版」（2009年2月）と「医療関係者のためのワクチンガイドライン第2版」（2014年9月）がホームページで公開されています。

　要するに、免疫を獲得したうえで勤務・実習を開始することが重要であるといえます。

> **MEMO**
> **針刺し事故**
> 医療従事者が他者の血液などで汚染された器具で外傷を受けることを針刺し事故といいます。この場合、傷そのものより血液などを介した感染が大きな問題となります。血液を介して感染する代表的な疾患としては、B・C型肝炎、AIDS、成人T細胞白血病、梅毒などがありますが、血液を介して感染する未知の病原体が存在することも考えられます。ですから、「すべての血液には感染の恐れがある」という認識をもって事故の予防にあたることが重要です。

COLUMN

ワクチンとその種類

　ワクチンを発見したのはイギリスの医学者、エドワード・ジェンナーです。牛痘にかかった人は天然痘にかからなくなる、あるいはかかっても症状が軽い事が天然痘ワクチンつくるきっかけとなりました。ワクチンという名前の由来はラテン語の「Vacca」（雌牛の意）からきています。その後、ルイ・パスツールが病原体の培養を通じてこれを弱毒化すれば、その接種によって免疫が作られると理論的裏づけを与え、さまざまな感染症に対するワクチンがつくられるようになりました。

　ワクチンには大きく分けて「生ワクチン」「不活化ワクチン」と「トキソイド」の3種類があります。

　生ワクチンは、その字の通りで生きているウイルスや細菌の発病力や毒性を弱めてつくったワクチンです。弱くしたとはいえ、生きているので体内で増殖して発熱など、その病気の症状（副反応）が軽く出ることがあります。

　生ワクチンにはBCG、経口生ポリオ（OPV）ワクチン、天然痘（現在は、主に軍用）、麻疹ワクチン、風疹ワクチン、麻疹・風疹混合ワクチン（MRワクチン）、流行性耳下腺炎（おたふく）ワクチンなどがあります。

　不活化ワクチンは熱やホルマリン、紫外線などで処理し、発病力や毒性をなくした病原体ないしその成分でつくったワクチンです。生ワクチンのように体内で増殖することはありません。処理をしてもその抗原の特徴を認識できれば抗体をつくることはできますが、1回の接種で十分な免疫力を獲得し持続させるのは難しく、数回の接種が必要な場合があります。

　不活化ワクチンにはインフルエンザウイルスワクチン、狂犬病ワクチン、コレラワクチン、三種混合（DPT）ワクチン（ジフテリア・百日咳・破傷風混合ワクチン、DPT vaccine）、二種混合（DT）ワクチン（ジフテリア・破傷風混合ワクチン）、不活化ポリオワクチン（IPV）四種混合（DPT－IPV）ワクチン（ジフテリア・百日咳・破傷風・不活化ポリオ混合ワクチン）、日本脳炎ワクチン、百日咳ワクチン、肺炎球菌（成人用・小児用）、A型肝炎ウイルスワクチン、B型肝炎ウイルスワクチン（C型肝炎その他は開発中）などがあります。

　トキソイドは、細菌のもつ毒素を取り出し、毒性をなくして免疫原性だけを残したもので、不活化ワクチンの一種といえます。主なワクチンにジフテリア、破傷風などがあります。

引用・参考文献

- 石川統編:生物学、東京化学同人、1994
- 越智淳三訳:解剖学アトラス、第3版、文光堂、1991
- 清水勘治著:人体解剖学ノート、改訂5版、金芳堂、1997
- 大地陸男著:生理学テキスト、第2版、文光堂、1995
- 本郷利憲他編:標準生理学、第3版、医学書院、1995
- 古河太郎、本田良行編:現代の生理学、改訂3版、金原出版、1994
- 市岡正道他共訳:医科生理学展望、原書16版、丸善、1994
- 真島英信著:生理学、第18版、文光堂、1992
- 紺野邦夫他著:系統看護講座3、生化学・栄養学、医学書院、1988
- 三浦義彰監訳:ハーパー・生化学、原書15版、丸善、1978
- 石黒伊三雄監修:わかりやすい生化学—疾病と栄養の理解のために—、廣川書店、1998
- 菱沼典子著:看護形態機能学-生活行動からみるからだ、日本看護協会出版会、1997
- 菱沼典子著:看護のための人体機能学入門、メヂカルフレンド社、1999
- エレイン・N.マリーブ著 林正健二他訳:人体の構造と機能、医学書院、1997
- アドルフ・ファラー／ミハエル・シュンケ著 石川春律・外崎昭訳:わかりやすい解剖生理、文光堂、1993
- 竹内修二:クイックマスターブックス解剖生理学、医学芸術社、2003
- 高橋長雄監修・解説:からだの地図帳、講談社、1989
- 秋山房雄著:やさしい解剖生理、南山堂、1988
- 薄井坦子著:ナースが視る人体、講談社、1987
- 杉崎紀子著:身体のからくり事典、朝倉書店、2001
- 藤田恒夫著:腸は考える、岩波書店、1991
- 伊藤漸著:胃は悩んでいる、岩波書店、1997
- 池谷裕二著:記憶力を強くする、講談社、2001
- 山口昭雄・鮎川武二著:感覚の地図帳、講談社、2001
- 吉田邦久著:好きになる生物学、講談社、2001
- 萩原清文著 多田富雄監修:好きになる分子生物学、講談社、2002
- 大石正道著:ホルモンのしくみ、日本実業出版社、1998
- 世界科学事典(生物学者)、原書房、1985
- 世界科学事典(物理学者)、原書房、1986
- 岩波科学百科、岩波書店、1989
- 看護学大辞典、メヂカルフレンド社、1988
- 岩波=ケンブリッジ世界人名辞典、岩波書店、1997
- 太田隆久著:暮らしの中の酵素、東京化学同人、1994
- 加藤征治:リンパの科学、講談社ブルーバックス、2013
- 多田富雄:免疫の意味論、青土社、1997
- 穂積信道:免疫学、講談社サイエンティフィック、2009
- 坂井建雄、河原克雅総編集:カラー図解 人体の正常構造と機能、日本医事新報社、2009
- 和田勝:基礎から学ぶ生物学・細胞生物学、第2版、羊土社、2011
- 坂井建雄他著:系統看護学講座1、解剖生理学、第9版、医学書院、2014

さくいん

欧文

AIDS	238
ATP	3、11、23、58、95、100、197
CD₄	238
DHA	71
DNA	15、16、60、73、197、238
EPA	71
HLA	232、241
IgA	216、223、247
IgD	223
gE	223
IgG	223
IgM	223
pH	5、25、53、73、80、118、129、185
QRS	36
RNA	16、238

和文

▶▶▶あ

Rh式血液型	242
アクアポリン	19、20
アクチン	140、141、179
アクチンフィラメント	140、141
アスパラギン酸	98
アセチルCoA	96
アセトアルデヒド	95、103
アデニン	16
アデノシン三リン酸	11、63
アドレナリン	145、181、237
アナフィラキシーショック	44、237
アポトーシス	221
アミノ酸	52、69、82、94、127、156、178
アミラーゼ	65、75、86、87
アラキドン酸	71
アラニン	70、72、98
アランチウス管	204
アルドステロン	130、183、185
アルブミン	47、53、83、94
アレルギー	235
アンジオテンシンⅠ	182
アンジオテンシンⅡ	182、183
アンドロゲン	206
アンモニア	94、95、98、129、155、215

▶▶▶い

胃	4、50、60、79、80、92、113、174、205
胃液	58、79、85、113、215
硫黄	69、73
異化作用	14
1回換気量	110、120
イヌリン	68、129
陰茎	195
陰唇	198
インスリン	69、86、91、101、120、179
インターフェロン	217、227
咽頭	76、113、151
陰嚢	195

▶▶▶う

ウェルニッケ野	163
右心系	33、34
ウラシル	16
運動器	132、143
運動性言語中枢	163
運動麻痺	36、170

▶▶▶え

エイコサペンタエン酸	71
ABO式血液型	242
液性免疫	213、220、239
S状結腸	76、89、105
エストロゲン	205、207
ＮＫ細胞	217、229
エピネフリン	237
エリスロポエチン	58、128、130、181
遠位尿細管	124
塩基	15、54、186、224、236
嚥下	10、77、165
炎症反応	213、218、226
遠心性神経	89、143、166、175
延髄	77、109、118、165、180
エンヴェロープ	238

▶▶▶お

横隔膜	34、77、109、118、187
横行結腸	76、105
黄色骨髄	59
黄体形成ホルモン	196、205、
オキザロ酢酸	96
オキシトシン	207
オッディ括約筋	86
オプソニン化	219

▶▶▶か

外殻温度	188
外肛門括約筋	89
外呼吸	108
外耳	150
外耳道	150
回旋	138
回腸	76、81、104
外胚葉	202
灰白質	164
外分泌	85、178、224
解剖学	10
解剖生理学	10
回盲弁	105
外肋間筋	109、187
カイロミクロン	50、87
蝸牛窓	151
核	12、23、58、85、140、188、237
顎下腺	76
拡散	18、108、115、178

核酸	12、23、64、85
角質層	157
核心温度	188
拡張期血圧	42
獲得免疫	7、212、230、
角膜	147
下行結腸	105
下垂体	164、194、206
加水分解	11、12
カスケード反応	56
ガス交換	108、111、124、203、232
ガストリン	79、86
下大静脈	32、92、204
滑液	34、134
滑面小胞体	17、141
カテコールアミン	177、181
カフ圧	43
ガラクトース	66、82
カリウムイオン	19、20、183
顆粒球	54、213
カルシウム	23、55、73、80、130、152
カルボキシル基	69、70、99
眼窩	147
感覚器	6、40、132、143、160、174
換気	108、120、186
眼球	147、159、165
幹細胞	59、199、240
肝細胞	94
がん細胞	8、51、217、229
間質液	22、30、46、
冠状動脈	35、38
肝小葉	92、93、94、95
関節	132、218、240
関節窩	134
関節頭	134
肝臓	3、13、26、66、81、91、95、98、120、183、220
肝動脈	92
間脳	162
γグロブリン	53、220
関連痛	159

▶▶▶ き

気化熱	191
気管支	81、111、177、224、235
キニン	83、178、218
機能蛋白質	69、98
機能的残気量	111
嗅覚	6、153、162
球関節	136
臼状関節	136
求心性神経	89、143、166
求心性神経線維	89、170
吸息	109
橋	141、165
胸郭容積	110
胸管	50
胸腔内圧	50、110
凝固	52、80、141
凝固因子	54、94

凝固蛋白	55
胸腺	221
キラーT細胞	222
近位尿細管	124
筋原線維	140
筋鞘	140

▶▶▶ く

グアニン	16
空腸	76、81
クエン酸	57、96、128
屈曲	138
グリア細胞	145、160
クリアランス	5、128
グリコーゲン	14、65、94、177、206
グリシン	69、156
グリセロール	70、99
グルカゴン	86、184
グルコース	52、65、71、87、127、183
グルココルチコイド	185
クレアチニン	129、130
クレブス回路	96
クロスマッチ	243
グロブリン	53、220、240
クロマチン	15

▶▶▶ け

頸動脈小体	118
頚動脈洞	180
血液型	8、53、219、241
血液循環	28、32、168
血管	4、23、30、34、40、46、70、91、103、130、175、204、236
血管壁	40、43、55、94
月経	60、200
血漿	22、25、30、46、51、116、126、220
血漿蛋白質	46、51、218
血小板	44、52、60、71、236
血清	8、54、224、241
血清抗体	247
結腸	76、89、104
ケトン体	94、100、120
嫌気性解糖	17
嫌気的解糖	58
原始卵胞	199
原尿	126

▶▶▶ こ

好塩基球	54、224、236
交感神経	40、80、146、168、176
抗菌物質	213
口腔	4、75、216
高血圧	41、117
抗原	8、217、232、241
抗原結合部位	224
抗原抗体反応	244
虹彩	147
交差適合試験	8、242
好酸球	54
膠質浸透圧	46、51、126
甲状腺ホルモン	73
酵素	14、23、62、80、103

抗体	8、53、69、98、203、222
抗体分子	224
好中球	54、217、226
後天性免疫不全症候群	238
後天的防御機構	213
喉頭	31、78、113
後頭葉	162
肛門	4、75104
肛門筋	106
股関節	136
呼吸	2、5、11、50、108、113、120、142186、216
呼吸筋	109、118
呼吸性アシドーシス	25、119、186
呼吸性アルカローシス	119、186
呼息	95、110
骨格筋	25、36、50、118、133、140、163、175
骨髄	59、84、128、220、240
骨盤神経	168
ゴナドトロピン	206
ゴルジ装置	17
コルチ器	150
コレシストキニン	83
コレステロール	17、44、68、71、94、178
コロトコフ音	43
コロニー刺激因子	59

▶▶▶さ

細静脈	32、45
細動脈	32、45、124、181
臍動脈	204
サイトカイン	227、231
細胞	2、15、20、30、53、75、103、142、201、240246、248
細胞外液	21、28、46、52、127
細胞質	15
細胞性免疫	8、213、220
細胞内液	21、30
細胞内小器官	15、58、140
細胞分裂	15、60、201
細胞膜	3、17、22、66、94、140、185、219
左心系	33
酸・塩基平衡	186
残気量	110
酸素	3、11、30、60、91、122、143、203
酸素化ヘモグロビン	116
酸素分圧	115、181、204
三大栄養素	62

▶▶▶し

視覚性言語野	163
耳下腺	76、247
子宮	197、200、232
子宮筋層	200
子宮頚部	200、209
糸球体	124、130、180、237
糸球体ろ過量	126
子宮内膜	200
死腔量	111
軸索	71、145、161
止血機構	55、57
自己免疫疾患	240

脂質	12、17、26、53、62、85、100
脂質二重層	18
視床	149、164、190、206
視床下部	164、188、196、209
視神経	147、159、167
耳石	152
自然治癒力	212、230
自然免疫	7、212、230
膝蓋腱反射	170
膝関節	136
シトシン	16、209
シナプス	71、146、175
支配神経	36
脂肪酸	70、82、94、103、155、195
性ホルモン	94、178、205
射精	7、176、195
射精管	196
収縮期血圧	42
重症複合型免疫不全症	240
重炭酸イオン	85、116、186
十二指腸	76、80、92
絨毛	50、81、156、204
絨毛間腔	204
主気管支	113
樹状突起	71、145
受精卵	7、200、232
受動輸送	18
循環器系	28、30
循環血液量	40、44
消化管	13、63、75、79、91
消化管ホルモン	86、178
消化器系	28、74
消化酵素	17、54、68、75、80
上行結腸	76、105
上大静脈	31
小腸	4、50、81、91
小脳	162
蒸発	191
静脈	3、30、35、50、92、123、143、183、204
上腕動脈	31、42
触覚	157
食細胞	95、213
食道	4、75、80
女性外性器	198
自律神経	6、36、40、86、142、164、177
自律神経系	36、164、176
シルビウス溝	162
心音	38
神経細胞	5、20、71、145、163、178
神経線維	89、118、141、155、163、170
神経伝達物質	145、161
腎血流量	124、127
心室	31、47、124
心周期	3、38、42
腎小体	123
腎静脈	32、123
親水基	17、72
腎髄質	124、177

腎錐体	123
腎臓	5、12、122、125、130、141、180
靭帯	133、138
伸展	32、130、138
心電図	3、36
腎動脈	123
腎乳頭	123
心拍出量	3、35、40、44、130
心拍数	36、40、168、183
真皮	70、157
腎皮質	124、130、184
心房	31、35、39、45、124、183、205
心房収縮期	38
心房性ナトリウム利尿ペプチド	183
心房中隔	34、205
腎門	123
心理療法	230

▶▶▶す

膵液	82、87、94
膵管	82
水晶体	147
水素	6、11、23、64、95、103、119、185
水素イオン	6、25、96、116、185
水素イオン濃度	25、118
膵臓	75、82、92、185
スクラーゼ	87
スクロース	66
ステアリン酸	70、100
ステロイド	70、94、178
ステロイドホルモン	72、185
スパイロメータ	110

▶▶▶せ

精液	7、197
精細管	196
精子	7、195、199、205
性周期	7、205
性腺刺激ホルモン	194、206
性腺刺激ホルモン放出ホルモン	206
性染色体	208
精巣決定因子	208
静的平衡覚	152
性ホルモン	94、178、194
赤色骨髄	59
脊髄	6、22、89、141、164、168、175
脊髄神経	6、166、168
セクレチン	86、174
舌	76、120、162、180
舌下腺	76
赤血球	4、8、50、52、58、83、95、115、122、181、219
セロトニン	55、145
線維素溶解	57
潜血反応	13
染色質	15
染色体	15、196、、240
仙髄	89、168
前庭窓	151
蠕動運動	50、75、89
前頭葉	162
線毛	113、216
前立腺	196、224

▶▶▶そ

総肝管	94
総頸動脈	31、118
総胆管	82、92
側頭葉	162
咀嚼	76、167
疎水基	17、72
粗面小胞体	17

▶▶▶た

体温の調節	6、157、187
胎児と免疫	8、232
体循環	3、33、40、204
体性感覚	158、162
体性神経	6、40、167、175
大腿骨頭	137
大腸	4、76、89、104
大動脈圧	38、42
大動脈弓	31、118、180
大脳半球	152、162
大脳皮質	89、141、162
胎盤	8、203、208、224
唾液	75、87、167、216
楕円関節	136
多細胞生物	2、22、216
多糖類	66
胆管	82、94
単関節	136
単球	51、218、245
単細胞生物	13、21、216
炭酸脱水酵素	116
胆汁	70、82、92、95
胆汁酸	70、83
胆汁色素	83、95
炭水化物	12、63、82
男性外性器	7、195
炭素	12
炭素化合物	64
炭素骨格	98
単糖類	66、87
胆囊	13、75、82、92
蛋白質	12、46、62、80、116、178、216、241

▶▶▶ち

恥丘	198
腟	197、200、217、224
チミン	16
チャネル	19、20、145
中耳	150
中枢化学受容器	118、187
中枢神経	5、40、77、132、160
中性脂肪	70、87、94
中脳	165
中胚葉	202
聴覚	6、149、162
聴覚受容細胞	151
腸肝循環	83
結腸	76、89、104

253

直腸	76、104
直腸内圧	89
沈降	226

▶▶▶て

T細胞	220、228、232
Tリンパ球	220
低蛋白血症	47、53
デオキシリボース	12、15、66
デオキシリボ核酸	15、69
テストステロン	196、206
電解質	22、73、106、127、183

▶▶▶と

同化作用	14
橈骨動脈	31、41
糖質	11、26、62、82、94、184
頭頂葉	162
動的平衡覚	153
洞房結節	36
動脈	3、30、41、53、92、115、143、180、204
等容性弛緩期	39
等容性収縮期	38
ドーパミン	146、181
特殊心筋	36
ドコサヘキサエン酸	71
トリカルボン酸回路	96
特異的防御機構	213、220
トロンビン	55、57
トロンボプラスチン	55
トロンボポエチン	59

▶▶▶な

内呼吸	108
内耳	150、151、152、165、167
内胚葉	202
内皮細胞	46、54
内分泌	25、85、122、174、196
ナチュラルキラー細胞	217、229
ナトリウムイオン	19、145、183
ナトリウムイオンチャネル	20
ナトリウム-カリウムポンプ	20
軟口蓋	78、156

▶▶▶に

二酸化炭素	12、21、34、52、64、94、114、186、203
2点弁別閾	158
二糖類	66、87
乳汁分泌	71、207
乳糜管	50、89
ニューロン	71、141、160、175
尿管	122、130
尿細管	124、130、185、243
尿細管上皮細胞	128
尿酸	12、129、186
尿素	12、64、94、126、215
尿蛋白	13
尿道	122、130、168、196、216
妊娠	200、232、244

▶▶▶ぬ、ね、の

ヌクレアーゼ	86
ヌクレオチド	15

ネフロン	5、124
粘液	79、154、199、216
粘膜	75、80、154、202、216、224、236
脳幹	78、118、162
脳細胞	32、160
能動輸送	18、127
ノルアドレナリン	146、181

▶▶▶は

肺活量	111、112
肺気量	5、110
肺循環	3、33、40
排泄	12、25、75、104、106、183、204
肺動脈幹	34
排便反射	89、106
肺胞	108、111
肺胞換気量	111
肺胞嚢	114
胚葉	202
排卵	196、209
パチニ小体	157
白血球	4、51、60、190、213、230、241
発熱	24、190、213、234、243
半規管	151
反射	40、77、106、130、151、164、197、206
半透膜	18
反復輸血	244

▶▶▶ひ

B細胞	220、235、246
鼻腔	76、111、154、217
ヒス束	36
ヒスタミン	44、81、218、236
ヒストン	15、69
脾臓	32、58、84、92
ビタミンD	72、122、130
ビタミンB_{12}	58、60、73
必須アミノ酸	69、70、98
ヒト白血球抗原	241
ヒト白血病ウイルス	238
ヒト免疫不全ウイルス	238
非必須アミノ酸	69、98
皮膚感覚	6、157、158
標的細胞	179、227
表皮	157、215
ビリルビン	83、94、204、243
ビリルビン尿	243
ピルビン酸	72、96

▶▶▶ふ

ファーター乳頭	82、94
ファブリキウス嚢	222
フィードバック機構	24
フィブリノゲン	53、94
フィブリン	55、218
不感蒸泄	191
複関節	136
副交感神経	40、80、146、168、176
輻射	188
副腎皮質ホルモン	178
腹大動脈	31、92

不顕性感染	214
浮腫	47、53、112、218
ブドウ糖	12、17、21、65、82、98、156、177、183
不飽和脂肪酸	70
プラスミノゲン	57
プラスミノゲンアクチベータ	57
プラスミン	57
プルキンエ線維	36
フルクトース	66、197
ブローカ野	163
プロゲステロン	205
プロスタグランジン	71、197、209、236
プロトロンビン	55
プロラクチン	207

▶▶▶へ

平滑筋	32、50、75、81、130、167、196、200、236
閉経	200
平衡覚受容器	152
平衡感覚	152
ペースメーカー	36
β酸化	99
ペプシノゲン	79
ペプシン	80
ヘマトクリット値	52
ヘム色素	95、116
ヘモグロビン	58、115、204、242
ヘルパーT細胞	222、235
ヘンレのループ	124

▶▶▶ほ

膀胱	13、122、130、168、216
放散	188
房室結節	36
房室弁	35
飽和脂肪酸	70
ボーマン嚢	124
補体	217、224
ボタロー管	204、205
ホメオスタシス	6、21、118、174、212
ホルモン	6、52、80、141、174、178、181、194、1

▶▶▶ま

マイスネル小体	157
マクロファージ	51、190、217、235
末梢化学受容器	118、187
末梢血管	42、130、182
末梢神経	5、132、143、166
マルターゼ	87
マルトース	66、75
マンシェット	42

▶▶▶み、む

ミオシンフィラメント	140
味細胞	155
ミトコンドリア	16、58、96、128、197
脈拍数	41
脈絡膜	148
味蕾	155
無顆粒球	54
無機質	62、73、94

▶▶▶め

迷走神経	86、167
免疫	7、53、212、215、220、225、230、240
免疫異常	8、235
免疫グロブリン	223、240
免疫不全	8、233
免疫療法	8、230

▶▶▶も

毛細血管	4、30、45、58、89、124、189、218、236
毛細リンパ管	47、82
盲腸	76、89、104
網膜	147
毛様体	147
門脈	87、91

▶▶▶ゆ

有機化合物	64、95
幽門	79、86、215
遊離脂肪酸	99
輸血	241
輸出細動脈	124
輸入細動脈	124

▶▶▶よ

ヨウ素	73
予備吸気量	110
予備呼気量	110
予防接種	246

▶▶▶ら

ラクターゼ	87
ラクトース	66、82
卵円孔	204
卵管	198、200
ランゲルハンス島	85、185
卵子	7、196、200、205
卵祖細胞	199
卵胞刺激ホルモン	196、205

▶▶▶り

リソソーム	17、54、218
リパーゼ	84、99
リボース	12、66
リン酸	11、63、99
リン脂質	17、70、94
輪状筋	77
リンパ管	4、30、47、89、123
リンパ節	47、50、224

▶▶▶れ、ろ、わ

レニン	124、130、181
老廃物	18、21、52、114、122、203
ワクチン	246

身体のしくみとはたらき
楽しく学ぶ解剖生理

執筆者	増田敦子
発行人	中村雅彦
発行所	株式会社サイオ出版
	〒101-0054
	東京都千代田区神田錦町3-6 錦町スクウェアビル3階
	TEL 03-3518-9434　FAX 03-3518-9435
カバーデザイン	Anjelico
DTP	マウスワークス
本文イラスト	株式会社日本グラフィックス
印刷・製本	株式会社朝陽会

2015年4月10日　第1版第1刷発行　　ISBN 978-4-907176-18-1　　ⓒ Atsuko Masuda

●ショメイ：カラダノシクミトハタラキ　タノシクマナブカイボウセイリ

乱丁本、落丁本はお取り替えします。

本書の無断転載、複製、頒布、公衆送信、翻訳、翻案などを禁じます。本書に掲載する著者物の複製権、翻訳権、上映権、譲渡権、公衆送信権、通信可能化権は、株式会社サイオ出版が管理します。本書を代行業者など第三者に依頼し、スキャニングやデジタル化することは、個人や家庭内利用であっても、著作権上、認められておりません。

JCOPY　<(社)出版者著作権管理機構 委託出版物>

本書の無断複写は著作権法上での例外を除き禁じられています。複写される場合は、そのつど事前に、(社)出版者著作権管理機構(電話 03-3513-6969、FAX 03-3513-6979、e-mail: info@jcopy.or.jp)の許諾を得てください。